国家卫生健康委员会"十三五"规划教材配套教材

全国高等学校配套教材

供基础、临床、预防、口腔医学类专业用

核医学
学习指导与习题集

第3版

主　编　安　锐　王荣福

副主编　兰晓莉　闫　平

人民卫生出版社

图书在版编目（CIP）数据

核医学学习指导与习题集/安锐,王荣福主编. —
3版. —北京:人民卫生出版社,2019
全国高等学校五年制本科临床医学专业第九轮规划教
材配套教材
ISBN 978-7-117-28285-7

Ⅰ.①核… Ⅱ.①安…②王… Ⅲ.①核医学－医学
院校－教学参考资料 Ⅳ.①R81

中国版本图书馆 CIP 数据核字（2019）第 047784 号

人卫智网	www.ipmph.com	医学教育、学术、考试、健康,
		购书智慧智能综合服务平台
人卫官网	www.pmph.com	人卫官方资讯发布平台

核医学学习指导与习题集
第 3 版

主　　编：安　锐　王荣福
出版发行：人民卫生出版社（中继线 010-59780011）
地　　址：北京市朝阳区潘家园南里 19 号
邮　　编：100021
E - mail：pmph @ pmph.com
购书热线：010-59787592　010-59787584　010-65264830
印　　刷：三河市君旺印务有限公司
经　　销：新华书店
开　　本：787 × 1092　1/16　　印张：16　　插页：2
字　　数：420 千字
版　　次：2008 年 8 月第 1 版　　2019 年 4 月第 3 版
　　　　　2019 年 10 月第 3 版第 2 次印刷（总第 4 次印刷）
标准书号：ISBN 978-7-117-28285-7
定　　价：38.00 元
打击盗版举报电话：010-59787491　E-mail：WQ @ pmph.com
（凡属印装质量问题请与本社市场营销中心联系退换）

编 者

（以姓氏笔画为序）

王荣福（北京大学第一医院）　　　　　　张春丽（北京大学第一医院）

王雪梅（内蒙古医科大学附属医院）　　　武志芳（山西医科大学第一医院）

韦智晓（广西医科大学第一附属医院）　　季仲友（福建医科大学附属协和医院）

兰晓莉（华中科技大学同济医学院附属协和医院）　郑玉民（中日友好医院）

吕中伟（同济大学附属第十人民医院）　　赵新明（河北医科大学第四医院）

刘兴党（复旦大学附属华山医院）　　　　段　东（重庆医科大学附属第一医院）

闫　平（北京大学第一医院）　　　　　　姚稚明（北京医院）

安　锐（华中科技大学同济医学院附属协和医院）　贾　强（天津医科大学总医院）

孙文伟（吉林大学中日联谊医院）　　　　黄　蘂（四川大学华西医院）

李少华（南京医科大学附属南京医院）　　董孟杰（浙江大学附属第一医院）

杨　志（北京大学肿瘤医院）　　　　　　楼　岑（浙江大学医学院附属邵逸夫医院）

杨小丰（新疆维吾尔自治区人民医院）　　樊　卫（中山大学附属肿瘤医院）

杨敏福（首都医科大学附属北京朝阳医院）　潘卫民（海南医学院第一附属医院）

何　勇（武汉大学中南医院）　　　　　　霍　力（北京协和医院）

张　莺（浙江大学医学院附属第二医院）

编写秘书　覃春霞（华中科技大学同济医学院附属协和医院）

3

前　言

　　全国高等学校五年制本科临床医学专业规划教材《核医学》第9版已经正式面世。这本教材本着"传承、融合、人文、创新"的理念，在坚持"三基""五性""三特定"的基础上，充分体现了核医学近年来的发展和在临床医学中的广泛应用，以及在转化医学、人工智能与大数据和精准诊疗中的前沿进展。教材较为全面地反映了核医学的基本状况、发展前景，并融入了先进的教学思想和教学理念。

　　为进一步加强临床医学生对核医学基础知识的理解、加强对书本知识的认识，更好地抓住重点、理解难点，并拓展核医学在多种疾病诊疗中的思路，我们组织了第9版《核医学》教材配套习题集的编写。编写理念以忠实教材、突出重点、凝练重要内容为基础，以名词解释、中英文互译、填空题、选择题、简答题、病例分析等多种习题模式，较为全面地涵盖教科书的内容，并对重点知识反复多次以不同形式展现，以加强对重点、难点知识的理解，夯实基础理论知识。在习题集中辅以较多病例，通过不同的场景、疾病发生发展过程中的不同阶段和多样的影像资料，进一步拓展医学生临床思维，加强运用核医学影像和治疗解决临床实际问题的能力；部分病例为开放式分析，要求融入更多的临床综合分析的思维和能力，灵活运用书本知识和临床资料，具有一定的挑战性、启发性和创新性。本习题集具有灵活多样、重点突出、覆盖面广的特点，所有习题均附参考答案，可供学生自学和复习课程内容，也可供教师用来测试学生的学习情况。

　　本次习题集的编写团队由来自临床一线工作多年并具有扎实理论基础和实践经验的中青年医师担任，由编写教材的编者进行初步审核，以保证与主干教材的一致性、体现大纲要求和对重点、难点内容的把握。由于编写时间有限，并鉴于编者工作繁忙，在习题出题的过程中可能会有疏漏、错误或不全面的地方，还请同行专家和广大师生给予指正并提出宝贵意见，以便及时修正。

安锐

2019年1月

目 录

绪　论

【学习目标】

1. 掌握　核医学的定义、内容和特点。
2. 熟悉　现代核医学与分子影像学的新技术应用及其进展。
3. 了解　核医学发展历史与现状。

【内容提要】

核医学是研究核科学技术在疾病诊治及生物医学研究的一门学科。它是利用放射性核素示踪技术实现分子功能显像诊断和靶向治疗的特色专业学科，并利用核素示踪进行生物医学基础理论的研究，探索生命现象本质和物质变化规律，为认识正常生理、生化过程和病理过程提供新理论和新技术。其与分子生物学技术紧密有机结合衍生了分子核医学。

核医学作为一门新兴的交叉学科，是核技术、电子技术、计算机技术、化学、物理和生物学等现代科学技术与医学相结合的产物。临床核医学包括诊断核医学和治疗核医学。诊断核医学包括放射性核素显像、脏器功能测定及体外放射分析。

放射性核素显像是利用放射性核素及其标记化合物进行脏器或病灶功能显像的方法，通过无创性成像手段，在细胞和分子水平上检测活体分子过程的主要事件，了解体内特异性基因或蛋白质表达位点、水平、分布及持续时间，进行实时、无创、动态、定性或定量的可视化评估，是一种独特的分子功能影像。脏器功能测定利用核素示踪方法获得机体或器官血流、生理或生化等功能参数的检测技术，以时间 - 放射性曲线等显示形式进行脏器功能测定。体外分析是以放射免疫分析为代表的体内微量生物活性物质定量分析技术，是将核医学的相关核技术应用于医学检验领域，是现代医学检验学的重要组成部分。治疗核医学是通过高度选择性聚集在病变部位的放射性核素或其标记化合物所发射出的射程很短的核射线，对病变部位进行内照射治疗。

核医学分子功能显像是以核素示踪技术为基础，以放射性浓度为重建变量，以组织吸收功能的差异作为诊断依据。将放射性核素或标记化合物（如分子探针、显像剂、示踪剂等）引入机体后，探测并记录放射性核素发射的 γ 射线或 γ 光子，以影像的方式显示出来。这不仅可以显示脏器或病变的位置、形态、大小等解剖学结构，还可以同时提供有关脏器和病变的血流、功能、代谢和受体密度的信息，甚至是分子水平的化学信息，因此有助于疾病的早期诊断。放射性核素显像为无创性检查，所用的放射性核素物理半衰期短，化学量极微，患者所接受的辐射吸收剂量低，因此发生毒副作用的概率极低。

随着放射性药物研发的发展，研制出一系列新型血流、代谢、受体、基因显像剂，大大拓展了核医学在临床疾病诊断与治疗应用范畴。新型核医学显像仪器将单光子发射型计算机断层仪和正电子发射型断层仪同机配置 CT 和 MR 装置，即 SPECT/CT 和 SPECT/MR、PET/CT 和 PET/MR，能同时反映活体功能代谢信息和精细解剖形态。因此，核医学显像具有灵敏度高、特异性强、分辨率高、靶向性好、安全性好、方法简便以及定性、定量、定位相结合等特点。

自 1895 年 Roentgen 发现 X 射线、1896 年 Becquerel 发现铀[^{238}U]的天然放射性，从此打开了核物理学的大门。1898 年 Curie 夫妇成功提炼出镭[^{226}Ra]和钋[^{218}Po]放射性核素，并将 ^{226}Ra 用于治疗疾病，揭开了核医学的序幕。1939 年 Hamilton、Solley 和 Evans 首次用碘[^{131}I]诊断甲状腺疾病，为临床诊断和治疗疾病开了先河。人类认识放射现象至今已有一百多年历史，而将放射性核素真正用到临床疾病诊断和治疗仅有几十年。我国核医学事业经过 60 年的发展，从规模到水平都得到了可持续性稳定提高，在某些领域已达到或接近国际先进水平。目前 ^{99m}Tc 核素及其标记化合物是临床常用的单光子显像核素，氟[^{18}F]核素及其标记化合物是临床常用的正电子显像核素，碳[^{11}C]、氮[^{13}N]、氧[^{15}O]、镓[^{68}Ga]正电子核素及其标记化合物应用也日益扩大，特别是 ^{18}F-FDG PET/CT、PET/MR 肿瘤代谢显像在肿瘤良恶性鉴别、分级和分期、治疗后复发和坏死的鉴别、不明原因发热探测和寻找原发灶、疗效和预后判断及辅助放射治疗生物靶区勾画等方面具有独特优势，并得到临床认可；^{131}I、锶[^{89}Sr]、镭[^{223}Ra]、铼[^{188}Re]、镥[^{177}Lu]核素及其标记化合物在甲状腺疾病、肿瘤及骨转移癌骨痛等疾病的治疗方面取得了满意的效果。

近年来各种医学成像技术迅速发展，将各种医学成像模式相结合，即多模态分子影像技术，已经成为一种趋势。利用特定算法，将通过多种不同模式影像手段获得的影像在同一空间进行相互结合、互相补充的多模态多尺度生物医学成像，在疾病诊断、疗效监控及预后评估方面具有更高的准确率、灵敏度和特异性。大数据和人工智能更是给医学成像技术插上腾飞的翅膀，进而发展出影像组学和基因组学。人工智能是研究、开发用于模拟、延伸和扩展人的智能的理论、方法、技术及应用系统的一门新的技术科学。影像组学的深层次含义是指从影像（CT、MRI、PET 等）中高通量地提取大量影像信息，实现肿瘤分割、特征提取与模型建立，凭借对海量影像数据信息进行更深层次的挖掘、预测和分析来辅助临床医师作出更准确的诊断，将视觉影像信息转化为深层次的特征来进行量化研究，具有重要的临床应用价值。核医学分子影像技术、算法技术、深度学习人工智能技术等必将引领未来影像学的前沿进展，深入探讨人工智能的挑战和实用价值及人工智能加影像组学的研究进展，进而从影像组学到影像基因组学的前沿性探索，具有重要意义。

【习题】

一、名词解释
1. 核医学
2. 临床核医学
3. 物理半衰期
4. 标记化合物
5. 放射性核素显像
6. 放射性核素发生器
7. 靶向治疗
8. 示踪剂

9．分子核医学

二、中英文互译

1．放射性核素示踪技术

2．分子功能显像

3．放射免疫治疗

4．时间 - 放射性曲线

5．分子生物学技术

6．有效半衰期

7．分子探针

8．放射性药学

9．影像组学

10．多模态分子影像技术

11．radiochemistry

12．radioimmunoimaging

13．fusion imaging

14．imaging agent

15．multiple model biological imaging

16．computer aided diagnosis

17．trace technology

18．radioimmunoassay

19．texture analysis

20．image genomics

三、填空题

1．临床核医学包括＿＿＿＿＿＿和＿＿＿＿＿＿两部分。

2．诊断核医学包括＿＿＿＿＿＿、＿＿＿＿＿＿和＿＿＿＿＿＿。

3．^{99m}Tc 核素性能优良，为＿＿＿＿发射体，能量为＿＿＿＿keV，物理半衰期为＿＿＿＿。

4．临床应用的放射性核素可通过＿＿＿＿、＿＿＿＿和＿＿＿＿获得。

5．治疗核医学是通过＿＿＿＿＿聚集在病变部位的＿＿＿＿＿＿所发射出的＿＿＿＿＿核射线,对病变部位进行＿＿＿＿＿治疗。

6．核医学分子功能显像是以＿＿＿＿＿为基础,以＿＿＿＿＿为重建变量,以＿＿＿＿＿作为诊断依据。

7．图像融合技术可将 CT、MR 的＿＿＿＿＿影像与核医学 SPECT 和 PET 获得的＿＿＿＿＿影像相叠加,更有利于病变精确定位和准确定性诊断。

8．核医学显像的特点包括＿＿＿＿＿、＿＿＿＿＿、＿＿＿＿＿、＿＿＿＿＿。

9．临床上应用的放射性核素发生器主要是＿＿＿＿＿＿。

10．分子核医学研究领域包括＿＿＿＿＿、＿＿＿＿＿、＿＿＿＿＿、＿＿＿＿＿和＿＿＿＿＿等。

四、选择题

【A1 型题】

1．临床核医学分为

    A．分子和临床核医学   B．临床和实验核医学

　　C. 诊断和治疗核医学　　　　　　　　D. 解剖和功能核医学
　　E. 基础和应用核医学

2. 放射性核素显像最主要利用
　　A. α射线　　　　　　　　B. γ射线　　　　　　　　C. β⁻射线
　　D. X射线　　　　　　　　E. 俄歇电子

3. 放射性核素治疗主要是利用
　　A. α射线　　　　　　　　B. γ射线　　　　　　　　C. β⁻射线
　　D. X射线　　　　　　　　E. 正电子

4. 在SPECT脏器显像中,最理想和常用的放射性核素为
　　A. ^{131}I　　　　　　　　B. ^{125}I　　　　　　　　C. ^{123}I
　　D. ^{99m}Tc　　　　　　　E. ^{67}Ga

5. 创建RIA法的科学家是
　　A. Yalow　　　　　　　　　　　　B. Berson
　　C. Yalow和Berson　　　　　　　　D. Solley和Evans
　　E. Hamilton

6. 最适宜SPECT显像的γ射线能量为
　　A. 60～1000keV　　　　　B. 100～300keV　　　　C. 300～400keV
　　D. 364keV　　　　　　　　E. 511keV

7. 图像融合技术的主要目的是
　　A. 了解病灶的位置
　　B. 了解病灶区解剖密度的变化
　　C. 了解病灶区解剖形态的变化
　　D. 了解病灶的解剖定位及其代谢活性与血流的变化
　　E. 了解病灶大小

8. 脏器功能测定、脏器显像以及体外放射分析等技术的共同原理是
　　A. 放射性测量　　　　　　B. 反稀释法　　　　　　C. 免疫反应
　　D. 示踪技术　　　　　　　E. 动力学模型

9. 发现铀盐放射性的科学家是
　　A. Curie　　　　　　　　　B. Anger　　　　　　　　C. Wagner
　　D. Roentgen　　　　　　　E. Becquerel

10. 世界上首次发现铀盐放射性的时间是
　　A. 1895年　　　　　　　　B. 1896年　　　　　　　　C. 1897年
　　D. 1898年　　　　　　　　E. 1899年

11. 用于标记正电子药物的核素主要来源于
　　A. 直线加速器　　　　　　B. 医用回旋加速器　　　　C. 核反应堆
　　D. 核裂变产物　　　　　　E. 钼-锝发生器

12. 以下哪个不是核医学显像仪器
　　A. γ照相机　　　　　　　　B. SPECT　　　　　　　　C. PET/CT
　　D. SPECT/CT　　　　　　　E. DSA

13. 既能反映解剖结构又能反映功能代谢的仪器是

A. PET　　　　　　　　B. PET/CT　　　　　　　C. SPECT

D. MR　　　　　　　　E. γ 照相机

14. 放射性活度单位 100kBq 表示

    A. 每秒 10^4 次核衰变　　　　　　　　B. 每秒 10^5 次核衰变

    C. 每秒 3.7×10^4 次核衰变　　　　　D. 每秒 3.7×10^5 次核衰变

    E. 每秒 3.7×10^6 次核衰变

15. 对于肿瘤外科治疗和放射治疗最好的影像学检查手段是

    A. SPECT　　　　　　B. PET　　　　　　　　C. PET/CT

    D. MRI　　　　　　　E. CT

16. ^{99m}Tc 的物理半衰期为

    A. 30 分钟　　　　　　B. 1 小时　　　　　　　C. 2 小时

    D. 4 小时　　　　　　E. 6 小时

17. 下面**不正确**的描述是

    A. Roentgen 发现 X 射线

    B. Becquerel 发现钠盐的放射性

    C. Curie 夫妇成功提取放射性钋和镭

    D. Joliot 和 Curie 首次成功获得人工放射性核素

    E. Yalow 和 Berson 开创了化学发光体外分析技术

18. 下列哪个**不属于**核医学范畴

    A. 磁共振成像　　　　　　　　　　　B. 放射性核素显像

    C. 放射性核素功能测定　　　　　　　D. 体外放射分析

    E. 核素治疗

19. 与相关医学影像学比较,核医学显像的主要缺点是

    A. 分子功能显像　　　　　　　　　　B. 提供定量分析

    C. 灵敏度高　　　　　　　　　　　　D. 安全、无创

    E. 辐射损伤

20. 常用的 ^{18}F 核素来源于

    A. 直线加速器　　　　　　　　　　　B. 反应堆

    C. 裂变产物　　　　　　　　　　　　D. 医用回旋加速器

    E. 发生器

【B1 型题】

(21~25 题共用备选答案)

    A. Curie 夫妇　　　　　　　　　　　B. Becqueral

    C. Hamilton、Solley 和 Evans　　　　D. Joliot 和 Curie

    E. Roentgen

21. 首次用 ^{131}I 诊断甲状腺疾病的科学家是

22. 发现 X 射线的科学家是

23. 成功提取放射性钋和镭的科学家是

24. 首次成功获得人工放射性核素的科学家是

25. 发现铀盐的放射性的科学家是

（26～30题共用备选答案）

　A. ^{131}I　　　　　　B. ^{99m}Tc　　　　　C. ^{18}F

　D. ^{68}Ga　　　　　　E. ^{188}Re

26. 核反应堆生产的放射性核素是

27. 医用回旋加速器生产的放射性核素是

28. SPECT 显像常用核素是

29. PET/CT 显像常用核素是

30. 用于治疗甲亢的核素是

（31～35题共用备选答案）

　A. 个人剂量仪　　　　B. SPECT　　　　　C. PET/CT

　D. γ 计数器　　　　　E. 活度计

31. 用于放射性活度测定的仪器是

32. 用于放射免疫测定的仪器是

33. 用于正电子显像的仪器是

34. 用于单光子显像的仪器是

35. 用于辐射防护的仪器是

五、简答题

1. 什么是核医学？

2. 简述核医学的特点。

3. 简述人工智能、影像组学和影像基因组学的概念及其在未来临床医学中的应用前景。

【参考答案】

一、名词解释

1. 核医学：核医学是研究核科学技术在疾病诊治及生物医学研究的一门学科。它是利用核素示踪技术实现分子功能显像诊断和靶向治疗的特色专业学科，并利用核素示踪进行生物医学基础理论的研究。

2. 临床核医学：临床核医学是利用放射性核素及其标记化合物诊断和治疗疾病的临床医学学科，包括诊断核医学和治疗核医学。

3. 物理半衰期：放射性核素的数量因衰变减少一半所需要的时间，用 $T_{1/2}$ 表示。

4. 标记化合物：指在化合物分子中引入可起到示踪作用的放射性核素并保持原有化合物理化和生物学性质基本不变，达到诊断和治疗疾病的目的。

5. 放射性核素显像：放射性核素显像是利用放射性核素及其标记化合物进行脏器或病灶功能显像的方法，有别于单纯形态结构的成像，是一种独特的分子功能影像，是核医学的重要特征之一。不仅可以显示脏器或病变的位置、形态、大小等解剖学结构，更重要的是可以同时提供有关脏器和病变的血流、功能、代谢和受体密度的信息，甚至是分子水平的化学信息，因此有助于疾病的早期诊断。

6. 放射性核素发生器：放射性核素发生器是从长半衰期的核素（称为母体）中分离短半衰期的核素（称为子体）的装置。

7. 靶向治疗：靶向治疗是在细胞分子水平上，针对已经明确的致癌位点设计相应的治疗药物，药物进入体内会特异地选择与致癌位点相结合并发生作用，使肿瘤细胞特异性死亡，而不会涉及肿瘤周围的正常组织细胞。

8. 示踪剂：为观察、研究和测量某种物质在指定过程中的行为或性质而加入的标记物。示踪剂的性质或行为应与被示踪物完全相同或差别极小，加入量应当很小，对研究体系不产生显著的影响，同时示踪剂必须容易被探测。常见的示踪剂有放射性核素示踪剂、酶标示踪剂、荧光标记示踪剂等。

9. 分子核医学：分子核医学是应用核素示踪技术从分子和细胞水平认识疾病，阐明病变组织受体密度与功能的变化、基因的异常表达、生化代谢变化及细胞信息传导异常等探索生命现象本质和物质变化规律，为认识正常生理、生化过程和病理过程提供新理论和新技术，为临床诊断、治疗和疾病的研究提供分子水平信息的核医学分支学科。

二、中英文互译

1. 放射性核素示踪技术：radionuclide tracing technique
2. 分子功能显像：molecular functional imaging
3. 放射免疫治疗：radioimmunotherapy
4. 时间 - 放射性曲线：time-activity curve
5. 分子生物学技术：molecular biological technique
6. 有效半衰期：effective half-life
7. 分子探针：molecular probe
8. 放射性药学：radiopharmacology
9. 影像组学：radiomics
10. 多模态分子影像技术：multimodal molecular imaging technology
11. radiochemistry：放射化学
12. radioimmunoimaging：放射免疫显像
13. fusion imaging：图像融合
14. imaging agent：显像剂
15. multiple model biological imaging：多模态生物成像
16. computer aided diagnosis：计算机辅助诊断
17. trace technology：示踪技术
18. radioimmunoassay：放射免疫分析
19. texture analysis：纹理分析
20. image genomics：影像基因组学

三、填空题

1. 诊断核医学　治疗核医学
2. 脏器显像　功能测定　放射免疫分析
3. 纯γ射线　140　6.02 小时（6 小时）
4. 加速器　反应堆　放射性核素发生器
5. 高度选择性　放射性核素或其标记化合物　射程很短的　内照射
6. 核素示踪技术　放射性浓度　组织吸收功能的差异
7. 解剖结构　功能代谢

8. 灵敏度高　特异性强　分辨率高　安全性好　早期诊断

9. 钼[^{99}Mo]-锝[^{99m}Tc]发生器

10. 代谢显像　基因显像　受体显像　凋亡显像　多肽药物显像　放射免疫显像

四、选择题

【A1 型题】

1. C　　2. B　　3. C　　4. D　　5. C　　6. B　　7. D　　8. D　　9. E　　10. B

11. B　　12. E　　13. C　　14. B　　15. C　　16. E　　17. E　　18. A　　19. E　　20. D

【B1 型题】

21. C　　22. E　　23. A　　24. D　　25. B　　26. A　　27. C　　28. B　　29. C　　30. A

31. E　　32. D　　33. C　　34. B　　35. A

五、简答题

1. 什么是核医学？

答：核医学是研究核科学技术在疾病诊治及生物医学研究的一门学科。它是利用核素示踪技术实现分子功能显像诊断和靶向治疗的特色专业学科，并利用核素示踪进行生物医学基础理论的研究，探索生命现象本质和物质变化规律，为认识正常生理、生化过程和病理过程提供新理论和新技术。核医学作为一门新兴的交叉学科，是核技术、电子技术、计算机技术、化学、物理和生物学等现代科学技术与医学相结合的产物。临床核医学包括诊断核医学和治疗核医学。诊断核医学包括放射性核素显像、脏器功能测定及体外放射分析。

2. 简述核医学的特点。

答：核医学分子功能显像是以核素示踪技术为基础，以放射性浓度为重建变量，以组织吸收功能的差异作为诊断依据。将放射性核素或标记化合物引入机体后，探测并记录放射性核素发射的 γ 射线或 γ 光子，以影像的方式显示出来。这不仅可以显示脏器或病变的位置、形态、大小等解剖学结构，还可以同时提供有关脏器和病变的血流、功能、代谢和受体密度的信息，甚至是分子水平的化学信息，因此有助于疾病的早期诊断。放射性核素显像为无创性检查，所用的放射性核素物理半衰期短，化学量极微，患者所接受的辐射吸收剂量低，因此发生毒副作用的概率极低。核医学核素治疗是通过高度选择性聚集在病变部位的放射性核素或其标记化合物所发射出的射程很短的核射线，对病变部位进行内照射治疗，而对周围的正常组织与器官基本不产生或产生少量影响。因此，核医学显像与治疗具有灵敏度高、特异性强、分辨率高、靶向性好、安全性好、方法简便以及定性、定量、定位相结合等特点。

3. 简述人工智能、影像组学和影像基因组学的概念及其在未来临床医学中的应用前景。

答：人工智能是研究、开发用于模拟、延伸和扩展人的智能的理论、方法、技术及应用系统的一门新的技术科学。人工智能是对人的意识、思维的信息过程的模拟，它企图了解智能的实质，并生产出一种新的能以人类智能相似的方式作出反应的智能机器，该领域的研究包括机器人、语言识别、图像识别、自然语言处理和专家系统等。

影像组学是指从影像（CT、MRI、PET 等）中高通量地提取大量影像信息，实现肿瘤分割、特征提取与模型建立，凭借对海量影像数据信息进行更深层次的挖掘、预测和分析来辅助临床医师作出更准确的诊断，将视觉影像信息转化为深层次的特征来进行量化研究，具有重要的临床应用价值。

影像基因组学是将影像学和遗传学结合起来，用以研究不同基因型的病变的差异。影像基因组学要建立的是疾病的影像学特征与其基因表现型、基因突变和包括个体基因表达和特殊基因亚型表达检测在内的基因组相关特征之间的关系。

未来人工智能带来的科技产品，将会是人类智慧的"容器"。核医学分子影像技术、算法技术、深度学习人工智能技术等必将引领未来影像学的前沿进展，深入探讨人工智能的挑战和实用价值及其人工智能加影像组学的研究进展，进而从影像组学到影像基因组学的前沿性探索，具有重要意义。

（闫　平　王荣福）

第一章
核医学物理基础

【学习目标】

1. 掌握　核物理的基本概念：核素、放射性核素、同位素、同质异能素、放射性活度、半衰期。
2. 熟悉　带电放射性粒子和光子与物质相互作用的方式，射线与物质相互作用在疾病的诊断与治疗、核仪器原理及辐射防护中的主要应用。
3. 了解　放射性核衰变的主要方式与核衰变规律。

【内容提要】

一、核素、同位素、同质异能素

1. 原子与原子结构　原子是一种元素能保持其化学性质的最小单位，由原子核和核外电子构成，其中原子核分为质子和中子两部分。原子核结构通常可以省略地表示为 $^A X$。
2. 核素、同位素、同质异能素
（1）核素：质子数、中子数均相同，并且原子核处于相同能级状态的原子称为一种核素。
（2）同位素：具有相同质子数，但中子数不同的核素，互称同位素。
（3）同质异能素：核内质子数和中子数都相同但能量状态不同的核素称为同质异能素。
3. 稳定核素、放射性核素　核素根据原子核的稳定与否分为稳定核素和放射性核素。凡原子核稳定，不会自发地发出射线而衰变的核素称为稳定核素；原子核处于不稳定状态，需通过核内结构或能级调整才能趋于稳定的核素称为放射性核素。

二、核衰变

放射性核素由于核内结构或能级调整，自发地释放出一种或一种以上的射线并转化为另一种核素的过程称为放射性衰变。
1. 核衰变方式　主要有：α 衰变、β 衰变（又分为 β⁻ 和 β⁺ 衰变）、γ 衰变及电子俘获等。
2. 核衰变规律　要掌握放射性活度与半衰期的概念。放射性活度是指处于某一特定能态的放射性核在单位时间内的衰变数，其国际制单位是贝克勒尔（Bq），旧制单位是居里（Ci）。半衰期是指放射性核素数量因衰变减少一半所需要的时间。

三、射线与物质的相互作用

射线与物质的相互作用属于射线的物理效应，它是人们进行射线探测、核医学显像、放射性核素治疗以及放射防护的物理基础。

1. 带电粒子与物质的相互作用方式主要有：电离、激发、散射、轫致辐射、湮灭辐射与吸收。

2. 光子与物质的相互作用方式主要有：光电效应、康普顿效应、电子对生成。

【习题】

一、名词解释

1. 核素
2. 同位素
3. 同质异能素
4. 放射性核素
5. 放射性衰变
6. α衰变
7. β衰变
8. γ衰变
9. 电子俘获
10. 衰变常数
11. 半衰期
12. 放射性活度
13. 特征 X 射线
14. 俄歇电子
15. 内转换电子
16. 电离
17. 激发
18. 散射
19. 弹性散射
20. 轫致辐射
21. 湮灭辐射
22. 吸收
23. 光电效应
24. 康普顿效应
25. 康普顿电子
26. 电子对生成

二、中英文互译

1. 核素
2. 同质异能素
3. 放射性衰变

4. 电子俘获

5. 半衰期

6. 俄歇电子

7. 内转换电子

8. 散射

9. 韧致辐射

10. 康普顿电子

11. isotope

12. radionuclide

13. decay constant

14. characteristic X ray

15. internal conversion

16. ionization

17. excitation

18. elastic scattering

19. annihilation radiation

20. photoelectric effect

21. Compton effect

22. electron pair production

三、填空题

1. 在通常状态下，原子核处于能量最低的状态，称为_____，当原子核受到外界作用后跃迁至能量较高的状态，称为_____，此时原子核不稳定，可退回到_____，放出_____。

2. 核衰变方式主要有_____、_____、_____、_____。

3. β⁻ 衰变后，原子的质子数增加_____，质量数_____，新形成的元素在周期表中_____移_____个位置。

4. 放射性活度的国际制单位是_____，旧制单位是_____。

5. 带电粒子与物质的相互作用的主要方式有_____、_____、_____、_____、_____、_____。

6. 韧致辐射释放的能量与介质的原子序数的平方成_____，与带电粒子的质量成_____，并随带电粒子的能量增大而_____。

7. γ 射线与物质相互作用主要有_____、_____、_____。

四、选择题

【A1 型题】

1. 原子核由

　　A. 质子和核外负电子组成　　　　　　B. 质子、正电子和光子组成

　　C. 质子和中子组成　　　　　　　　　D. 中子和电子组成

　　E. 光子和电子组成

2. ^{201}Tl 所表示的核素

　　A. 质子数为 201，原子核处于基态　　B. 质子数为 201，原子核处于激发态

　　C. 质量数为 201，原子核处于基态　　D. 质量数为 201，原子核处于激发态

E. 中子数为201，原子核处于基态

3. 具有特定的质子数、中子数及核能态的一类原子，称为

    A. 同位素   B. 同中子素   C. 同质异能素

    D. 核素   E. 元素

4. 某核素的元素符号为X，有6个中子、7个质子，该核素可表示为

    A. $^{6}_{7}X$ B. $^{6}_{13}X$ C. $^{13}_{6}X$

    D. $^{13}_{7}X$ E. $^{7}_{6}X$

5. 以下**不符合**放射性核素特征的是

    A. 原子核发生变化   B. 其量随时间而减少

    C. 处于稳定状态   D. 释放出射线

    E. 核处于激发状态

6. ^{113}In 和 ^{113m}In 互为

    A. 同位素   B. 同中子素   C. 同质异能素

    D. 同量异位素   E. 同分异构体

7. 原子核发生衰变后质子数增加1、质量数不变的过程可能发生在

    A. α衰变   B. β⁻衰变   C. β⁺衰变

    D. 电子俘获   E. γ衰变

8. 物质受到射线的作用激发，退回到基态时可放出

    A. γ射线   B. 特征X射线   C. 荧光

    D. 俄歇电子   E. 内转换电子

9. $^{Am}_{Z}X \rightarrow ^{A}_{Z}X + \gamma$ 表示的是

    A. α衰变   B. β⁻衰变   C. 电子俘获

    D. γ衰变   E. β⁺衰变

10. 关于γ射线下列正确的是

    A. 在所有的核衰变中均发射   B. 每次β衰变时发射

    C. 当原子核处于激发态时发射   D. 每次α衰变时发射

    E. 电子俘获时发射

11. 内转换电子产生于

    A. α衰变   B. 光电效应   C. 康普顿效应

    D. γ衰变   E. 湮灭辐射

12. 处于激发态的原子核把跃迁能量传递给本原子的一个电子，使其脱离原子轨道，由此产生的自由电子的名称是

    A. β⁺粒子   B. β⁻粒子   C. 光电子

    D. α粒子   E. 内转换电子

13. 原子核发生电子俘获后

    A. 质子数减少2，质量数减少4，放出α射线

    B. 质子数增加1，质量数不变，放出β⁻射线

    C. 质子数减少1，质量数不变，放出β⁺射线

    D. 质子数减少1，质量数不变，释放出特征X射线和俄歇电子

    E. 质子数和质量数都不变，放出γ射线

14. 关于电子俘获下列正确的是
    A. 可能伴随特征 X 射线和俄歇电子发射   B. 不伴随 γ 射线产生
    C. 释放高能量电子   D. 释放中子
    E. 释放正电子

15. 发生电子俘获后,原子的内层轨道缺少了电子,外层轨道电子填充到内层轨道上,由于外层电子比内层电子的能量大,多余的能量传递给更外层的轨道电子,使之脱离轨道而释出,此电子称为
    A. 正电子   B. 光电子   C. 康普顿电子
    D. 内转换电子   E. 俄歇电子

16. α 衰变和 β 衰变的共同点是
    A. 均发生于较重的原子核   B. 均发生于富中子原子核
    C. 均受环境温度影响   D. 均放出具有单一能量的粒子
    E. 均遵循核衰变定律

17. 放射性衰变的指数规律描述的是
    A. 活度随着能量变化   B. 能量随着时间变化
    C. 电离能力随着速度变化   D. 射程随着密度变化
    E. 活度随着时间变化

18. 关于放射性衰变的指数规律,正确的表达公式是
    A. $N = N_0 e^{-\lambda t}$ B. $N = N_0 e^{\lambda t}$ C. $N = N_0 e^{-\lambda t}$
    D. $N_0 = N e^{-\lambda t}$ E. $N_0 = N e^{\lambda t}$

19. 在半对数坐标上描绘核素的衰变将产生一条直线,其斜率取决于核素的
    A. 能量   B. 数量   C. 放射性活度
    D. 半衰期   E. 衰变方式

20. 关于放射性核素半衰期的描述,**错误**的是
    A. 半衰期是指放射性核素原子数减少一半的时间
    B. 半衰期不受温度影响
    C. 排泄快的放射性药物中的放射性核素半衰期短
    D. 同一核素的半衰期在体内与体外是相同的
    E. 半衰期与衰变常数成反比

21. 放射性核素原子核在单位时间内的衰变数量为
    A. 衰变常数   B. 衰变能量   C. 衰变概率
    D. 半衰期   E. 放射性活度

22. 一定量的 ^{99m}Tc 经过 3 个半衰期后放射性活度为原来的
    A. 1/3   B. 1/4   C. 1/8
    D. 1/16   E. 1/24

23. 设某放射性样品的初始活度为 148MBq,该核素的 $T_{1/2}$ 为 4 小时,其活度衰变为 37MBq 所需的时间是
    A. 4 小时   B. 8 小时   C. 12 小时
    D. 16 小时   E. 20 小时

24. 在核衰变中,放射性核素的放射性活度

A．随时间以线性规律减少　　　　　　　B．随时间以指数规律减少

C．取决于温度、湿度等环境因素　　　　D．与时间的平方成反比

E．无规律衰减

25．放射性活度的单位是

A．库仑　　　　　　　　B．1/秒　　　　　　　　C．贝克

D．戈瑞　　　　　　　　E．焦耳

26．放射性活度为 1000Bq 表示

A．每秒 1000 次核衰变　　　　　　　　B．每分钟 1000 次核衰变

C．每小时 1000 次核衰变　　　　　　　D．每秒 3.7×10^3 次核衰变

E．每小时 3.7×10^3 次核衰变

27．射线引起电离辐射生物效应的主要机制是

A．电离和激发　　　　　　B．散射　　　　　　　C．韧致辐射

D．湮灭辐射　　　　　　　E．光电效应

28．以下情况电离作用最强的是

A．带电粒子的电量大、速度慢、物质密度高

B．带电粒子的电量大、速度快、物质密度高

C．带电粒子的电量大、速度慢、物质密度低

D．带电粒子的电量大、速度快、物质密度低

E．带电粒子的电量小、速度慢、物质密度高

29．α 粒子的电离能力高于 β 粒子，其原因之一是

A．α 粒子带正电荷　　　　　　　　　　B．α 粒子电荷量更大

C．α 粒子能量是连续分布的　　　　　　D．α 粒子质量更大

E．能量相同时 α 粒子速度更快

30．屏蔽 β 射线首选

A．铅　　　　　　　　　　B．铜　　　　　　　　C．有机玻璃

D．水泥　　　　　　　　　E．铁

31．在外照射防护措施中，常使用有机玻璃、铝、塑料等低原子序数物质作屏蔽材料进行防护的射线是

A．X 射线　　　　　　　　B．γ 射线　　　　　　　C．β 射线

D．中子　　　　　　　　　E．质子

32．β^- 射线要用原子序数小的材料，如塑料等进行防护，这是因为

A．β^- 射线在原子序数小的材料中射程短

B．β^- 射线对原子序数小的物质电离作用小

C．β^- 射线在原子序数小的材料中韧致辐射作用弱

D．原子序数小的材料对 β^- 射线吸收作用强

E．β^- 射线在原子序数小的材料中能量损失大

33．以下情况下韧致辐射作用最明显的是

A．能量为 0.5MeV 的 β 射线与铅相互作用

B．能量为 1MeV 的 β 射线与铅相互作用

C．能量为 0.5MeV 的 β 射线与塑料相互作用

　　D. 能量为 1MeV 的 β 射线与塑料相互作用

　　E. 能量为 1MeV 的 α 射线与铅相互作用

34. 湮灭辐射是指

　　A. 射线与物质相互作用能量耗尽后停留在物质中

　　B. 光子与物质原子的轨道电子碰撞，其能量全部交给轨道电子，使之脱离原子轨道，光子本身消失

　　C. 静止的正电子与物质中的负电子结合，正负电子消失，两个电子的静止质量转化为两个方向相反、能量各为 511keV 的 γ 光子

　　D. 能量大于 1022keV 时的 γ 光子在物质原子核电场的作用下，能量为 1022keV 的部分转化为一个正电子和一个负电子

　　E. 射线使原子的轨道电子从能量较低的轨道跃迁到能量较高的轨道

35. PET 显像探测的射线是

　　A. β⁻ 射线　　　　　　　B. β⁺ 射线　　　　　　　C. γ 射线

　　D. α 射线　　　　　　　E. X 射线

36. 正电子显像使用的射线及其能量为

　　A. 511keV 的 β 射线　　　　　　　　　B. 511keV 的 X 射线

　　C. 511keV 的一对 γ 光子　　　　　　　D. 511keV 的单光子

　　E. 1022keV 的 γ 光子

37. 在 PET 显像中所探测的是两个方向相反、能量各为 511MeV 的 γ 光子，这两个 γ 光子是

　　A. 由电子对形成机制产生　　　　　　　B. 正电子通过散射作用产生

　　C. 电子使物质激发后退回到基态时产生　　D. β 射线的轫致辐射产生

　　E. 正电子通过湮灭辐射机制产生

38. β⁺ 粒子和物质作用后，**不会**出现的情况是

　　A. 产生能量相等的一对 γ 光子　　　　　B. 产生一对能量各为 140keV 的 γ 光子

　　C. 产生一对辐射方向相反的 γ 光子　　　D. 产生一对穿透能力比 ⁹⁹ᵐTc 强的 γ 光子

　　E. 产生一对 γ 光子，PET 利用这对 γ 光子进行成像

39. γ 光子与原子的核外电子碰撞，将一部分能量传递给电子，使之脱离原子轨道成为自由电子，γ 光子本身能量降低，运行方向发生改变，称为

　　A. 电离　　　　　　　　B. 光电效应　　　　　　　C. 轫致辐射

　　D. 康普顿效应　　　　　E. 湮灭辐射

40. 带负电粒子和生物体作用后**不会**出现的现象是

　　A. 激发　　　　　　　　B. 轫致辐射　　　　　　　C. 吸收

　　D. 产生离子对　　　　　E. 康普顿效应

【B1 型题】

（41～43 题共用备选答案）

　　A. 元素　　　　　　　　B. 核素　　　　　　　　　C. 同位素

　　D. 同中子素　　　　　　E. 同质异能素

41. ⁹⁹ᵐTc 与 ⁹⁹Tc 互为

42. ¹²³I、¹²⁵I、¹³¹I 互为

43. $_Z^{Am}X$ 表示的是

（44～46题共用备选答案）

　　A. α衰变　　　　　　　　B. β⁻衰变　　　　　　　　C. β⁺衰变

　　D. γ衰变　　　　　　　　E. 电子俘获

44. $^{99}_{42}$Mo 衰变为 $^{99m}_{43}$Tc 为

45. ^{99m}Tc 衰变为 ^{99}Tc 为

46. ^{226}Ra 衰变为 ^{222}Rn 为

（47～49题共用备选答案）

　　A. 衰变常数　　　　　　　B. 半衰期　　　　　　　　C. 衰变能

　　D. 放射性活度　　　　　　E. 放射性浓度

47. 放射性核素在单位时间内的衰变数称为

48. 放射性核素单位时间内发生衰变的原子核数目占当时总的原子核数目的比率称为

49. 放射性核素数量因衰变减少一半所需要的时间称为

（50～52题共用备选答案）

　　A. 电离与激发　　　　　　B. 轫致辐射　　　　　　　C. 湮灭辐射

　　D. 光电效应　　　　　　　E. 康普顿效应

50. α射线与物质的作用方式是

51. 仅β⁺射线才能发生的与物质的作用方式是

52. 低能γ射线与物质的主要作用方式是

（53～55题共用备选答案）

　　A. 正电子　　　　　　　　B. 俄歇电子　　　　　　　C. 内转换电子

　　D. 光电子　　　　　　　　E. 康普顿电子

53. 电子俘获可释放出

54. 康普顿效应可释放出

55. 电子对生成可释放出

五、简答题

1. 核衰变的基本定律是什么？

2. α射线有哪些特点？对α射线的防护应如何考虑？

3. PET显像基于射线与物质的哪种相互作用方式？

4. 比较α射线、β⁻射线、γ射线的电荷、质量、对物质电离激发能力、穿透物质的能力及所产生的辐射生物效应的大小。

5. 在γ显像中，康普顿效应对影像质量有何影响？如何减小这种影响？

6. 带电粒子通过物质时损失能量的途径是什么？

【参考答案】

一、名词解释

1. 核素：质子数、中子数均相同，并且原子核处于相同能级的原子，称为一种核素。

2. 同位素：具有相同质子数但中子数不同的核素，互称同位素。

3. 同质异能素：核内质子数和中子数都相同但能量状态不同的核素，互为同质异能素。

4. 放射性核素：原子核处于不稳定状态，需通过核内结构或能级调整才能趋向于稳定的核素称为放射性核素。

5. 放射性衰变：放射性核素由于核内结构或能级调整，自发地释放出一种或一种以上的射线并转化为另一种核素的过程称为放射性衰变。

6. α衰变：放射性核素自发地释放出α射线而发生的衰变称为α衰变。

7. β衰变：放射性核素自发地释放出β射线而发生的衰变称为β衰变。

8. γ衰变：原子核由激发态回复到基态时，以发射γ光子形式释放过剩的能量，这一过程称为γ衰变。

9. 电子俘获：原子核俘获一个核外轨道电子使核内一个质子转变成一个中子和放出一个中微子的过程称为电子俘获。

10. 衰变常数：是指单位时间内发生衰变的原子核数目占当时总的原子核数目的比率，对于单个原子核则表示其发生衰变的概率。

11. 半衰期：是指放射性核素数量因衰变减少一半所需要的时间。

12. 放射性活度：是指放射性核素在单位时间内的衰变数量。

13. 特征X射线：发生电子俘获后，核外内层轨道电子被俘入核内，外层轨道电子补入，两轨道之间的能量差以X射线的形式释放出来，此X射线称为特征X射线。

14. 俄歇电子：发生电子俘获后，因外层轨道电子填充到内层轨道上，两轨道之间的能量差形成的多余能量传递给更外层的轨道电子，使之脱离轨道束缚而释出，这种电子称为俄歇电子。

15. 内转换电子：处于激发态的原子核在回到基态时，将多余的能量传递给一个核外电子，使之脱离轨道发射出来，这种电子称为内转换电子。

16. 电离：当带电粒子（α、β粒子）通过物质时，与物质原子的核外电子发生静电作用，使电子脱离轨道束缚形成自由电子，这一过程称为电离。失去核外电子的原子带有正电荷，与带负电荷的自由电子形成一个离子对。

17. 激发：当带电粒子（α、β粒子）通过物质时，与物质原子的核外电子发生静电作用，如果核外电子获得的能量不足以脱离原子的束缚成为自由电子，只能由能量较低的轨道跃迁到能量较高的轨道，使整个原子处于能量较高的激发态，这一作用称为激发。

18. 散射：带电粒子通过物质时运动方向发生改变的现象称为散射。

19. 弹性散射：带电粒子与物质相互作用时，其运动方向改变而能量不变的散射称为弹性散射。

20. 轫致辐射：带电粒子受到物质原子核电场的作用，运动速度和方向突然发生变化，能量的部分或全部以X射线的形式发射出来，这种现象称为轫致辐射。

21. 湮灭辐射：β⁺衰变产生的正电子具有一定的动能，能在介质中运行一定距离，当其能量耗尽时可与物质中的自由电子结合，转化为两个方向相反、能量各为511keV的γ光子而自身消失，称为湮灭辐射。

22. 吸收：射线使物质的原子发生电离和激发的过程中，射线的能量全部消耗，射线不复存在，称为射线的吸收。

23. 光电效应：光子与介质原子的轨道电子（主要是内层电子）碰撞，把能量全部交给轨道电子，使之脱离原子而发射出来，而整个光子被吸收消失，这一作用过程称为光电效应。

24. 康普顿效应：能量较高的γ光子与原子的核外电子碰撞，将一部分能量传递给电子，使之脱离原子轨道束缚成为自由电子，而 γ 光子本身能量降低，运行方向发生改变，称为康普顿效应。

25. 康普顿电子：康普顿效应中释放出的电子称作康普顿电子。

26. 电子对生成：当 γ 光子能量 >1022keV 时，在物质原子核电场作用下转化为一个正电子和一个负电子，称为电子对生成。

二、中英文互译

1. 核素：nuclide

2. 同质异能素：isomer

3. 放射性衰变：radiation decay

4. 电子俘获：electron capture

5. 半衰期：half life

6. 俄歇电子：Auger electron

7. 内转换电子：internal conversion electron

8. 散射：scattering

9. 轫致辐射：bremsstrahlung

10. 康普顿电子：Compton electron

11. isotope：同位素

12. radionuclide：放射性核素

13. decay constant：衰变常数

14. characteristic X ray：特征 X 射线

15. internal conversion：内转换

16. ionization：电离

17. excitation：激发

18. elastic scattering：弹性散射

19. annihilation radiation：湮灭辐射

20. photoelectric effect：光电效应

21. Compton effect：康普顿效应

22. electron pair production：电子对生成

三、填空题

1. 基态 激发态 基态 γ 射线

2. α 衰变 β 衰变 γ 衰变 电子俘获

3. 1 不变 右 一

4. 贝克（Bq） 居里（Ci）

5. 电离 激发 散射 轫致辐射 湮灭辐射 吸收

6. 正比 反比 增大

7. 光电效应 康普顿效应 电子对生成

四、选择题

【A1 型题】

1. C 2. C 3. D 4. D 5. C 6. C 7. B 8. A 9. D 10. C

11. D 12. E 13. D 14. A 15. E 16. E 17. E 18. C 19. D 20. C

21. E 22. C 23. B 24. B 25. C 26. A 27. A 28. A 29. B 30. C

31. C　　32. C　　33. B　　34. C　　35. C　　36. C　　37. E　　38. B　　39. D　　40. E

【B1 型题】

41. E　　42. C　　43. B　　44. B　　45. D　　46. A　　47. D　　48. A　　49. B　　50. A

51. C　　52. D　　53. B　　54. E　　55. A

五、简答题

1. 核衰变的基本定律是什么？

答：放射性核素的数量（或放射性活度）随时间按指数规律衰减。即 $N=N_0e^{-\lambda t}$ 或 $A=A_0e^{-\lambda t}$，式中：t 为时间；N_0 或 A_0 为初始时间的放射性核素数量或放射性活度；N 或 A 为经过 t 时间的放射性核素数量或放射性活度；λ 为衰变常数，即单位时间内衰变的概率。

2. α射线有哪些特点？对α射线的防护应如何考虑？

答：α射线的特点：α粒子的质量大，带 2 个单位正电荷，故α射线射程短，穿透能力弱；α射线在物质中电离和激发作用强，故生物效应较明显。

由于α射线的上述特点，故对α射线的外照射防护较容易，一张薄纸就可阻挡α粒子的通过。重点要防止α射线进入体内，造成内照射。

3. PET 显像基于射线与物质的哪种相互作用方式？

答：PET 显像基于湮灭辐射。β^+ 粒子能量耗尽时与邻近的自由电子结合，转变成两个能量同为 511keV、方向相反的γ光子而自身消失，称为湮灭辐射。PET 就是利用这对方向相反的γ光子进行成像。

4. 比较α射线、β^- 射线、γ射线的电荷、质量、对物质电离激发能力、穿透物质的能力及所产生的辐射生物效应的大小。

答：α射线由带两个单位的正电荷、质量数为 4 的原子核组成，带电荷数高、质量大，对物质的电离与激发能力强，穿透物质的能力弱。由于其射程短，产生的辐射生物效应最显著，伤害很集中，应用时需特别注意。β^- 射线为带一个单位的负电荷，质量等于电子质量的电子流，对物质的电离与激发能力较α射线弱而较γ射线强，穿透物质的能力较γ射线弱而较α射线强，射程较α射线长，产生的辐射生物效应较强，中、高能 β^- 射线可用于放射性核素治疗。γ射线为不带电荷，静止质量为零的光子流，对物质的电离与激发能力弱，穿透物质的能力强，射程理论上为无限大，产生的辐射生物效应小，在核医学中用于放射性核素显像。

5. 在γ显像中，康普顿效应对影像质量有何影响？如何减小这种影响？

答：发生康普顿效应后，γ光子的能量降低、方向改变，因此在γ显像中，可导致对显示的组织与病灶的错误定位，并且使影像模糊。由于散射光子的能量低于原来γ射线，所以可以通过调节能窗大小消除大部分散射效应，但与入射γ光子能量相近的小角度散射光子的影响不易消除。

6. 带电粒子通过物质时损失能量的途径是什么？

答：带电粒子通过物质时主要以电离、激发和轫致辐射等途径损失能量，其中以与轨道电子碰撞引起电离和激发而损失其能量的机会最多，在电离和激发过程中，带电粒子把能量传递给核外电子，使其成为自由电子或跃迁到高能级轨道上去。高速运动的带电粒子受介质原子核库仑电场的作用，可发生轫致辐射，损失的能量转化为 X 射线，其中以高能 β 射线较为显著。

（张春丽）

第二章
核医学仪器

【学习目标】

1. 掌握　核医学常用仪器的分类；放射性探测仪器的基本构成和工作原理；γ照相机、SPECT和PET的显像原理；PET/CT和PET/MR的显像特点。
2. 熟悉　临床常用的核医学功能检查仪器和放射性计数测量仪器。
3. 了解　正电子放射性药物合成系统和分装仪。

【内容提要】

在医学中用于探测和记录放射性核素发出射线的种类、能量、活度，以及随时间变化规律和空间分布的仪器，统称为核医学仪器。根据使用目的不同，可分为显像仪器（包括γ照相机、SPECT、PET等）、脏器功能测量仪器、放射性计数测量仪器以及放射性药物合成与分装仪器等。

一、放射性探测仪器的基本原理

1. 放射性探测的基本原理　放射性探测是用探测仪器把射线能量转换成可记录和定量的光能、电能等，通过一定的电子学线路分析计算，表示为放射性核素的活度、能量、分布的过程，其基本原理是建立在射线与物质相互作用的基础上。在核医学领域，一般利用射线能使物质电离、激发或者使感光材料感光这三种现象作为放射性探测的基础。

2. 放射性探测仪器的基本构成和工作原理　用于放射性探测的仪器种类繁多，但其基本构成是一致的，通常都由两大部分组成：放射性探测器和后续电子学单元。放射性探测器通常被称为探头，其作用是使射线在其中发生电离或激发，再将产生的离子或荧光光子收集并转变为可以记录的电信号。后续电子学单元是由一系列电子学线路和外部显示装置构成，可以将放射性探测器输入的电信号进行放大、运算、分析、选择等处理，并加以记录和显示，从而完成对射线的探测、分析过程。

固体闪烁计数器是目前核医学中最常用的核射线探测仪器之一，主要由晶体（闪烁体）、光学耦合剂、光电倍增管、前置放大器、后续电子学线路以及显示记录装置等部件组成。

二、核医学显像仪器

1. γ照相机　γ照相机是一种能对脏器中放射性核素的分布进行一次成像和连续动态成像的仪器，由探头、电子学线路、显示记录装置以及显像床四部分组成，其中探头是γ照相机的核心，主要由准直器、γ闪烁探测器、定位电路和支架等部件构成,具有准直探测和定位射线的功能。

2. SPECT　SPECT 是在 γ 照相机的基础上发展起来的,其基本结构主要由探头、旋转运动机架、计算机及其辅助设备等三大部分构成。SPECT 能在体外采集体内脏器放射性核素分布的二维数据,经计算机处理重建为三维数据,获得脏器断层影像,同时兼有平面显像、动态显像、断层显像和全身显像的功能,是当今临床核医学的主流设备。

3. PET　PET 显像是将发射正电子的核素引入体内,其发射的正电子经湮灭辐射转换成的能量相同、方向相反的两个 γ 光子射至体外,由 PET 的成对符合探测器采集,经过计算机重建而成断层图像,显示正电子核素在体内的分布情况。相对于 SPECT,PET 具有更高的灵敏度和更好的分辨率,能显示病变部位的病理生理特征,更容易早期发现病灶。

4. SPECT/CT、PEC/CT、PET/MRI 等仪器通过图像融合技术,发挥了不同显像设备的特点,优势互补,同时显示病灶的病理生理等功能代谢变化和精细的形态结构,明显提高了诊断的准确性。

三、脏器功能测定仪器

脏器功能测定仪是指用于测量人体内有关器官中放射性核素发出的 γ 射线,从而评价脏器功能的非显像仪器。其工作原理是利用探头从体表测定脏器中的放射性随着时间改变而发生的动态变化,获得脏器的时间 - 放射性曲线,用于判断脏器的功能。脏器功能测定仪主要有甲状腺功能测定仪、肾脏功能测定仪、多功能仪等。

四、放射性计数测量仪器

放射性计数测量仪器是对样品或环境中的放射性进行相对或绝对定量的仪器,是临床核医学、实验核医学以及辐射防护领域最常用的测量仪器。主要包括:γ 闪烁计数器、放射免疫测量仪、活度计、液体闪烁计数器、表面污染和工作场所剂量监测仪器,以及个人剂量监测仪等,其中表面污染监测仪、场所辐射剂量监测仪和个人剂量监测仪属于辐射防护仪器。

五、放射性药物合成、分装仪

主要包括正电子药物合成模块系统、正电子药物分装仪及 ^{131}I 自动分装仪。

【习题】

一、名词解释

1. 核医学仪器
2. γ 照相机
3. 准直器
4. 光电倍增管
5. 医学图像融合
6. 甲状腺功能测定仪
7. 活度计
8. 场所辐射剂量监测仪
9. 表面污染监测仪
10. 个人剂量监测仪

二、中英文互译

1. 准直器

2. 图像融合

3. 衰减校正

4. center of rotation，COR

5. electronic collimation

6. photomultiplier tube，PMT

三、填空题

1. 核医学常用仪器分类包括：_____、_____、_____以及_____等，其中_____是临床核医学最重要的组成部分。

2. 放射性探测的基本原理是基于_____与_____的相互作用的基础上，放射性探测仪器由_____和_____两大部分组成。

3. 放射性探测器实质上是一个将_____转变成可以记录的_____的换能器。

4. _____是安置于晶体前方、由铅或铅钨合金制成的一种特殊装置，有若干个小孔贯穿其中，称为_____。

5. 准直器按适用的 γ 能量分为四类：_____（适用的能量范围 75～170keV）、_____（170～300keV）、_____（270～360keV）、_____（511keV）。

6. γ 照相机是一种能对脏器中放射性核素的分布进行_____和_____的仪器。探头是 γ 照相机的核心部件，主要由_____、_____、定位电路和支架等构成。

7. SPECT 是在_____的基础上发展起来的，同时兼有_____、_____、_____和_____的功能，是当今临床核医学的主流设备。

8. PET 显像是将发射_____的核素引入体内，经湮灭辐射转换成的能量相同、方向相反的两个_____射至体外，由 PET 的成对符合探测器采集，经过计算机重建而成断层图像，显示_____在体内的分布情况。

9. SPECT/CT、PEC/CT、PET/MRI 等仪器通过_____，发挥了不同显像设备的特点，优势互补，明显提高了诊断的准确性。

10. 常用的核医学功能测定仪有_____、_____、_____等。

四、选择题

【A1 型题】

1. 医用核素活度计探测射线的依据是

    A. 电离作用   B. 荧光现象   C. 康普顿散射

    D. 光电效应   E. 热敏效应

2. γ 照相机中准直器的主要作用

    A. 只允许与准直孔角度相同的射线投射到 γ 照相机探头的晶体上

    B. 吸收大部分 γ 射线，改善 γ 照相机的计算率特性

    C. 利用高原子序数的物质增加光电效应发生概率，提高 γ 照相机的灵敏度

    D. 保护晶体，使其免受碰撞

    E. 光导作用

3. 对图像具有放大作用的准直器是

    A. 汇聚孔准直器   B. 平行孔准直器

C. 针孔准直器   D. 低能准直器

E. 高能准直器

4. 有关放射性探测的描述,正确的是

    A. 甲状腺功能测定仪又称甲状腺摄锝仪

    B. 放射性探测器通常称为准直器

    C. 感光探测仪是最常用的放射性探测仪器

    D. 表面污染监测仪属于液体闪烁探测仪

    E. 其基本原理建立在射线与物质的相互作用基础上

5. 用高能准直器对低能核素显像,下列说法正确的是

    A. 完全不行   B. 可以,且分辨率提高

    C. 可以,且灵敏度提高   D. 可以,但灵敏度降低

    E. 可以,且分辨率和灵敏度都提高

6. 关于双探头符合线路 SPECT 的描述正确的是

    A. 是在常规 SPECT 上实现正电子探测的影像设备

    B. 需配置高能准直器

    C. 探测器晶体改为锗酸铋制成

    D. 可进行 ^{18}F、^{11}C、^{15}O、^{13}N 等成像

    E. 可逐步取代 PET

7. PET 中采用的准直方法是

    A. 基于光电效应的电子准直   B. 不加机械准直的电子准直

    C. 由计算机软件实现的电子准直   D. 多角度投影的电子准直

    E. 基于傅立叶变换的电子准直

8. PET/CT 显像时,获取 PET 图像的衰减校正方法为

    A. ^{68}Ge 对 PET 数据进行衰减校正   B. CT 对 PET 数据进行衰减校正

    C. A 和 B   D. 无需衰减校正

    E. 以上均不是

【B1 型题】

(9~11 题共用备选答案)

    A. 表面污染监测仪   B. SPECT

    C. 甲状腺功能测定仪   D. MRI

    E. 活度计

9. 属于核医学显像的仪器是

10. 属于核医学功能测定的仪器是

11. 属于辐射防护的仪器是

(12~14 题共用备选答案)

    A. γ 照相机   B. SPECT   C. SPECT/CT

    D. PET   E. MR

12. 使用发射正电子核素的显像仪器是

13. 可进行静态和动态显像,但不能进行断层显像的仪器是

14. 可同时获得功能与解剖信息的显像仪器是

五、简答题

1. 简述放射性探测的基本原理。

2. 简述准直器的分类。

3. 简述 SPECT 的工作原理。

4. 简述 PET 的显像原理。

5. 简述 PET/MRI 一体机的应用优势。

【参考答案】

一、名词解释

1. 核医学仪器：在医学中用于探测和记录放射性核素发出射线的种类、能量、活度，以及随时间变化规律和空间分布的仪器，统称为核医学仪器。

2. γ 照相机：γ 照相机是一种能对脏器中放射性核素的分布进行一次成像和连续动态成像的仪器，由探头、电子学线路、显示记录装置以及显像床四部分组成，其中探头是 γ 照相机的核心。

3. 准直器：是安置于晶体前方、由铅或铅钨合金制成的一种特殊装置，有若干个小孔贯穿其中，称为准直孔。准直器的作用是只允许与准直孔角度相同的射线到达晶体并被探测，其他方向的射线则被吸收或阻挡。

4. 光电倍增管：是基于光电效应和二次电子发射效应的真空电子器件，其作用是将微弱的光信号转换成可测量的电信号。

5. 医学图像融合：是将不同的医学影像或同一类型的医学影像采用不同方法获得的图像进行空间匹配或叠合，使两个或多个图像数据集融合到一幅图像上。

6. 甲状腺功能测定仪：简称为甲功仪，是一种利用放射性碘作为示踪剂测定人体甲状腺功能的仪器，主要由准直器、γ 闪烁探测器、放大器、单道脉冲高度分析器、定标器构成，多配有电子计算机。

7. 活度计：是用于测量放射性药物所含放射性活度的一种专用放射性计量设备，主要由探头、后续电路、显示器或计算机系统组成。

8. 场所辐射剂量监测仪：是专门用于放射性工作场所的辐射剂量监测的装置。

9. 表面污染监测仪：是用于监测放射性工作场所的操作台面、地板、墙壁、手、衣服、鞋等表面的放射性沾染的仪器。

10. 个人剂量监测仪：是从事放射性操作的工作人员随身携带，用于监测个人接受外照射辐射剂量的仪器。

二、中英文互译

1. 准直器：collimator

2. 图像融合：image fusion

3. 衰减校正：attenuation correction，AC

4. center of rotation，COR：旋转中心

5. electronic collimation：电子准直

6. photomultiplier tube，PMT：光电倍增管

三、填空题

1. 显像仪器　脏器功能测量仪器　放射性计数测量仪器　放射性药物合成与分装仪　显像设备
2. 射线　物质　射线探测器　电子学线路
3. 射线能　电脉冲信号
4. 准直器　准直孔
5. 低能准直器　中能准直器　高能准直器　超高能准直器
6. 一次成像　连续动态成像　准直器　γ闪烁探测器
7. γ照相机　平面显像　动态显像　断层显像　全身显像
8. 正电子　γ光子　正电子核素
9. 图像融合技术
10. 甲状腺功能测定仪　肾功能测定仪　多功能测定仪

四、选择题

【A1 型题】

1. A　　2. A　　3. C　　4. E　　5. D　　6. B　　7. B　　8. B

【B1 型题】

9. B　　10. C　　11. A　　12. D　　13. A　　14. C

五、简答题

1. 简述放射性探测的基本原理。

答：放射性探测的基本原理是建立在射线与物质相互作用的基础上。在核医学领域，一般利用射线能使物质电离、激发或者使感光材料感光这三种现象作为放射性探测的基础。射线可引起物质电离，产生相应的电荷数或电离电流，收集和计量这些电荷数或电离电流，即可得知射线的性质和活度，根据此原理制成的探测器称为电离探测器；带电粒子能直接激发闪烁物质，当被激发的闪烁分子退回到低能级时发出荧光，通过光电倍增管将荧光转化为电信号并放大，经电子学线路处理分析，即可测得射线的性质和活度，根据该原理制成的探测器称为闪烁探测器；射线可使感光材料中的卤化银离子形成潜影，经过显影定影过程，可以根据黑色的金属银颗粒浓淡程度和所在位置，对放射性进行定性、定量和定位的观察。

2. 简述准直器的分类。

答：准直器按照准直孔的排列方式和适合的能量范围进行分类。按照准直孔的几何形状分为针孔、汇聚孔、扩散孔和平行孔准直器，其中平行孔准直器根据临床用途不同又分为高分辨率、高灵敏度和通用型。根据适用的能量范围，准直器可分为低能准直器、中能准直器、高能准直器和超高能准直器，适用于不同能量核素进行显像。

3. 简述 SPECT 的工作原理。

答：注入人体的放射性核素发射出的 γ 射线首先经过准直器准直，然后投射到碘化钠晶体上，晶体产生的若干荧光光子由一组光电倍增管收集并输出众多幅度不等的电脉冲信号，经过定位电路和能量电路的权重处理后，获得这一闪烁事件的位置信号和能量信号。位置信号确定了闪烁事件发生的位置，能量信号经 PHA 分析确定哪些是有效计数。经过一定的时间累积，成像装置记录了大量确定具体位置的有效计数，通过计算机采集和处理后，形成以不同灰度或色阶显示的二维图像。SPECT 的探头借助运动机架围绕身体或受检器官旋转 360° 或 180°，从不同角度采集体内某脏器放射性核素分布的二维影像数据，经计算机处理重建为三维数据，根据需要可获得脏器的各种断层图像。

4. 简述 PET 的显像原理。

答：PET 显像是将发射正电子的核素引入体内，其发射的正电子经湮灭辐射转换成的能量相同、方向相反的两个 γ 光子射至体外。这两个 γ 光子几乎同时击中探头中对称位置的两个探测器，各得到一个电脉冲信号，然后输入到符合线路进行符合甄别，在符合窗设定的时间内同时达到的，作为真符合事件而被记录下来。最后经过计算机重建而成断层图像，显示正电子核素在体内的分布情况。

5. 简述 PET/MRI 一体机的应用优势。

答：PET/MRI 一体机是当前最高端的影像融合设备，实现了在同一个设备上同时进行 PET 和 MR 信号采集，并且通过一次扫描得到融合 PET 和 MRI 信息的全身成像。其应用优势包括以下几个方面：① PET/MRI 系统可以实现 PET 扫描与 MR 信号采集同步进行，不仅避免了 PET 与 MRI 二次扫描所致定位偏差的可能性，还真正实现了代谢和生理功能上的同步，有助于对疾病的精确诊断，这在神经系统疾病和脑功能研究中显得尤为重要。②与 CT 相比，MRI 具有更好的软组织对比度，尤其适用于颅内、头颈部、乳腺、肝脏及其他软组织内原发肿瘤与转移瘤的探测，从而为肿瘤患者提供更加准确的分期。③ MRI 可实现多参数及多功能成像，例如动态增强成像及 DWI 成像，弥补了 PET 不善于探测输尿管及膀胱病变的不足。④ MRI 成像软件可保证多次扫描的 100% 定位一致性，便于治疗前后的随访观察比较，从而为临床诊断的准确性提供了最为可靠的保障。⑤ PET/MRI 辐射剂量低，尤其适用于小儿相关疾病或是希望累积辐射剂量尽量达到最低水平的患者。⑥全身 PET/MRI 显像属于"一站式"影像学诊断，减少了患者的焦虑及总体检查时间。

（贾　强　安　锐）

第三章
放射性药物

【学习目标】

1. 掌握 放射性药物的定义、特性。
2. 熟悉 放射性核素的标记率、放射化学纯度、放射性比活度的定义。
3. 了解 放射性核素的来源，放射性药物的标记方法和质量控制，放射性药物正确使用原则及不良反应的处理。

【内容提要】

放射性药物是指含有放射性核素、用于医学诊断和治疗的一类特殊药物。放射性药物可以是简单的放射性核素无机化合物，而大部分临床用放射性药物是由放射性核素和非放射性被标记物质两部分组成。

一、放射性药物性能及类别

1. **放射性药物基本特性** 放射性药物与普通药物相比具有明显的特征：①具有放射性：放射性药物中放射性核素发出的射线是医学诊断和治疗的应用基础；②在体内的生理、生化特性取决于被标记物的固有特性；③可发生脱标及辐射自分解现象；④放射性活度为计量单位，而不是采用化学量；⑤具有特定的有效使用期。

2. **诊断用放射性药物** 是用于获得体内靶器官或病变组织的影像或功能参数，按用途可分为脏器显像用药物和功能测定用药物两类，其中前者又称为显像剂。γ照相机和SPECT显像所用的理想放射性核素应是单纯发射γ射线，能量范围在100~250keV之间，有效半衰期应是检查过程用时的1.5倍左右，靶/非靶比值尽可能高。PET显像所用核素是通过β^+衰变单纯发射正电子，后者在组织中湮灭时放出两个能量相同、方向相反的γ光子，应用PET显像仪在体外探测这对能量同为511keV的γ光子。

3. **治疗用放射性药物** 是指能够高度选择性浓集在病变组织产生局部电离辐射生物效应，从而抑制或破坏病变组织发挥治疗作用的一类体内放射性药物。治疗用放射性药物的特点与诊断用放射性药物有所不同：用于治疗的放射性核素衰变方式是β^-衰变和α衰变，射线能量越高越好，有效半衰期以数小时或数天较为理想。共同之处是靶/非靶比值越高越好。

二、放射性核素的来源

医用放射性核素来源主要有三方面：核反应堆、回旋加速器和放射性核素发生器。

三、放射性药物制备及质量控制

1. 放射性药物标记常用方法　主要有同位素交换法、化学合成法、生物合成法和金属络合法。

2. 放射性药物质量控制　主要包括物理性质、化学性质和生物学性质三个方面。物理鉴定包括性状、放射性核纯度、放射性活度、放射性浓度等；化学鉴定包括 pH、标记率、稳定性、放射性比活度、放射化学纯度、化学纯度等鉴定；生物学鉴定主要是必须保证无菌、无热原。

四、放射性药物使用

为使被检者获得最佳的诊疗效果，而受到最小的辐射剂量，要求医务人员严格掌握放射性药品的使用原则。放射性药物化学量很少，鲜有重度不良反应报告，但仍需在临床工作中予以认识并掌握不良反应的预防及处理措施。

【习题】

一、名词解释

1. 放射性药物
2. 显像剂
3. 治疗用放射性药物
4. 放射性核素发生器
5. 放射性核素纯度
6. 放射性化学纯度
7. 标记率
8. 放射性比活度

二、中英文互译

1. 放射性药物
2. 放射性核素发生器
3. 放射性化学纯度
4. 回旋加速器
5. imaging agent
6. radionuclide purity
7. radiation self-decomposition
8. automated synthesis modules

三、填空题

1. 放射性药物是由＿＿＿＿＿＿＿和＿＿＿＿＿＿＿两部分组成，根据临床用途分为＿＿＿＿用和＿＿＿＿＿＿用两类。

2. 放射性药物在体内的生理、生化特性取决于＿＿＿＿＿＿＿的固有特性，＿＿＿＿＿＿＿发出的射线起到示踪作用或治疗作用。

3．医用放射性核素来源主要有三方面：_____生产、_____生产和_____淋洗。

4．放射性核素发生器是一种定期从较长半衰期的放射性_____核素中分离出衰变产生的较短半衰期的_____放射性核素的装置，常被人称为"_____"。

5．放射性药物标记常用方法主要有_____、_____、_____和_____。

6．放射性药物质量控制主要包括_____、_____和_____三个方面的鉴定。

7．放射性药物的物理鉴定包括_____、_____、_____、_____等。

8．放射性药物的化学鉴定包括_____、_____、_____、_____、_____等鉴定。

9．最常用的测定标记率的方法有放射性_____法、_____法和_____法。

四、选择题

【A1 型题】

1．以下关于放射性药物的描述，**不正确**的是
    A．放射性药物是临床核医学发展的重要基石
    B．放射性药物是由放射性核素本身及其标记化合物组成
    C．放射性核素显像和治疗时利用核射线可被探测及其辐射作用，同时利用被标记化合物的生物学性能决定其在体内分布而达到靶向作用，能选择性积聚在病变组织
    D．放射性药物主要分为诊断用放射性药物和治疗用放射性药物
    E．放射性药物是一类普通药物，可常规应用

2．以下关于诊断用放射性药物的描述，**不正确**的是
    A．是通过一定途径引入体内获得靶器官或组织的影像或功能参数
    B．亦称为显像剂
    C．多采用发射 β 射线的核素
    D．所选用的核素能量以 100～300keV 为宜
    E．所选用的核素穿透力强、电离密度低

3．关于正电子放射性核素下列正确的是
    A．常常有较长的半衰期　　　　　　　　　B．探测其发射的能量为 511keV 的 γ 光子
    C．可通过普通的 γ 照相机理想探测　　　　D．适用于普通 SPECT
    E．可用于疾病的治疗

4．放射性核素显像时射线的来源是
    A．自引入被检者体内的放射性核素发出　　B．体外 X 射线穿透患者机体
    C．频率为 25～75MHz 超声　　　　　　　　D．宇宙射线
    E．微波

5．在 SPECT 脏器显像中，最理想最常用的放射性核素是
    A．^{99m}Tc　　　　　　　　　　　B．^{131}I　　　　　　　　　　　C．^{67}Ga
    D．^{125}I　　　　　　　　　　　E．^{111}In

6．以下哪种放射性核素可用于治疗
    A．^{99m}Tc　　　　　　　　　　　B．^{18}F　　　　　　　　　　　C．^{11}C
    D．^{32}P　　　　　　　　　　　E．^{201}Tl

7．医学中常用的加速器生产的放射性核素**不包括**
    A．^{11}C　　　　　　　　　　　B．^{99m}Tc　　　　　　　　　　C．^{15}O
    D．^{18}F　　　　　　　　　　　E．^{111}In

8．下面哪种方法是目前制备标记化合物的常用方法，此种方法有纯度高，并有较好的重复性，对产品种类、产量和定位标记等要求均有较好的适应性

    A．放射性核素交换法　　　　　　　B．原位还原法

    C．化学合成法　　　　　　　　　　D．金属络合法

    E．生物合成法

【B1 型题】

（9～11 题共用备选答案）

    A．^{99m}Tc　　　　　　　B．^{18}F　　　　　　　C．^{131}I

    D．^{32}P　　　　　　　E．^{201}Tl

9．可用于 PET 显像的放射性核素是

10．只能用于治疗的放射性核素是

11．既能用于显像，也可用于治疗的放射性核素是

（12～14 题共用备选答案）

    A．放射性核纯度　　　　　　　　　B．放射性活度

    C．放射性化学纯度　　　　　　　　D．颗粒度

    E．标记率

12．以特定化学形式存在的放射性活度占总放射性活度的百分比，称为

13．标记物的放射性占总投入放射性的百分比，称为

14．特定放射性核素的活度占总活度的百分数，称为

五、简答题

1．放射性药物的基本概念及特点是什么？

2．简述显像用放射性药物与治疗用放射性药物的异同点。

3．放射性药物标记的方法有哪些？

【参考答案】

一、名词解释

1．放射性药物：是指含有放射性核素、用于医学诊断和治疗的一类特殊药物。放射性药物可以是简单的放射性核素无机化合物，而大部分临床用放射性药物是由放射性核素和非放射性被标记物质两部分组成。

2．显像剂：是指用于显像的放射性核素及其标记化合物。

3．治疗用放射性药物：是指能够高度选择性浓集在病变组织产生局部电离辐射生物效应，从而抑制或破坏病变组织发挥治疗作用的一类体内放射性药物。

4．放射性核素发生器：是一种定期从较长半衰期的放射性母体核素中分离出衰变产生的较短半衰期的子体放射性核素的装置，是医用放射性核素的主要来源之一。目前常用的发生器有：^{59}Mo-^{99m}Tc 发生器、^{188}W-^{188}Re 发生器等。

5．放射性核素纯度：是指特定放射性核素的活度占总活度的百分数。

6．放射性化学纯度：是指以特定化学形式存在的放射性活度占总放射性活度的百分比。

7．标记率：是指标记物的放射性占总投入放射性的百分比。

8. 放射性比活度：是指单位质量的某种放射性物质的放射性活度，单位为 Bq/g、Bq/mol 或 Bq/mmol 等。

二、中英文互译

1. 放射性药物：radiopharmaceutical

2. 放射性核素发生器：radionuclide generator

3. 放射性化学纯度：radiochemical purity

4. 回旋加速器：cyclotron

5. imaging agent：显像剂

6. radionuclide purity：放射性核素纯度

7. radiation self-decomposition：辐射自分解

8. automated synthesis modules：自动化合成模块

三、填空题

1. 放射性核素　非放射性被标记物质　诊断　治疗

2. 被标记化合物　放射性核素

3. 核反应堆　回旋加速器　放射性核素发生器

4. 母体　子体　母牛

5. 同位素交换法　化学合成法　生物合成法　金属络合法

6. 物理性质　化学性质　生物学性质

7. 性状　放射性核纯度　放射性活度　放射性浓度

8. pH　标记率　稳定性　放射性比活度　放射化学纯度　化学纯度

9. 纸层析　薄层层析　高效液相色谱

四、选择题

【A1 型题】

1. E　　2. C　　3. B　　4. A　　5. A　　6. D　　7. B　　8. C

【B1 型题】

9. B　　10. D　　11. C　　12. C　　13. E　　14. A

五、简答题

1. 放射性药物的基本概念及特点是什么？

答：放射性药物是指含有放射性核素、用于医学诊断和治疗的一类特殊药物。放射性药物可以是简单的放射性核素无机化合物，而大部分临床用放射性药物是由放射性核素和非放射性被标记物质两部分组成。因此，与普通药物相比，放射性药物具有以下特点：①具有放射性：放射性药物中放射性核素发出的射线是医学诊断和治疗的应用基础；②在体内的生理、生化特性取决于被标记物的固有特性，可被相应的靶器官选择性摄取和浓聚，而放射性核素发出的射线起到示踪作用，或者是利用射线的生物效应在药物聚集的局部起到治疗作用；③可发生脱标及辐射自分解现象：标记的放射性核素会脱离被标记物，致使放射化学纯度及比活度改变，而辐射自分解导致放射性药物在体内的生物学行为改变；④放射性活度为计量单位，而不是采用化学量：与普通药物的一次用量相比，放射性药物引入的化学量极微，不足以产生药理学效应，也几乎不会在体内引起化学危害；⑤具有特定的有效使用期：由于放射性药物中的放射性核素会自发地进行放射性衰变，药物的量（放射性活度）会随时间增加而不断减少，因此大多数放射性药物的有效期比较短，不能长期贮存。

2. 简述显像用放射性药物与治疗用放射性药物的异同点。

答：对于显像用放射性药物与治疗用放射性药物的共同要求，是在特定器官或组织中的靶/非靶比值越高越好。由于显像是在体外用仪器对放射性核素发出的射线进行探测，从而获得药物在体内的位置及分布图像，因此显像用放射性药物要求其能够发出具有较强穿透力的 γ 射线；而核素治疗，是利用其在病变的局部所产生的电离辐射生物效应，因此治疗用放射性药物要求其能够发出电离能力较强的 β⁻ 射线或 α 射线。除此之外，显像用放射性药物，理想的 γ 射线能量范围在 100～250keV 之间，有效半衰期应是检查过程用时的 1.5 倍左右；而治疗用放射性药物，其 β⁻ 射线或 α 射线的能量越高越好（一般大于 1MeV），有效半衰期以数小时或数天较为理想。

3. 放射性药物标记的方法有哪些？

答：放射性药物标记的常用方法主要有同位素交换法、化学合成法、生物合成法和金属络合法。①同位素交换法。是利用同一元素的放射性同位素与稳定同位素在两种不同化学状态之间发生交换反应来制备标记化合物，这种标记方法除了同位素效应外，并不引起体系中这两种化合物化学状态的改变，它们的理化和生物学性质是相同的。②化学合成法。是制备有机放射性标记化合物最经典、最基本的方法之一。应用最广的是用 ¹¹C 标记有机化合物和 ¹³¹I 标记多肽、蛋白质等生物大分子物质，前者应用逐步合成法，后者是取代法的代表。③生物合成法。是利用动物、植物、微生物的生理代谢过程或酶的生物活性，将简单的放射性物质在体内或体外引入化合物中而制得所需标记物。本法可合成一些结构复杂、具有生物活性而又难以用化学合成法制备的放射性标记化合物，但是得到的标记化合物成分复杂，放射性核素的利用率低。④金属络合法。目前在临床核医学中应用广泛的金属放射性核素标记的药物，一般采用金属放射性核素直接形成络合物的方法进行标记，将放射性核素以共价键或配位键的形式络合到被标记的分子中。

（杨　志　兰晓莉）

第四章
核素示踪与核医学显像技术

【学习目标】

1. 掌握　放射性核素示踪技术与放射性核素显像技术的方法学原理。
2. 熟悉　核医学影像在医学中应用的特点和优势。
3. 了解　放射性核素示踪技术与放射性核素显像技术的基本类型、方法学特点。

【内容提要】

一、放射性核素示踪技术

1. 放射性核素示踪技术的诞生及发展背景。

2. 基本原理与类型　放射性核素示踪技术根据被研究的对象不同,通常将其分为体内示踪技术和体外示踪技术两大类。体内示踪技术以完整的生物机体作为研究主体,研究被标记化学分子在生物系统中的吸收、分布、代谢及排泄等体内过程的定性、定量及定位动态变化规律。体外示踪技术以整体分离出来的组织、细胞或体液作为研究对象,多用于某些特定物质的转化规律研究,细胞动力学分析以及超微量物质的体外测定等。

3. 方法学特点　放射性核素示踪技术具有灵敏度高、合乎生理条件、将定量、定位与定性相结合等特点。

二、放射性核素显像技术

1. 方法学原理　放射性核素显像是根据放射性核素示踪原理,利用放射性核素或其标记化合物在体内代谢分布的特殊规律,从体外获得脏器和组织功能结构影像的一种技术。脏器和组织显像的基本原理是放射性核素的示踪作用。放射性核素显像是建立在脏器和细胞对显像剂特异性结合或分子代谢的基础之上。不同的显像剂在特定的脏器、靶组织中选择性聚集的机制各不相同,主要包括以下几种类型:特异性结合、合成代谢、细胞吞噬、循环通路、选择性浓聚、选择性排泄、通透弥散、离子交换和化学吸附。

2. 显像类型与特点　放射性核素显像的方法很多,同一种方法从不同的角度出发,可以归为不同的类型。根据影像获取的状态分为静态显像和动态显像;根据影像获取的部位分为局部显像和全身显像;根据影像获取的层面分为平面显像和断层显像;根据影像获取的时间分为早期显像和延迟显像;根据显像剂对病变组织的亲和力分为阳性显像和阴性显像;根据显像时机体的状态分为静息显像和负荷显像；根据显像剂发出射线的种类分为单光子显像和正电子显像。

3．图像分析要点　核医学图像的分析判断，必须掌握科学的思维方法，运用生理、生化和解剖学知识，排除各种影响因素的干扰，并密切结合临床表现及其他影像学方法的结果，对所获得图像的有关信息进行正确分析，才能得出符合客观实际的结论。核医学图像进行分析判断应注意以下几个方面：图像质量、正常图像的认识、异常图像的分析及密切结合临床进行分析判断。

4．放射性核素显像的特点　放射性核素显像是对器官组织血流、功能和代谢变化的示踪，有以下几个显著特点：可同时提供脏器组织的功能和结构变化，有助于疾病的早期诊断；可用于定量分析；具有较高的特异性；安全、无创。

【习题】

一、名词解释
1．放射性核素显像
2．放射免疫显像
3．放射受体显像
4．分子探针
5．动态显像
6．静态显像
7．单光子显像
8．正电子显像
9．局部显像
10．全身显像
11．平面显像
12．断层显像
13．早期显像
14．延迟显像
15．阳性显像
16．阴性显像
17．静息显像
18．负荷显像

二、中英文互译
1．放射性核素示踪技术
2．示踪剂
3．静态显像
4．动态显像
5．局部显像
6．whole body imaging
7．planar imaging
8．tomographic imaging
9．rest imaging

10. stress imaging

三、填空题

1. 放射性核素显像灵敏度＿＿＿＿＿＿＿＿＿＿＿，所需化学量＿＿＿＿＿＿＿＿＿＿，不扰乱和破坏体内生理过程的平衡状态。是无创、特异、灵敏的疾病诊断方法。

2. 脏器和组织显像的基本原理是利用放射性核素的＿＿＿＿＿＿＿＿＿＿；不同的放射性核素显像剂在体内有其特殊的靶向分布和代谢规律，能够＿＿＿＿＿＿＿＿＿＿聚集在特定的脏器、靶组织，使其与邻近组织之间的放射性分布形成一定程度的浓度差，从而在体外显示出脏器、组织的形态、位置、大小和脏器功能及某些分子变化。

3. 放射性核素显像在短时间内自动连续成像，或者在一定时间内多次显像，可以获得特定脏器、靶组织的系列图像，通过计算机处理可计算出特定区域的＿＿＿＿＿＿＿＿＿及相应的参数，从而对其进行定量分析，将定位和定性诊断与定量分析有机地结合起来。

4. 某些放射性核素标记化合物具有与组织中特定的分子结构特异性结合的特点，通过显影达到定位和定性诊断的目的。利用放射性核素标记＿＿＿＿＿＿＿＿＿＿，通过抗原与抗体的结合，测定＿＿＿＿＿＿＿＿＿＿的表达，称为放射免疫显像。

5. 在放射性核素显像技术中，通过标记＿＿＿＿＿＿＿＿与受体的结合，了解受体的分布部位、数量和功能状态，称为放射受体显像。

6. ^{18}F 标记的脱氧葡萄糖，可作为能源物质被心肌细胞、脑细胞和肿瘤组织所＿＿＿＿＿＿＿＿＿，但却不能被其＿＿＿＿＿＿＿＿＿＿而在细胞内聚集，可以用正电子发射计算机断层显像观察和分析心肌、脑灰质和肿瘤的葡萄糖代谢状况。

7. 静脉注射大于红细胞直径（$>10\mu m$）的颗粒型显像剂（如 ^{99m}Tc-MAA），将随血液循环流经肺毛细血管前动脉和毛细血管床，暂时性＿＿＿＿＿＿＿＿＿于肺微血管内，可以观察肺的＿＿＿＿＿＿＿＿＿＿情况。

8. 利用计算机"感兴趣区"技术可以提取每帧影像中同一个感兴趣区域内的＿＿＿＿＿＿＿＿＿＿，生成时间 - 放射性曲线，进而计算出动态过程的各种＿＿＿＿＿＿＿＿＿＿＿＿参数。

9. 断层显像是用可旋转的或环形的探测器，在体表连续或间断采集＿＿＿＿＿＿＿＿＿平面影像数据，再由计算机＿＿＿＿＿＿＿＿＿＿成为各种断层影像的方法，在一定程度上避免了放射性的重叠。

10. 负荷显像借助药物或生理刺激等方法增加某个脏器的＿＿＿＿＿＿＿＿＿＿，通过观察脏器或组织对刺激的反应能力，可以判断脏器或组织的血流灌注储备功能，并增加正常组织与病变组织之间＿＿＿＿＿＿＿＿＿＿，有利于发现在静息状态下不易观察到的病变，从而提高显像诊断的灵敏度。

11. 正电子显像的仪器并非探测正电子，而是探测正电子产生湮没辐射时发出的一对＿＿＿＿＿＿＿、＿＿＿＿＿＿＿＿＿＿的光子。

12. 核医学图像的分析判断，必须掌握科学的思维方法，运用生理、生化和解剖学知识，并密切结合＿＿＿＿＿＿＿＿＿＿及＿＿＿＿＿＿＿＿＿＿方法的结果，对所获得图像的有关信息进行正确分析，才能得出符合客观实际的结论。

13. 核医学显像与 CT、MRI、超声同属＿＿＿＿＿＿＿＿＿＿，它们的显像原理、技术优势和应用范围＿＿＿＿＿＿＿＿＿＿，在临床上应根据需要适当联合应用功能性显像和形态学显像，获得最为全面而必要的信息。

14. 放射性核素示踪技术是以放射性核素或其标记化合物为＿＿＿＿＿＿＿＿＿＿＿，用射线探测方法进行检测，研究示踪剂在生物体或外界环境中的客观存在及变化规律的技术。根据研究的对象不同，放射性核素示踪技术分为＿＿＿＿＿＿＿＿＿＿和＿＿＿＿＿＿＿＿＿＿两大类。

15. 体内示踪技术以完整的_____作为研究主体,研究被标记化学分子在生物系统中的吸收、分布、代谢及排泄等体内过程的定性、定量及定位动态变化规律。

16. 体外示踪技术以整体分离出来的_____、_____或_____作为研究对象,多用于某些特定物质如蛋白质、核酸等的转化规律研究,细胞动力学分析以及超微量物质的体外测定等。

四、选择题

【A1型题】

1. 以下哪项**不是**放射性核素示踪技术的主要特点
    A. 灵敏度高
    B. 方法相对简便、准确性较好
    C. 合乎生理条件
    D. 定性、定量与定位研究相结合
    E. 具有较大辐射效应

2. 关于放射性核素显像,以下描述**不正确**的是
    A. 放射性核素显像剂选择性聚集在特定的脏器或靶组织
    B. 放射性核素显像剂匀性地分布于特定的脏器或靶组织
    C. 放射性核素显像剂需引入体内
    D. 体外探测放射性核素显像剂发射出的射线
    E. 属于放射性核素示踪技术

3. 放射性核素显像技术中关于时间 - 放射性曲线的描述**不正确**的是
    A. 短时间内自动连续成像
    B. 在一定时间内多次显像
    C. 得到特定脏器或靶组织的系列图像
    D. 计算出特定区域的相应的参数
    E. 用于核素显像的定性分析

4. 放射性核素示踪剂在体内的生物学行为主要取决于
    A. 放射性核素的类别
    B. 放射性核素标记化合物
    C. 放射性核素的剂量
    D. 放射性核素所发出的射线种类
    E. 放射性核素的放射性活度

5. 根据显像剂对病变组织的亲和力分类,以下哪项**不是**阳性显像
    A. 心肌灌注显像
    B. 心肌梗死灶显像
    C. 亲肿瘤显像
    D. 放射免疫显像
    E. 受体显像

6. 以下属于阴性显像类型的显像是
    A. 亲肿瘤显像
    B. 心肌梗死灶显像
    C. 受体显像
    D. 放射免疫显像
    E. 肝胶体显像显示肿瘤

7. 以下哪项**不是**放射性核素显像的特点
    A. 放射性核素显像属于有创检查
    B. 放射性核素显像属于无创检查
    C. 反映脏器和组织的生理和病理改变
    D. 显示脏器和组织功能结构影像
    E. 提供组织器官的血流、代谢功能信息

8. 与脏器或组织核素成像**无关**的因素是
    A. 细胞数量
    B. 细胞功能
    C. 组织密度
    D. 代谢率
    E. 排泄引流

9. ^{99m}Tc 硫胶体在特定的脏器或靶组织中选择性聚集的机制,属于以下哪种显像类型

    A. 特异性结合   B. 选择性排泄   C. 选择性浓聚

    D. 细胞吞噬   E. 合成代谢

10. 放射性核素显像方法是根据

    A. 超声传播的特性及其有效信息

    B. 人体器官的组织密度的差异成像

    C. 射线穿透人体不同器官组织的差异成像

    D. 生物磁自旋原理

    E. 放射性药物在不同的器官及病变组织中特异性分布成像

【B1 型题】

(11~14 题共用备选答案)

    A. ^{99m}Tc- 硫胶体   B. ^{99m}Tc-HMPAO   C. ^{99m}Tc-MDP

    D. ^{99m}Tc-HIDA   E. ^{99m}Tc-MAA

11. 利用脏器和组织单核细胞吞噬功能进行放射性核素显像的显像剂是

12. 利用脏器和组织简单通透弥散作用机制进行放射性核素显像的显像剂是

13. 利用脏器和组织选择性摄取并排泄机制进行放射性核素显像的显像剂是

14. 利用组织的离子交换和化学吸附机制进行放射性核素显像的显像剂是

(15~16 题共用备选答案)

    A. 全身显像   B. 断层显像   C. 静态显像

    D. 局部显像   E. 平面显像

15. 显像剂在脏器内或病变处的浓度达到相对平衡时进行的显像称为

16. 探测器在体表连续或间断采集多体位平面影像数据,计算机重建三维影像的方法称为

(17~21 题共用备选答案)

    A. 动态显像   B. 负荷影像   C. 阴性显像

    D. 阳性显像   E. 静息显像

17. 在药物或生理性活动干预状态下,引入显像剂后所进行的显像是

18. 检查心脏、脑脏器的血流灌注储备功能应选择的显像是

19. 以设定的显像速度采集脏器的多帧连续显像是

20. 表现为正常组织器官形态显示,病灶部位呈放射性分布稀疏或缺损的是

21. 显像剂主要被病灶组织摄取,正常组织不摄取或摄取很少的是

(22~24 题共用备选答案)

    A. ^{131}I-DTPA   B. ^{18}F- 脱氧葡萄糖

    C. ^{99m}Tc-HIDA   D. ^{99m}Tc-MIBI

    E. ^{99m}Tc-HMPAO

22. 脑血流灌注显像剂是

23. 正电子发射计算机断层显像(PET)的常用显像剂是

24. 甲状旁腺显像剂是

（25～29 题共用备选答案）

 A. 选择性聚集　　　　　　　　B. 选择性排泄

 C. 通透弥散　　　　　　　　　D. 离子交换和化学吸附

 E. 循环通路

25. 骨显像剂 ^{99m}Tc-MDP 被脏器或组织摄取的机制是

26. 心肌梗死显像剂 ^{99m}Tc-PYP 被脏器或组织摄取的机制是

27. 肾功能显像剂 ^{99m}Tc-DTPA 被脏器或组织摄取的机制是

28. 肺灌注显像剂 ^{99m}Tc-MAA 被脏器或组织摄取的机制是

29. 肺通气显像剂 ^{133}Xe 被脏器或组织摄取的机制是

（30～32 题共用备选答案）

 A. SPECT　　　　　　B. CT　　　　　　　C. DSA

 D. MRI　　　　　　　E. PET/CT

30. 能够探测放射性核素发射的单光子进行显像的仪器是

31. 能够利用显像剂发射的正电子进行显像的仪器是

32. 可以同时获得核医学功能代谢图像和解剖图像，达到融合显像的仪器是

五、简答题

1. 什么是放射性核素示踪技术？

2. 简述放射性核素显像技术及其方法学原理。

3. 放射性核素显像剂的定位机制主要有哪些类型？并举例说明。

4. 核医学图像分析的方法和要点是什么？

5. 试分析核医学影像在医学中应用的优点。

【参考答案】

一、名词解释

1. 放射性核素显像：放射性核素显像是根据放射性核素示踪原理，利用放射性核素或其标记化合物在体内代谢分布的特殊规律，从体外获得脏器和组织功能结构影像的一种技术。主要包括放射性显像剂、显像技术和影像分析技术等内容。

2. 放射免疫显像：利用放射性核素标记某些抗体或抗体片段，通过抗原与抗体的结合，利用核医学仪器通过显像测定抗原的含量，称为放射免疫显像。

3. 放射受体显像：利用标记配体与受体的特异性结合，通过核医学显像了解受体的分布部位、数量和功能状态称为放射受体显像。

4. 分子探针：以分子识别为基础，能特异靶向结合组织或细胞内分子靶点的核医学分子显像剂，称为分子探针。

5. 动态显像：在显像剂引入体内后，迅速以设定的显像速度动态采集脏器的多帧连续影像，称为动态显像。

6. 静态显像：当显像剂在脏器内或病变处的浓度处于稳定状态时进行的显像称为静态显像。

7. 单光子显像：是使用探测单光子的显像仪器（如 γ 照相机、SPECT）对显像剂中放射性核素发射的单光子进行的显像，称为单光子显像。

8.正电子显像：是使用探测正电子的显像仪器（如 PET、符合线路 SPECT）对显像剂中放射性核素发射的正电子进行的显像技术，称为正电子显像。

9.局部显像：仅限于身体某一部位或某一脏器的显像称为局部显像。

10.全身显像：利用放射性探测器沿体表做匀速移动，从头至足依序采集全身各部位放射性的显像称为全身显像。

11.平面显像：将放射性探测器置于体表的一定位置，采集脏器或组织放射性平面投影的影像，称为平面显像。

12.断层显像：用可旋转的或环形的探测器，在体表连续或间断采集多体位平面影像数据，再由计算机重建成为各种断层影像的方法称为断层显像。

13.早期显像：显像剂注入体内后 2 小时以内所进行的显像称为早期显像，主要反映脏器血流灌注、血管床和早期功能状况，常规显像一般采用这类显像。

14.延迟显像：显像剂注入体内 2 小时以后，或在常规显像时间之后延迟数小时至数十小时所进行的再次显像称为延迟显像。

15.阳性显像：显像剂主要被病变组织摄取，而正常组织一般不摄取或摄取很少，在静态影像上病灶组织的放射性比正常组织高而呈"热区"改变的显像称为阳性显像。

16.阴性显像：显像剂主要被有功能的正常组织摄取，而病变组织基本上不摄取，在静态影像上表现为正常组织器官的形态，病变部位呈放射性分布稀疏或缺损的显像称为阴性显像。

17.静息显像：是指显像剂引入人体或影像采集时，受检者在没有受到生理性刺激或药物干扰的安静状态下所进行的显像，称为静息显像。

18.负荷显像：受检者在药物或生理性活动干预下所进行的显像称为负荷显像。

二、中英文互译

1.放射性核素示踪技术：radionuclide tracer technique

2.示踪剂：tracer

3.静态显像：static imaging

4.动态显像：dynamic imaging

5.局部显像：regional imaging

6. whole body imaging：全身显像

7. planar imaging：平面显像

8. tomographic imaging：断层显像

9. rest imaging：静息显像

10. stress imaging：负荷显像

三、填空题

1.高　很小

2.示踪作用　选择性

3.时间 - 放射性曲线

4.抗体或抗体片段　抗原

5.配体

6.摄取　利用

7.嵌顿　血流灌注

8.放射性计数　定量

9. 多体位 重建

10. 功能或负荷 放射性分布的差别

11. 能量相等（511keV） 方向相反

12. 临床表现 其他影像学

13. 医学影像技术 不同

14. 示踪剂 体内示踪技术 体外示踪技术

15. 生物机体

16. 组织 细胞 体液

四、选择题

【A1 型题】

1. E　2. B　3. E　4. B　5. A　6. E　7. A　8. C　9. D　10. E

【B1 型题】

11. A　12. B　13. D　14. C　15. C　16. B　17. B　18. E　19. A　20. C

21. D　22. E　23. B　24. D　25. D　26. A　27. B　28. E　29. C　30. A

31. E　32. E

五、简答题

1. 什么是放射性核素示踪技术？

答：放射性核素示踪技术是以放射性核素标记化合物作为示踪剂，来追踪和定量检测各种代谢物、药物等的摄取、分布、更新、转化及排泄等的代谢规律的一类技术。根据被研究对象的不同，通常将其分为两类：①体内示踪技术：以完整的生物机体作为研究主体，研究被标记化学分子在生物系统中的吸收、分布、代谢及排泄等体内过程的定性、定量及定位动态变化规律；②体外示踪技术：以整体分离出来的组织、细胞或液体作为研究对象，多用于某些特定物质如蛋白质、核素等的转化规律研究，细胞动力学分析以及超微量物质的体外测定等。

2. 简述放射性核素显像技术及其方法学原理。

答：放射性核素显像技术是根据放射性核素示踪原理，利用放射性核素或其标记化合物在体内代谢分布的特殊规律，从体外获得脏器和组织功能结构影像的一种技术。放射性核素显像技术主要包括放射性显像剂、显像技术和影像分析技术等内容。方法学原理：脏器和组织显像的基本原理是放射性核素的示踪作用；不同的放射性核素显像剂在体内有其特殊的靶向分布和代谢规律，能够选择性聚集在特定的脏器、靶组织，使其与邻近组织之间的放射性分布形成一定程度的浓度差，而显像剂中的放射性核素可发射出具有一定穿透力的 γ 射线，可为放射性测量仪器在体外探测、记录到这种放射性浓度差，从而在体外显示出脏器、组织的形态、位置、大小和脏器功能及某些分子变化。在短时间内自动连续成像，或者在一定时间内多次显像，可以获得特定脏器、靶组织的系列图像，通过计算机处理可计算出特定区域的时间 - 放射性活度曲线及相应的参数，从而对其进行定量分析，将定位和定性诊断与定量分析有机地结合起来。

3. 放射性核素显像剂的定位机制主要有哪些类型？并举例说明。

答：放射性核素显像剂的定位机制主要包括以下几种类型：

（1）特异性结合：某些放射性核素标记化合物具有与组织中特定的分子结构特异性结合的特点，通过显影达到定位和定性诊断的目的，如分子探针。

（2）合成代谢：脏器和组织的正常代谢或合成功能需要某种元素或一定的化合物，若将该元素的放射性核素或放射性核素标记特定的化合物引入体内，可被特定的脏器和组织选择性摄取，参与代谢过程，如 ^{18}F 标记的脱氧葡萄糖。

（3）细胞吞噬：单核 - 巨噬细胞具有吞噬异物的功能，将放射性胶体颗粒经静脉注入体内，将作为机体的异物被单核 - 巨噬细胞系统的吞噬细胞吞噬，常用于含单核 - 巨噬细胞丰富的组织如肝、脾和骨髓显像，如 ^{99m}Tc- 硫胶体。

（4）循环通路：某些显像剂进入血管、蛛网膜下腔或消化道等生理通道既不被吸收也不会渗出，仅借此解剖通道通过，经动态显像可获得显像剂流经该通道及有关脏器的影像，如 ^{99m}Tc-MAA。

（5）选择性浓聚：病变组织对某些放射性药物有选择性摄取浓聚作用，静脉注入该药物后在一定时间内能浓集于病变组织使其显像，如 ^{99m}Tc-PYP。

（6）选择性排泄：肾脏和肝对某些放射性药物具有选择性摄取并排泄的功能，可显示脏器的形态及观察其分泌、排泄的功能状态以及排泄通道的通畅情况，如 ^{99m}Tc-DTPA。

（7）通透弥散：进入体内的某些放射性药物借助简单的通透弥散作用可使脏器和组织显像，如 ^{99m}Tc-HMPAO。

（8）离子交换和化学吸附：骨组织由无机盐、有机物及水组成，构成无机盐的主要成分是羟基磷灰石晶体，某些放射性显像剂是钙和氢氧根离子的类似物，可与骨羟基磷灰石上的钙和氢氧根离子交换或者吸附于骨的无机物中，使骨骼显像，如 ^{99m}Tc-MDP。

4. 核医学图像分析的方法和要点是什么？

答：核医学图像分析的方法和要点有以下几方面：

（1）图像质量：良好的图像应符合被检器官图像清晰、轮廓完整、对比度适当、病变部位显示清楚、解剖标志准确以及图像失真度小等要求。

（2）正常图像的认识：核医学图像中所表现出的脏器和组织的位置、形态、大小和放射性分布，都与该脏器和组织的解剖结构和生理功能状态有密切关系。一般来说，实质性器官的位置、形态、大小，与该器官的体表投影非常接近，放射性分布大致均匀，较厚的组织显像剂分布相对较浓密。对于断层图像，首先应正确掌握不同脏器断面影像的获取方位与层面，还需对各断层面的影像分别进行形态、大小和放射性分布及浓聚程度的分析。

（3）异常图像的分析：①静态图像分析要点：位置、形态大小、放射性分布和对称性。②动态图像分析要点：显像的顺序和时相变化。③断层图像分析要点：必须在充分掌握正常断层图像的基础上进行判断。连续两个以上层面出现放射性分布异常，并且在两个以上断面的同一部位得到证实，则提示病变的可能。

（4）密切结合临床进行分析判断：如同其他影像学方法一样，图像本身一般并不能提供直接的疾病诊断和病因诊断，除了密切联系生理、病理和解剖学知识外，还必须结合临床相关资料以及其他相关检查结果进行综合分析。

5. 试分析核医学影像在医学中应用的优点。

答：核医学影像在医学中应用的优点有如下方面：

（1）可同时提供脏器组织的功能和结构变化，有助于疾病的早期诊断：放射性核素显像是以脏器、组织以及病变部位与周围正常组织的显像剂分布差别为基础的显像方法，而显像剂聚集量的多少又与其血流量、细胞功能、细胞数量、代谢率和排泄引流等因素有关，因此放射性核素显像不仅显示脏器和病变的位置、形态、大小等解剖结构，更重要的是能够同时提供有关脏器、组织和病变的血流、功能、代谢和排泄等方面的信息；由于新型高靶向性分子显像剂的出现，可观察到分子水平代谢和化学信息变化，有可能在疾病的早期尚未出现形态结构改变时诊断疾病。

（2）可用于定量分析：放射性核素显像具有多种动态显像方式，使脏器、组织和病变的血流和功能等情况得以动态显示,根据系列影像的相关数据可计算出多种功能参数进行定量分析,有利于疾病的随访和疗效观察。

(3) 具有较高的特异性:放射性核素显像本质都是建立在放射性药物与靶器官或靶组织特异性结合基础之上的,用这些放射性药物进行显像,不仅仅是解剖学的影像,也是功能忙的影像,这是核医学影像诊断和核素靶向治疗赖以生存和发展的基本条件,也是有别于其他影像诊断的关键所在。

(4) 安全、无创:本法基本上采用静脉注射显像剂,然后进行体外显像的方法,属于无创忙检查;显像剂的化学量甚微,不会干扰机体的内环境,过敏和其他毒副反应也极少见;受检者的辐射吸收剂量也较小,往往低于同部位的 X 线检查。因此,放射性核素显像是一种很安全的检查,符合生理要求,特别适用于随诊。

（楼　岑）

第五章
核医学分子影像

【学习目标】

1. 掌握　核医学分子影像的基本概念、特点及主要内容。
2. 熟悉　核医学分子影像在肿瘤、心血管及神经精神疾病的临床应用。
3. 了解　影像组学的概念、核医学分子影像在影像组学中的作用。

【内容提要】

分子影像是一门由分子生物学、医学影像学、药物化学、医学信息与工程学等多学科交叉的新兴学科。核医学分子影像是最具代表性的分子影像方法。

一、分子影像与核医学分子影像的概念

1. 分子影像与核医学分子影像的概念　分子影像学是运用影像学手段对体内特定分子或靶物质的生物学行为进行定性和定量可视化的一门新兴交叉学科。

核医学分子影像是通过放射性药物示踪原理，从分子水平动态显示体内各种组织器官及细胞代谢的生化改变、基因表达、受体功能等生命关键信息，揭示疾病生物学过程，实现重大疾病的精准诊治。

2. 核医学分子影像的特点　核医学分子影像的重要理论基础是分子识别，最大特点是拥有种类繁多的分子影像探针。核医学分子影像技术的建立需要具备三要素：一是必须选择合适的靶点；二是设计与该靶点能特异性结合、高亲和力的标记探针或配体，且具备足够的放大信号便于实现高灵敏的探测；三是需要灵敏度高、分辨率好的成像仪器。因此其特点还包括在体、无创、高灵敏、定性和定量、时空动态可视化。

3. 核医学分子影像的主要内容

（1）代谢显像：代谢显像是目前在临床上应用最为广泛、最成熟的核医学分子影像方法，是核医学显像的重要内容，^{18}F-FDG 是最常见、最重要的代谢显像剂。此外，还包括脂肪酸、核酸、氨基酸、氧的代谢显像。

（2）放射免疫显像：放射免疫显像与放射免疫治疗的基本原理是放射性核素标记的抗体被注入人体后，特异性地与相应的靶抗原结合，从而达到显像或治疗效果。具有应用前景的技术主要有亲合体、微型抗体、纳米抗体。

（3）受体显像：受体显像是利用放射性核素标记的配体与靶组织中某些高亲和力的受体产生

特异性结合,反映体内的受体空间分布、密度、亲和力的一种无创性显像方法,具有配体-受体结合的高特异性以及放射性探测的高敏感性。

(4)反义显像:反义显像是利用核酸碱基互补原理,将放射性核素标记的特定反义核酸引入体内,通过与病变组织中过度表达的 DNA 或 mRNA 发生特异性结合,显示特异性癌基因过度表达的癌组织或治疗后抑癌基因的表达水平,定位和定量特异的靶基因,从而达到在基因水平早期、定性诊断或疗效评估,具有不引起免疫反应、探针分子小、易进入肿瘤组织等优点。

(5)凋亡显像:凋亡显像指通过体外显像的方法检测细胞自发及诱发性凋亡的位置及程度。

二、核医学分子影像的应用实例

1. 在精准医学中的支撑作用　现代遗传技术、分子影像技术、生物信息技术是精准医学的三大支撑技术。核医学分子影像作为分子影像技术中最早且已用于临床的影像诊断方法,在精准医学中发挥着重要的支撑和引领作用。

2. 核医学分子影像与新药创制　核医学分子影像可以通过放射性核素标记示踪技术直接观察到被标记药物在活着的人体或动物体内的分布、代谢、排泄等时空动态变化过程,客观反映药物在个体、组织器官和细胞水平的药物动力学和药物代谢学信息,因此,核医学分子影像在新药创制的整个过程中都可以发挥重要作用。

3. 核医学分子影像的常用临床应用　核医学分子影像技术在临床上的应用,通过采用各种特异性的分子影像探针,实现合理筛选患者、早期评估疗效、定量分析变化、监测和随访治疗等。

4. 核医学分子影像在新型治疗方法中的应用　核医学分子影像在新型治疗方法中发挥着不可替代的作用,包括分子靶向治疗合理筛选患者、早期判断疗效及长期随访、质子和重离子治疗监测、干细胞治疗疗效评估、免疫 T 细胞治疗的监测与评价等。

三、核医学分子影像与影像组学

1. 影像组学的概念　影像组学是利用大数据挖掘等信息方法进行疾病量化评估的新技术。影像组学的步骤包括:数据采集、病灶检测、病灶分割、特征提取和信息挖掘。

2. 核医学分子影像在影像组学的应用　核医学分子影像在影像组学的临床应用中具有独特优势:可同时提供功能代谢与解剖结构信息;通过一次显像可获得全身各组织器官整体信息;有种类繁多的特异性影像探针,可提供细胞及分子水平的代谢、蛋白、基因等多方面的信息;在临床中发挥着重要的指导治疗决策的作用。

【习题】

一、名词解释
1. 核医学分子影像
2. 放射免疫显像
3. 受体显像
4. 反义显像
5. 凋亡显像

二、中英文互译
1. 分子影像

2. 分子识别

3. 代谢显像

4. 放射免疫治疗

5. nanobody

6. precision medicine

7. radiomics

8. imaging biomarker

三、填空题

1. 分子识别主要包括_____、_____、多肽类药物与相应靶细胞的结合、反义探针与癌基因的分子识别、_____等。

2. 代谢显像是临床应用最为广泛、成熟的核医学技术之一,主要包括_____、_____、_____、_____等生物分子的代谢研究及应用。

四、选择题

【A1 型题】

1. 核医学分子影像的重要理论基础是

　　A. 分子生物学　　　　　　　　　　　B. 分子识别

　　C. 核医学　　　　　　　　　　　　　D. 核素示踪技术

　　E. 生物化学

2. 神经受体显像的靶点**不包括**

　　A. 生长抑素受体　　　　　　　　　　B. 多巴胺受体

　　C. 乙酰胆碱受体　　　　　　　　　　D. 5- 羟色胺受体

　　E. γ 氨基丁酸 - 苯二氮䓬受体

3. 分子影像技术的必备要素**不包括**

　　A. 合适的结合靶点

　　B. 能与靶点特异性结合的高亲和力探针

　　C. 具备足够的放大信号便于实现高灵敏的探测

　　D. 灵敏度高、分辨率好的显像设备

　　E. 简便易行的检查流程

【A2 型题】

4. 50 岁女性患者,乳腺包块手术后病理证实为乳腺癌,为了明确该患者是否选用内分泌治疗,宜进行哪种检查

　　A. 超声　　　　　　　　　　　　　　B. ^{18}F-FDG PET/CT 显像

　　C. ^{18}F-FES PET/CT 显像　　　　　　D. 磁共振

　　E. CT

5. 65 岁男性患者,因排尿困难入院检查,血 PSA 升高,前列腺超声怀疑前列腺癌,进一步行 ^{68}Ga-PSMA PET/CT 检查,关于该检查下面哪项**不正确**

　　A. 鉴别前列腺病变良恶性　　　　　　B. 分期

　　C. 疗效评估　　　　　　　　　　　　D. 预后评估

　　E. 所有前列腺癌患者均为阳性

【B1 型题】

（6～10 题共用备选答案）

    A. ^{18}F-FDG   B. ^{11}C-CH   C. ^{99m}Tc-MDP

    D. ^{11}C-MET   E. ^{18}F-FLT

6. 最常见、最重要的代谢显像剂是

7. 反映细胞增殖状态较为理想的核酸代谢显像剂是

8. 反映磷脂代谢的显像剂是

9. 用于脑肿瘤放疗后复发、坏死鉴别诊断的氨基酸代谢显像剂是

10. 用于骨转移灶显像的是

（11～12 题共用备选答案）

    A. 类癌   B. 前列腺癌

    C. 甲状腺髓样癌   D. 嗜铬细胞瘤

    E. 胃肠胰腺神经内分泌肿瘤

11. 生长抑素受体显像不可用于哪种肿瘤的显像

12. ^{68}Ga-PSMA PET/CT 显像可用于哪种肿瘤的显像

五、简答题

1. 核医学分子影像技术主要有哪些？

2. 简述 ^{18}F-FDG 代谢显像的应用。

3. 简述核医学分子影像在新型治疗方法中的作用，请举例说明。

4. 简述影像组学的概念、步骤及核医学分子影像在影像组学中的应用。

【参考答案】

一、名词解释

1. 核医学分子影像：核医学分子影像是通过放射性药物示踪原理，从分子水平动态显示体内各种组织器官及细胞代谢的生化改变、基因表达、受体功能等生命关键信息，揭示疾病生物学过程，实现重大疾病的精准诊治。

2. 放射免疫显像：放射免疫显像是放射性核素标记的抗体被注入人体后，特异性地与相应的靶抗原结合，从而达到显像效果。

3. 受体显像：受体显像是利用放射性核素标记的配体与靶组织中某些高亲和力的受体产生特异性结合，反映体内的受体空间分布、密度、亲和力的一种无创性显像方法。

4. 反义显像：反义显像是利用核酸碱基互补原理，将放射性核素标记的特定反义核酸引入体内，通过与病变组织中过度表达的 DNA 或 mRNA 发生特异性结合，显示特异性癌基因过度表达的癌组织或治疗后抑癌基因的表达水平，定位和定量特异的靶基因，从而达到在基因水平早期、定性诊断或疗效评估。

5. 凋亡显像：凋亡显像指通过体外显像的方法检测细胞自发及诱发性凋亡的位置及程度。

二、中英文互译

1. 分子影像：molecular imaging

2. 分子识别：molecular recognition

3. 代谢显像: metabolic imaging

4. 放射免疫治疗: radioimmunotherapy

5. nanobody: 纳米抗体

6. precision medicine: 精准医学

7. radiomics: 影像组学

8. imaging biomarker: 影像生物标志物

三、填空题

1. 抗原与抗体的结合　受体与配体的结合　酶与底物的识别

2. 葡萄糖　脂肪酸　核酸　氨基酸

四、选择题

【A1 型题】

1. B　　2. A　　3. E

【A2 型题】

4. C　　5. E

【B1 型题】

6. A　　7. E　　8. B　　9. D　　10. C　　11. B　　12. B

五、简答题

1. 核医学分子影像技术主要有哪些?

答: 核医学分子影像是分子影像学的重要组成部分,正在不断发展和走向成熟。核医学分子影像的主要技术有代谢显像、放射免疫显像、受体显像、反义基因显像、凋亡显像等。

2. 简述 ^{18}F-FDG 代谢显像的应用。

答: ^{18}F-FDG 是最常见、最重要的代谢显像剂,已广泛应用于肿瘤早期诊断、良恶性鉴别、分级及分期、预后评估及疗效监测等;可用于神经精神疾病,如阿尔茨海默病、癫痫的诊断和鉴别诊断,以及脑功能与脑科学的研究;也可用于冠心病心肌梗死后血管重建心肌细胞活性的评估,为冠心病患者血运重建治疗的成败提供重要的依据,被认为是无创判断心肌细胞活性的"金标准"。

3. 简述核医学分子影像在新型治疗方法中的作用,请举例说明。

答: 核医学分子影像在新型治疗方法中发挥着不可替代的作用。例如在分子靶向治疗中,临床上将雌激素受体显像剂 ^{18}F-FES 用于雌激素受体阳性乳癌、HER-2 显像剂 ^{89}Zr-trastuzumab 用于 HER2 阳性肿瘤的分子靶向治疗患者的筛选及疗效评估;在质子和重离子治疗监测中,^{11}C- 蛋氨酸 PET 分子影像最早用于重离子治疗骨软组织肿瘤的早期评价和长期随访疗效,并已逐步应用到其他肿瘤;在干细胞治疗的疗效评估中,^{18}F-FDG 直接标记干细胞、报告基因间接标记干细胞(如 ^{18}F-FHBG 或 ^{18}F-FEAU)用于示踪评估干细胞;在免疫 T 细胞治疗监测与评价中,^{18}F-FEAU PET/CT 报告基因显像已被用于猕猴 T 细胞治疗的示踪研究。

4. 简述影像组学的概念、步骤及核医学分子影像在影像组学中的应用。

答: 影像组学是利用大数据挖掘等信息方法进行疾病量化评估的新技术。影像组学的步骤包括: 数据采集、病灶检测、病灶分割、特征提取和信息挖掘。核医学分子影像在影像组学的临床应用中具有独特优势: 可同时提供功能代谢与解剖结构信息、通过一次显像可获得全身各组织器官整体信息、有种类繁多的特异性影像探针,可提供细胞及分子水平的代谢、蛋白、基因等多方面的信息,在临床中发挥着重要的指导治疗决策的作用。

（安　锐　覃春霞）

第六章

体外分析技术

【学习目标】

1. 掌握　放射免疫分析与免疫放射分析原理、试剂组成、两者比较。
2. 熟悉　非放射性标记免疫分析的优点，体外分析实验室质量控制。
3. 了解　体外分析实验室管理方法，常用的体外分析项目。

【内容提要】

体外分析技术是对取自人体的生物标本进行微生物学、免疫学、生物化学、细胞学、病理学或其他检测分析，被广泛应用于临床的各个领域。体外分析技术分为放射性标记分析技术和非放射性标记分析技术。

一、放射性标记分析技术

1. 放射免疫分析　是以放射性核素作为示踪剂的标记免疫分析方法，它是建立在放射性分析高度灵敏性与免疫反应高度特异性基础之上的超微量分析技术。

(1) 原理：抗原 Ag（标准品、质控品、待测标本）、*Ag（标记抗原）竞争性的与限量的 Ab（抗体）发生免疫结合反应。反应达到平衡时，形成一定量的抗原抗体复合物（AgAb、*AgAb）和未结合的游离抗原（*Ag、Ag）。结合的抗原抗体复合物 *AgAb、游离 *Ag 与 Ag 的量呈函数关系。反应结束后，将结合（*AgAb）与游离（*Ag）有效分离，通过测量计算放射性结合率，可以在相同条件下制作的标准曲线上计算得出被测样本的含量。

(2) 基本试剂：包括标准品、质控品、标记抗原、缓冲液、分离试剂或分离材料等。

(3) 检测步骤：一般包括加样、孵育、分离结合和游离部分、测结合物放射性、数据处理五个步骤。

(4) 质量控制：室内质量控制常用的指标包括最大结合率、非特异性结合率、标准曲线直线回归参数、质量控制图等。RIA 质量控制常用指标还包括精密度、灵敏度、准确度、稳定性和特异性等。

(5) 特点：RIA 的抗原与抗体的结合属于竞争性结合反应，较其他分析方法相比，具有灵敏度高、特异性强、精确度好、适用范围广等优点，其检测的微量物质超过 300 种。

2. 免疫放射分析

(1) 原理：免疫放射分析（IRMA）是用过量的放射性核素标记抗体（Ab*）与限量的抗原（Ag）

结合,形成 AgAb*,其放射性和所加 Ag(标准品或待测样本)的量呈正相关,通过 Ag 与 AgAb* 放射性的量效关系,求出待测样本的量。

(2)主要特点:IRMA 是在 RIA 基础上发展起来的,放射性核素标记的是过量的抗体,属于非竞争性免疫结合反应,反应速度快,稳定性好,可测量范围宽,灵敏度高于 RIA,但是只适用于大分子物质检测。

3. 放射受体分析与受体的放射配体结合分析　两者均是建立在放射性标记配体与受体之间的结合反应基础上,是目前对受体分子进行定量和定位分析研究的一种灵敏、可靠的技术,在药物设计、作用机制、生物效应及疾病的病因探讨、诊断和治疗等方面有较好的应用。

二、非放射性标记免疫分析技术

在 RIA 基础上建立起来的非放射标记免疫技术,因其操作简便、自动化程度高、灵敏度和稳定性好、无放射性污染、出结果快且准确、可随机检测及大样本检测等优点,被广泛应用于临床,成为免疫分析检测的主要手段,其中以直接化学发光免疫分析和电化学发光免疫分析最为常用。

1. 酶标记免疫分析　是以酶标记的抗原或抗体与特异性抗体进行竞争性或非竞争性免疫结合反应,反应结束生成酶标记免疫复合物,再利用酶促反应使待测物与酶标记免疫复合物作用,使底物显色,根据有色产物吸光度不同对受检样品做定性或定量分析。

2. 化学发光免疫分析　化学发光免疫分析是用发光物质标记抗体或抗原,标记的发光物质通过氧化反应获得能量,使其处于激发态,当返回基态时以光子的形式释放能量,其发光强度与被测物质浓度相关。直接化学发光免疫分析是化学发光剂不需要酶的催化作用直接参与发光反应。

吖啶酯类是目前应用较为广泛的发光物质,其主要特点是:①分子量小,因而对被标记物的空间位阻小;②发光反应快速而强烈、背景噪音低;③直接发光、无需酶催化、反应时间短、误差小;④受 pH、温度影响小,检测精确度高,性质稳定,试剂保存期长。

3. 电化学发光免疫分析　是电化学发光与免疫分析的结合产物。三联吡啶钌[Ru(bpy)3]$^{2+}$是结构很稳定的水溶性小分子化合物,可与抗体、蛋白质抗原、半抗原、激素、核酸等各种分子结合形成稳定的标记物,确保了检测结果的稳定性;固相载体是带有磁性的聚苯乙烯微粒,游离与结合分离时只需用磁铁吸引;特点:①反应速度快;②方便迅速;③电极表面氧化还原反应循环进行;④测定信号无限循环放大使测量范围宽、灵敏度高。

三、其他体外分析方法

1. 液相色谱 - 质谱联用技术(LC-MS)　是以质谱仪为检测手段,标本被质谱部分的流动相所分离并被离子化后,经质谱的质量分析器将离子碎片按质量数分开,经检测器得到质谱图。LC-MS 主要应用于复杂背景下目标化合物的准确测定。

2. 分子诊断技术　是应用分子生物学方法检测机体遗传物质的结构或表达水平的变化而作出诊断的技术,主要包括核酸分子杂交、聚合酶链反应和生物芯片技术。

3. 流式细胞技术　是利用流式细胞仪对快速直线流动状态中的单列细胞或生物颗粒进行逐个、多参数、快速的定性、定量分析或筛选的技术。

四、体外分析实验室质量控制

主要包括人员要求、设施和环境管理、设备试剂耗材管理、分析前质量控制、分析中质量控制、分析后质量控制、实验室信息管理和实验室风险管理等八个方面。

五、常用体外分析实验室管理方法

主要包括核医学体外分析实验室管理规范、医学实验室质量和能力认可准则、六西格玛质量管理、6S 管理等。

【习题】

一、名词解释
1. 放射免疫分析
2. 质量控制
3. 精密度
4. 灵敏度
5. 准确度

二、中英文互译
1. 放射免疫分析
2. 免疫放射分析
3. 放射受体分析
4. 化学发光免疫分析
5. 化学发光酶免疫分析
6. 电化学发光免疫分析
7. 液相色谱 - 质谱联用技术
8. 标准操作规程
9. quality control，QC
10. internal quality control，IQC
11. precision
12. sensitivity
13. accuracy
14. specificity

三、填空题
1. 放射免疫分析是以_____作为示踪剂的标记免疫分析方法。
2. 放射免疫分析质量控制常用指标包括精密度、_____、_____、_____、_____。
3. RIA 所用基本试剂有_____、_____、_____三种。
4. RIA 中分离目的是使_____与_____分开。
5. RIA 分析中，抗体应具有_____、_____、_____。
6. 与 RIA 比较，IRMA 工作范围更_____，特异性更_____，准确性更_____。
7. IRMA 是用_____的放射性核素标记_____与限量的抗原结合，属于_____结合分析。
8. 非放射性标记免疫分析技术是在_____基础上建立起来的，因其操作简便、自动化程度高、灵敏度和稳定性好、_____污染、出结果快且准确、可随机检测及大样本检测等优点，被广泛应用于临床。

四、选择题

【A1 型题】

1. RIA 与 IRMA 最常用的标记核素是

    A. ^{131}I　　　　　　　　　B. ^{125}I　　　　　　　　　C. ^{99m}Tc

    D. ^{3}H　　　　　　　　　E. ^{32}P

2. RIA 的基本原理是

    A. *Ag 与过量 Ab 进行结合反应

    B. *Ag 与限量 Ab 进行结合反应

    C. *Ag 与限量 Ab 进行竞争结合反应

    D. *Ag 和 Ag 与限量 Ab 进行竞争结合反应

    E. *Ag 和 Ag 与过量 Ab 进行竞争结合反应

3. IRMA 的标记物是

    A. 标准品　　　　　　　　B. 抗原　　　　　　　　　C. 抗体

    D. 待测标本　　　　　　　E. 质控品

4. 下列哪项**不是**建立在免疫分析基础上的分析方法

    A. 免疫放射分析　　　　　　　　B. 上转换发光分析

    C. 液相色谱 - 质谱联用技术　　　D. 电化学发光免疫分析

    E. 直接化学发光免疫分析

5. 下列哪项**不是** RIA 质量控制指标

    A. 精密度　　　　　　　　B. 灵敏度　　　　　　　　C. 放射性

    D. 准确度　　　　　　　　E. 特异性

6. 下列哪项**不是** IRMA 分离方法

    A. PEG 加二抗沉淀法　　　　　　B. 双抗体夹心法

    C. 标记第三抗体法　　　　　　　D. 双标记抗体法

    E. 生物素 - 链霉亲和素分离法

【B1 型题】

(7～9 题共用备选答案)

    A. 用放射性核素标记抗体　　　　B. 用放射性核素标记抗原

    C. 用三联吡啶钌标记抗原　　　　D. 用吖啶酯标记抗原

    E. 用镧系元素标记抗原

7. 直接化学发光免疫分析是

8. RIA 是

9. IRMA 是

(10～12 题共用备选答案)

    A. 直接化学发光免疫分析　　　　B. 时间分辨荧光免疫分析

    C. 电化学发光免疫分析　　　　　D. 化学发光酶免疫分析

    E. 光激化学发光免疫分析

10. 三联吡啶钌 $[Ru(bpy)3]^{2+}$ + 三丙胺(TPA)用于

11. 辣根过氧化物酶(HRP)、碱性磷酸酶(AP)用于

12. 吖啶酯用于

五、简答题

1. 放射免疫分析的基本原理是什么？

2. 放射免疫分析与免疫放射分析的主要区别有哪些？

3. 非放射性标记免疫分析技术临床应用特点有哪些？

【参考答案】

一、名词解释

1. 放射免疫分析：是以放射性核素作为示踪剂的标记免疫分析方法，它是建立在放射性分析高度灵敏性与免疫反应高度特异性基础之上的超微量分析技术。

2. 质量控制：是在实际工作中利用一些客观指标对分析质量进行检查，遇有质量异常则及时采取对策，以保证分析误差控制在可接受的范围内的方法。

3. 精密度：是指同一样品重复测定的实测浓度值的一致程度，即同一浓度样品复管的重复性。

4. 灵敏度：是与零剂量相区别的最小检测量。

5. 准确度：是指样品的测定值与真值相差的程度。

二、中英文互译

1. 放射免疫分析：radioimmunoassay，RIA

2. 免疫放射分析：immunoradiometric assay，IMRA

3. 放射受体分析：radioreceptor assay，RRA

4. 化学发光免疫分析：chemiluminescence immunoassay，CLIA

5. 化学发光酶免疫分析：chemiluminescenceenzyme immunoassay，CLEIA

6. 电化学发光免疫分析：electrochemluminescence immunoassay，ECLI

7. 液相色谱 - 质谱联用技术：liquid chromatography-mass spectrometry，LC-MS

8. 标准操作规程：standard operating procedure，SOP

9. quality control：质量控制

10. internal quality control：室内质量控制

11. precision：精密度

12. sensitivity：灵敏度

13. accuracy：准确度

14. specificity：特异性

三、填空题

1. 放射性核素

2. 灵敏度　准确度　稳定性　特异性

3. 标准品　标记抗原　抗体

4. 抗原抗体复合物　游离抗原

5. 高特异性　高亲和力　高滴度

6. 宽　高　好

7. 过量　抗体　非竞争性

8. 放射免疫分析　无放射性

四、选择题

【A1 型题】

1. B　　2. D　　3. C　　4. C　　5. C　　6. A

【B1 型题】

7. D　　8. B　　9. A　　10. C　　11. D　　12. A

五、简答题

1. 放射免疫分析的基本原理是什么？

答：抗原 Ag（标准品、质控品、待测标本）、*Ag（标记抗原）竞争性的与有限量的 Ab（抗体）发生免疫结合反应。反应达到平衡时，形成一定量的抗原抗体复合物（AgAb、*AgAb）和未结合的游离抗原（*Ag、Ag）。结合的抗原抗体复合物 *AgAb、游离 *Ag 与 Ag 的量呈函数关系。反应结束后，将结合 *AgAb 与游离 *Ag 有效分离，通过测量计算放射性结合率，可以在相同条件下制作的标准曲线上计算得出被测样本的含量。

2. 放射免疫分析与免疫放射分析的主要区别有哪些？

答：两者都是以抗原抗体结合反应为基础，以放射性测量为定量手段，对体内微量物质进行定量分析。放射免疫分析是用放射性核素标记抗原，标记抗原和待测抗原与限量的抗体发生竞争性结合反应，适用于大分子和小分子物质检测，但是达到反应平衡的时间较长，可测量范围较窄。免疫放射分析是用过量的放射性核素标记抗体，与限量的抗原结合，属于非竞争性结合反应，只适合于大分子物质检测，但是其达到反应平衡时间短，可测量范围宽，特异性强、稳定性好，并且避免了离心分离的繁琐，检测更加方便、可靠。

3. 非放射性标记免疫分析技术临床应用特点有哪些？

答：非放射性标记免疫分析技术具有操作简便、自动化程度高、灵敏度和稳定性好、无放射性污染、出结果快且准确、可随机检测及大样本检测等优点，因而被广泛应用于临床，成为免疫分析检测的主要手段。

（孙文伟）

第七章
计算机技术在核医学中的应用

【学习目标】

1. 掌握　计算机在核医学常规图像采集、处理的应用。
2. 熟悉　核医学设备中的计算机技术及系统；DICOM 标准的基本意义和作用；PACS 系统的基本功能。
3. 了解　计算机技术在核医学领域的最新应用。

【内容提要】

当代核医学的全过程都必须依赖计算机的参与，包括核医学设备的机械控制、扫描控制、数据采集、数据压缩与传输、图像重建、图像处理与显示、核医学标志性数据处理、数据存储和患者病例管理，直到当前的人工智能诊断技术。

一、核医学设备中的计算机系统

1. 采集工作站和图像处理工作站　数据采集工作站的主要作用是让设备按指定的流程进行原始数据的采集，并进行一定的数据校正与处理。而图像处理工作站的主要功能是供用户针对被检查人员的诊断图像，实现处理和分析的流程，即导入患者信息，根据临床诊断需求调用和显示采集图像，并对图像进行后期处理和分析，辅助医师确诊患者病情等。

2. 嵌入式计算机系统　现代核医学设备通常采用大量嵌入式系统，一般由微处理器、存储器、传感器等一系列微电子器件与嵌入在存储器中的微型操作系统和应用软件组成，共同实现诸如实时控制、监视、管理、移动计算、数据处理等各种自动化处理任务。

3. 数字化显像设备　传统核医学探头的前端电子学部分多采用模拟电路来实现，其抗干扰能力差、不够灵活，且易受器件速度的限制不可能达到很高的数据采集速度。最新的核医学系统则直接采用特殊半导体工艺制造的数字化硅光电倍增管器件直接输出数字信号，后续电路全部采用数字电路实现。

二、核医学图像处理

1. 图像重建技术　常见的重建算法有滤波反投影的解析重建算法和最大似然估计的迭代重建算法。迭代算法是一种数值逼近算法，赋予断层图像初始估计值后，通过对像素值循环修正，使其逐渐逼近所求图像的真实值。它包括代数迭代重建算法和统计迭代重建算法。

2. 图像显示

（1）采集与显示矩阵：核医学图像代表患者相应部位的放射性药物浓度。尽管矩阵越大图像越清晰，分辨率越好，但是由于给患者施用的放射性药物剂量不能太大，数据采集的时间也不能太长，如果使用过大的矩阵，每个像素的 γ 光子计数很少，影响图像质量。在核医学临床实践中，动态显像和断层显像一般采用 64×64 图像矩阵，以保证每个像素有足够的计数，而静态显像和平面显像则多采用 128×128 和 256×256 的图像矩阵，以期获得更高的分辨率。

（2）灰阶与伪彩：通过不同的亮暗及颜色来表现各部位药物总量的差别。

3. 图像处理技术　核医学的图像处理技术包括图像增强、图像分割、图像配准、感兴趣区技术和边界识别。感兴趣区（region of interest，ROI）可以用于临床定量分析，统计 ROI 中的总像素数、总计数值、平均计数（总计数值 / 总像素数）、最大计数和最小计数（计数值最大和最小的像素值）。

三、与核医学相关的医院数据系统

1. 医学数字成像和通信　简称为 DICOM，包括医学数字图像和相关信息的构成、存贮方式和文件格式、信息交换和服务等方面的标准，为数字图像的交换及患者姓名、手术原因和使用的器械等关联信息建立了一种单一的语言。其中 DICOM3.0 标准应用最为广泛。

2. PACS 系统的基本功能　图像存储与通信系统（PACS）是医院用于管理医疗设备如 SPECT、PET、CT、MR 等产生的医学图像的信息系统。PACS 是实现医学图像信息管理的重要条件，它对医学图像的采集、显示、储存、交换和输出进行数字化处理，最终实现图像的数字化储存和传送。PACS 的目标是实现医学图像在医院内外的迅速传递和分发，使医生或患者本人能随时随地地获得需要的医学图像。PACS 是影像设备、诊断工作台、读片台、大型存储系统及计算机网络的集成，它对各种医学影像数据进行数字化采集、存储、分类、归纳，并通过网络或通信线路将该数字影像传送到异地终端的监视器屏幕上，无失真地重现出来，供医师审阅、会诊。PACS 使医院能够更有效地获取、管理、传递和使用医学图像和疾病信息，实现无胶片化、无失真复制、多模式图像融合、诊断报告处理与管理自动化、异地访问及远程诊断。

3. RIS 系统与 HIS 系统　RIS 系统即放射学信息系统，其基本功能有患者登记、检查预约、患者跟踪、数据分析、文字处理、报告生成、账单计费、胶片管理、档案管理等。将 RIS 系统中的患者信息与 PACS 系统中的图像信息进行关联与整合，形成一体化的 RIS/PACS 系统是当前的发展趋势。HIS 系统是医院信息系统的简称，它是覆盖医院各部门的计算机网络系统，应当具有与 PACS 系统的互操作性或整体集成性。

四、辅助诊断技术与人工智能诊疗

计算机辅助诊断是指通过影像学、医学图像处理技术以及其他可能的生理、生化手段，结合计算机的分析计算，辅助发现病灶，提高诊断的准确率。人工智能是通过机器或者软件描绘、模仿人脑功能，在医疗诊断领域（如影像诊断、病理诊断）具有广泛的应用前景。

【习题】

一、名词解释
1. 医学数字成像和通信（DICOM）
2. 图像存储与通信系统（PACS）

二、中英文互译

1. 计算机辅助诊断

2. 人工智能

3. 像素

4. digital imaging and communications in medicine，DICOM

5. picture archiving and communication systems，PACS

6. hospital information system，HIS

三、填空题

1. 核医学图像重建算法常用的两种包括_____和_____。

2. 迭代算法是一种数值逼近算法，它包括_____　和_____。

3. 核医学的图像处理技术包括_____、_____、_____、_____和_____。

四、选择题

【A1 型题】

1. 核医学图像代表患者相应部位的

  A. 总像素数   B. 放射性药物浓度

  C. 平均计数   D. 最大计数

  E. 以上都不是

2. DICOM 标准的主要作用是

  A. 有利于医院管理医疗设备

  B. 实现医学图像信息管理的重要条件

  C. 通过网络或通信线路将该数字影像传送到异地终端的监视器屏幕上

  D. 影像设备、诊断工作台、读片台、大型存储系统及计算机网络的集成

  E. 制定统一的图像信息格式和数据传输标准

3. PACS 的主要目标是

  A. 实现无胶片化、无失真复制图像

  B. 多模式图像融合、诊断报告处理与管理自动化、异地访问及远程诊断

  C. 实现医学图像在医院内外的迅速传递和分发，使医生或患者本人能随时随地地获得需要的医学图像

  D. 为数字图像的交换建立了一种标准模式

  E. 医院统一管理医疗设备

【B1 型题】

（4～5 题共用备选答案）

  A. 16×16   B. 32×32   C. 64×64

  D. 128×128   E. 512×512

4. 在核医学临床实践中，动态显像和断层显像一般采用的图像矩阵是

5. 在核医学临床实践中，静态显像和平面显像一般采用的图像矩阵是

五、简答题

1. 核医学数据采集工作站和图像处理工作站的主要作用有哪些？

2. 试述 PACS 系统的主要作用和目的。

【参考答案】

一、名词解释

1. 医学数字成像和通信（DICOM）：是为规范图像信息格式和数据传输标准而制定的一套国际通用的标准，包括医学数字图像和相关信息的构成、存贮方式和文件格式、信息交换和服务等方面的标准，目前 DICOM3.0 标准应用最为广泛。

2. 图像存储与通信系统（PACS）：是医院用于管理医疗设备如 SPECT、PET、CT 及 MR 等产生的医学图像的信息系统。PACS 是实现医学图像信息管理的重要条件，它对医学图像的采集、显示、储存、交换和输出进行数字化处理，最终实现图像的数字化储存和传送。

二、中英文互译

1. 计算机辅助诊断：computed aided diagnosis，CAD

2. 人工智能：artificial intelligence，AI

3. 像素：pixel

4. digital imaging and communications in medicine，DICOM：医学数字成像和通信

5. picture archiving and communication systems，PACS：图像存储与通信系统

6. hospital information system，HIS：医院信息系统

三、填空题

1. 滤波反投影的解析重建算法　最大似然估计的迭代重建算法

2. 代数迭代重建算法　统计迭代重建算法

3. 图像增强　图像分割　图像配准　感兴趣区技术　边界识别

四、选择题

【A1 型题】

1. B　　2. E　　3. C

【B1 型题】

4. C　　5. D

五、简答题

1. 核医学数据采集工作站和图像处理工作站的主要作用有哪些？

答：当代核医学的全过程都必须依赖计算机的参与，数据采集工作站的主要作用是让设备按指定的流程进行原始数据的采集，并进行一定的数据校正与处理。图像处理工作站的主要功能是供用户针对被检查人员的诊断图像，实现处理和分析的流程，即导入患者信息，根据临床诊断需求调用和显示采集图像，并对图像进行后期处理和分析，辅助医师确诊患者病情等。

2. 试述 PACS 系统的主要作用和目的。

答：PACS 是医院用于管理医疗设备如 SPECT、PET、CT、MR 等产生的医学图像的信息系统，它是影像设备、诊断工作台、读片台、大型存储系统及计算机网络的集成，对各种医学影像数据进行数字化采集、存储、分类、归纳，并通过网络或通信线路将该数字影像传送到异地终端的监视器屏幕上，无失真地重现出来，供医师审阅、会诊。PACS 的目标是实现医学图像在医院内外的迅速传递和分发，使医生或患者本人能随时随地地获得需要的医学图像。通过 PACS 系统，使得医院能够更有效地获取、管理、传递和使用医学图像和疾病信息，实现无胶片化、无失真复制、多模式图像融合、诊断报告处理与管理自动化、异地访问及远程诊断。

（张　莺）

第八章
辐 射 防 护

【学习目标】

1. 掌握 电离辐射相关的基本概念；辐射剂量单位；放射防护的目的、基本原则与措施。
2. 熟悉 电离辐射生物效应；核医学工作场所布局及放射防护要求；核医学诊断、治疗放射防护要求；放射工作人员健康监测；放射性废物处理原则。
3. 了解 作用于人体的电离辐射；核医学放射卫生防护法规、标准。

【内容提要】

核射线广泛存在于天然环境中，并日渐增多地用于人类生产、生活和医疗中。核医学的诊疗工作离不开核射线，掌握辐射防护的基本知识和防护措施，是对工作人员的基本要求。

一、作用于人体的电离辐射

1. 天然辐射 是指在人类生存的自然环境中存在的多种射线和放射性物质，包括宇宙射线、宇宙感生放射性核素和地球辐射。
2. 医疗辐射 是指个人接受伴有电离辐射的医学检查或治疗时受到的电离辐射照射。
3. 其他辐射 包括火力发电站释放的放射性核素钍和氡及其衰变子体、消费产品中的人工辐射。

二、辐射剂量

1. 辐射剂量单位 包括照射量、吸收剂量、当量剂量等。
2. 辐射防护辅助剂量 如待积当量剂量。

三、电离辐射生物学效应

1. 作用机制 射线与物质相互作用可直接导致生物分子的电离和激发，以及由此而产生的自由基导致的继发作用，主要是水自由基对生物分子的损伤作用。人体内，损伤和修复几乎是同时存在的，机体具有完善的修复机制。
2. 分类 辐射对生物体的影响分为确定性效应和随机效应。
（1）确定性效应：是指辐射损伤的严重程度与所受剂量呈正相关，有明显的阈值，剂量未超过阈值不会发生有害效应。

（2）随机效应：是指效应发生的概率与受照剂量相关的效应，不存在具体的阈值，其研究的对象是群体。

3．影响辐射对机体作用的因素　包括辐射剂量、分割次数和剂量率、照射范围、氧效应和传能线密度、相对生物效应、组织的辐射敏感性等。

四、辐射防护

1．目的、基本原则

（1）放射防护的目的：是防止确定性效应的发生，限制随机效应的诱发，使之达到合理的、可以接受的水平。

（2）放射防护的基本原则：是实践的正当化、放射防护的最优化和个人剂量限制。

2．剂量限值　个人剂量限值是指放射性职业人员和广大居民个人所受的当量剂量的国家标准限值。

3．外照射防护　外照射防护包括时间、距离防护和设置屏蔽。

4．内照射防护　内照射防护的目的是尽可能防止放射性核素进入人体，总的原则是围封、隔离放射性物质防止扩散，除污保洁防止污染，注意个人防护。

五、核医学辐射防护

1．核医学工作场所的布局及防护要求　根据标准，临床核医学工作场所分为Ⅰ、Ⅱ、Ⅲ 3 类，非密封源工作场所分为甲、乙、丙 3 级；辐射工作场所分为控制区、监督区和非限制区 3 区。

2．核医学诊断、治疗操作的防护要求　主要内容包括放射性药物操作的一般放射防护要求、核医学诊断中的活度指导水平、临床核医学治疗的放射防护要求等。

3．工作人员的健康监测　由指定的有关业务部门负责定期组织放射工作人员就业前、后及离岗后的体检，建立个人健康档案。

4．放射性废物处理原则　对于固体废物，半衰期小于 15 天的可采用放置衰变法；对半衰期较长的，可采用集中贮存方法，由专门机构妥为保管。对液体废物，遵循以贮存为主的原则，采用多级放射性污水贮存池放置衰变处理。对气体废物，通过净化过滤的方法将放射性污染物回收。

【习题】

一、名词解释

1．本底当量时间

2．照射量

3．吸收剂量

4．当量剂量

5．确定性效应

6．随机效应

7．实践的正当化

8．放射防护的最优化

9．个人剂量限制

二、中英文互译

1. 个人剂量限值

2. 吸收剂量

3. 当量剂量

4. deterministic effect

5. stochastic effect

6. background equivalent radiation time

三、填空题

1. 在人类生存的自然环境中存在的天然辐射主要来源包括_____、_____和_____。

2. 照射量的国际制单位是_____;吸收剂量的单位是_____;当量剂量的国际制单位是_____。

3. 射线与物质相互作用可直接导致生物大分子的_____和_____,但辐射损伤的化学基础主要还是_____的间接作用。

4. 根据国际辐射防护委员会(ICRP)的第 60 号出版物及我国 GB1871 标准,放射防护的基本原则为_____、_____和_____。

5. 放射防护的目的是防止_____的发生,限制_____的诱发,使之达到合理的、可以接受的水平。

6. 外照射的防护措施包括_____、_____和_____防护。

7. β 射线的外照射防护常用有机玻璃、铝等_____材料,能量较高的 β 射线同时还应注意防护_____。

8. 依据标准,核医学工作场所分为三区,分别为_____、_____和_____。

9. 在岗放射工作人员应定期进行职业健康检查,两次检查的时间间隔不应超过_____年。

10. 对于固体废物的处理,应放置至少_____个半衰期,用仪器测量已测不出放射性或比活度降低至 7.4×10^4Bq/kg 以下后,可按一般废物处理。

四、选择题

【A1 型题】

1. 下列哪种情况所受到的辐射主要是天然辐射

    A. 接受 PET/CT 检查　　　　　B. 火力发电站工作　　　　　C. 核医学科工作

    D. 高海拔地区生活　　　　　E. 机场透视安检员

2. 天然辐射**不包括**以下哪种

    A. 初级宇宙射线　　　　　　　B. 次级宇宙射线

    C. 宇宙射线感生放射性核素　　D. 地球土壤中的天然放射性核素

    E. 火力发电站释放的氡子体

3. 关于辐射剂量单位,**错误**的是

    A. 照射量反映的是射线空间分布的辐射剂量

    B. 照射量与放射源的活度及位置有关

    C. 吸收剂量为单位质量的受照物质吸收射线的平均能量

    D. 待积当量剂量和待积有效剂量是用于评价人体的外照射剂量

    E. 当量剂量是衡量射线生物效应及危险度的辐射单位

4. 关于确定性效应，**错误**的是
   A. 不存在具体的剂量阈值
   B. 辐射效应的严重程度与所受的剂量呈正相关
   C. 主要表现形式有白内障、再生障碍性贫血、不育
   D. 一般指短期内受较大剂量照射时发生的急性损害
   E. 依据组织敏感性的不同，不同的组织有着不同的阈值

5. 关于随机性效应，**错误**的是
   A. 不存在剂量阈值
   B. 辐射效应发生的概率与剂量相关
   C. 严重程度与剂量有关
   D. 主要表现形式为致畸和致癌
   E. 研究的对象是群体

6. 关于放射防护的目的，**错误**的是
   A. 防止确定性效应的发生
   B. 限制随机效应的诱发
   C. 使辐射效应达到合理、可以接受的水平
   D. 尽量保证不受到照射
   E. 防止受照剂量超过确定性效应的阈值

7. 放射防护的基本原则为
   A. 减少接触放射源的时间、增大与放射源的距离及使用屏蔽
   B. 放射实践的正当化、放射防护最优化及个人剂量限制
   C. 防止放射性物质经呼吸道、消化道及皮肤进入体内
   D. 任何时候均穿戴铅衣
   E. 如果放射诊疗是正当的，就不必进行防护

8. 核医学中外照射防护的基本原则
   A. 操作放射性物质后，洗手和进行表面污染检测
   B. 减少接触放射源的时间、增大与放射源的距离、使用屏蔽
   C. 防止放射性物质经呼吸道、消化道及皮肤进入体内
   D. 戴手套及口罩
   E. 在附有吸水纸的托盘内操作放射性物质

9. 关于内照射防护原则，正确的是
   A. 减少接触放射源的时间
   B. 增大与放射源的距离
   C. 尽可能防止放射性物质进入体内
   D. 设置防护屏蔽
   E. 佩戴个人剂量计

10. γ射线外照射防护材料采用
    A. 原子序数较低的材料
    B. 原子序数较高的材料
    C. 有机玻璃
    D. 口罩和乳胶手套
    E. 塑料安全护目镜

11. 我国现行标准规定了公众的个人剂量限值，其年有效剂量不应超过
    A. 1mSv
    B. 10mSv
    C. 15mSv
    D. 20mSv
    E. 50mSv

12. 我国现行标准规定的职业照射个人剂量限值，连续5年的平均有效剂量不应超过
    A. 1mSv
    B. 15mSv
    C. 20mSv
    D. 50mSv
    E. 150mSv

13. 关于核医学工作场所的放射防护要求，**错误**的是
    A. 核医学工作场所布局应合理，应分区设置空间
    B. 分装放射性药物应在通风橱中进行
    C. 应设立放射性污水池
    D. 工作人员与患者共用出入口
    E. 核素显像的受检者应有专用厕所
14. 关于放射性药物操作的防护要求，**错误**的是
    A. 放射性药物操作应在铺有吸水纸的托盘中进行
    B. 工作人员操作放射性药物应戴手套
    C. 操作放射性碘化物类药物应在活性室的注射台面操作
    D. 放射性药物的到货、使用和储存应及时登记、建档
    E. 工作人员离开放射性工作室应洗手和进行污染监测

【B1 型题】

（15～17 题共用备选答案）
    A. 库仑/（千克·秒）　　B. 库仑　　　　　　　C. 库仑/千克
    D. 希沃特　　　　　　E. 戈瑞
15. 吸收剂量的国际制单位是
16. 照射量的国际制单位是
17. 剂量当量的国际制单位是

（18～20 题共用备选答案）
    A. 原子系数较低的材料屏蔽
    B. 内层用低原子系数的材料屏蔽，外层加用高原子系数的材料屏蔽
    C. 铅或混凝土等材料屏蔽
    D. 尽量避免核素进入体内
    E. 无需防护
18. α 射线的防护主要考虑
19. 中、低能 β 射线的防护采用
20. γ 射线的防护采用

五、简答题

1. 简述确定性效应和随机效应。
2. 简述放射防护的目的与基本原则。
3. 结合 γ 射线的特性，阐述核医学外照射防护的主要措施。
4. 简述内照射防护的目的、原则与措施。

【参考答案】

一、名词解释

1. 本底当量时间：本底当量时间表示接受核医学检查的患者所受的辐射剂量相当于在一定的时间内（几月或几年）所受的天然本底辐射的剂量。

2. 照射量：照射量表示射线空间分布的辐射剂量，即在离放射性源一定距离的物质受照射线的多少，以 X 射线或 γ 射线在空气中全部停留下来所产生的电荷量表示。国际制单位为库仑 / 千克（C/kg）。

3. 吸收剂量：吸收剂量表示每单位质量被照射物质吸收射线的平均能量。单位为戈瑞（Gy）。

4. 当量剂量：当量剂量表示经辐射的权重因素 W_R 加权的吸收剂量，国际制单位为希沃特（Sv），是衡量射线生物效应和危险度的辐射剂量。

5. 确定性效应：确定性效应是指辐射损伤的严重程度与所受剂量呈正相关，有明显的阈值，剂量未超过阈值不会发生有害效应。一般是指在短时间内受较大剂量照射时发生的急性损害。

6. 随机效应：随机效应是指效应发生的概率与受照剂量相关的效应，不存在具体的阈值，其研究的对象是群体。

7. 实践的正当化：实践的正当化是指将医疗实践所致的射线辐射危害同社会和个人从中获得的利益相比是可以接受的。

8. 放射防护的最优化：放射防护的最优化是在确定实践是可行的前提下，使受照辐射剂量尽可能减低，以最小的代价获得最大的净利益，避免一切不必要的照射。

9. 个人剂量限制：个人剂量限制是在正当化和最优化原则指导下的医疗实践，确立个人剂量限值，确保受照射人员所接受的剂量当量不应超过规定的限值。

二、中英文互译

1. 个人剂量限值：individual dosage limit

2. 吸收剂量：absorbed dose

3. 当量剂量：equivalent dose

4. deterministic effect：确定性效应

5. stochastic effect：随机效应

6. background equivalent radiation time：本底当量时间

三、填空题

1. 宇宙射线　感生放射性核素　地球辐射

2. 库仑 / 千克（或 C/kg）　戈瑞（或 Gy）　希沃特（或 Sv）

3. 电离　激发　自由基

4. 实践的正当化　放射防护的最优化　个人剂量的限制

5. 确定性效应　随机效应

6. 时间　距离　设置屏蔽

7. 低原子系数　韧致辐射

8. 控制区　监督区　非限制区

9. 2

10. 10

四、选择题

【A1 型题】

1. D　　2. E　　3. D　　4. A　　5. C　　6. D　　7. B　　8. B　　9. C　　10. B

11. A　　12. C　　13. D　　14. C

【B1 型题】

15. E　　16. C　　17. D　　18. D　　19. A　　20. C

五、简答题

1. 简述确定性效应和随机效应。

答：确定性效应是指辐射损伤的严重程度与所受剂量呈正相关，有明显的阈值，剂量未超过阈值不会发生有害效应。一般是指在短时间内受较大剂量照射时发生的急性损害。随机效应是指效应发生的概率与受照剂量相关的效应，不存在具体的阈值，其研究的对象是群体。

2. 简述放射防护的目的与基本原则。

答：放射防护的目的是防止确定性效应的发生，限制随机效应的诱发，使之达到合理的、可以接受的水平。放射防护的基本原则是实践的正当化、放射防护的最优化和个人剂量限制。

3. 结合γ射线的特性，阐述核医学外照射防护的主要措施。

答：核医学工作中产生外照射的射线主要是γ射线。γ射线的本质是光子，不带电荷，电离能力弱，但是穿透力强。因此，防护的主要措施有：

（1）时间防护：外照射累积剂量与照射时间成正比。因此，在保证工作质量前提下，应通过熟练的操作、科学有效的工作流程和工作场所分区分流，以尽量减少受照时间。

（2）距离防护：对于点状放射源，某一位置的辐射剂量率同该位置与放射源距离的平方成反比，因此离开放射源越远，人体受到的辐射剂量率就越小。可用机械手、长柄钳等取用、分装放射源，在不影响工作前提下，尽量远离放射源。

（3）设置屏蔽：在人体与放射源之间设置适当的屏蔽物，使射线逐步衰减和吸收是一种安全而有效的措施。防护γ射线可用铅、混凝土等高原子系数材料。

4. 简述内照射防护的目的、原则与措施。

答：内照射防护的目的是尽可能防止放射性核素进入人体。总的原则是围封、隔离放射性物质防止扩散，除污保洁防止污染，注意个人防护。基本措施包括：放射性操作必须在指定的区域或范围内进行，尽力避免实验场所及环境的污染；定期进行污染检查和周围环境监测；放射性物品要屏蔽储藏；进行放射性操作或者在放射性监督区使用个人防护用品。

（何　勇）

第九章
肿瘤显像

【学习目标】

【学习目标】

1. 掌握 ^{18}F-FDG 肿瘤显像原理、适应证和图像分析方法；掌握 ^{18}F-FDG PET/CT 的肿瘤诊断和鉴别诊断。

2. 熟悉 ^{18}F-FDG PET/CT 的肿瘤临床应用；熟悉 ^{99m}Tc-MIBI 肿瘤显像原理和 ^{99m}Tc-MIBI SPECT/CT 诊断价值；熟悉前哨淋巴结显像原理与临床意义。

3. 了解 其他临床常见正电子显像药（MET、GLN、CHO、PSMA、DOTATAE、FES 等）及临床意义；了解 ^{201}Tl、^{123}I 标记单光子显像药及临床价值；了解常用其他肿瘤显像技术（PET/MR、γ照相）。

【内容提要】

肿瘤核医学是核医学的一个分支，是肿瘤学与核医学的交叉学科。它是利用放射性药物发出的射线来研究肿瘤的诊断和治疗，其内容包括两方面：①肿瘤核素影像学，目前应用较多的肿瘤PET/CT 诊断和 SPECT/CT 诊断；②肿瘤核素内照射治疗学（归于核素治疗章节）。本章属于肿瘤的核素影像学部分，其中 PET/CT 肿瘤显像是需掌握的重点。

一、PET/CT 肿瘤显像

1. 葡萄糖代谢显像　PET/CT 图像是代谢图像和解剖结构图像的融合，目前应用最广泛的是^{18}F-FDG PET/CT 肿瘤显像，^{18}F-FDG 是葡萄糖类似物，它在体内的分布可以反映组织细胞的葡萄糖代谢程度，从而间接反映部分肿瘤细胞的增殖状况。

^{18}F-FDG PET/CT 肿瘤显像原理：^{18}F-FDG 静脉注射后，经细胞膜上的葡萄糖转运蛋白转入细胞，在己糖激酶催化下，生成 ^{18}F-FDG-6-PO$_4$。因 ^{18}F-FDG-6-PO$_4$ 与葡萄糖的结构不同而不能进一步代谢；在葡萄糖磷酸化酶催化下，重新转变为 ^{18}F-FDG，经葡萄糖转运蛋白进入组织间隙。肿瘤细胞（特别是鳞状细胞等）增殖旺盛，糖酵解增高，葡萄糖转运蛋白高表达（尤其是葡萄糖转运蛋白1 和 3），己糖激酶高表达，葡萄糖磷酸化酶低表达，造成肿瘤细胞内积聚大量 ^{18}F-FDG。肿瘤组织摄取 ^{18}F-FDG 的多少，反映肿瘤细胞代谢和增殖的快慢。通过 PET/CT 扫描所示的 ^{18}F-FDG 生物学分布，显示处于增殖状态的肿瘤病灶（也包括淋巴结和其他远处转移灶）所在部位、形态、大小、数量以及与周围组织的关系等。

^{18}F-FDG PET/CT 全身显像的优势在于它有助于病灶的良恶性鉴别诊断、评估全身转移情况，

指导肿瘤临床分期和治疗决策制定等。

^{18}F-FDG PET/CT 肿瘤显像的适应证：①肿瘤的临床分期及治疗后再分期；②肿瘤治疗过程中的疗效监测和治疗后的疗效评价；③肿瘤的良、恶性鉴别诊断；④肿瘤患者随访过程中监测肿瘤复发及转移；⑤肿瘤治疗后残余与治疗后纤维化或坏死的鉴别；⑥已发现肿瘤转移而临床需要寻找原发灶；⑦不明原因发热、副癌综合征、肿瘤标志物异常升高患者的肿瘤检测；⑧指导放疗计划，提供有关肿瘤生物靶容积的信息；⑨指导临床选择有价值的活检部位或介入治疗定位；⑩肿瘤治疗新药与新技术的客观评价；⑪恶性肿瘤的预后评估及生物学特征评价。

^{18}F-FDG PET/CT 显像前的准备：注射显像药物前保持安静状态，禁食至少 4~6 小时。血糖水平一般控制在 11.1mmol/L 以下。血糖过高时，可通过注射短效胰岛素降低血糖水平。

2. 其他代谢显像

（1）氨基酸代谢显像：氨基酸是构成蛋白质的基本单位。^{11}C-MET 是目前临床上应用最广的氨基酸代谢类显像剂，常用于脑瘤术后或放疗后复发、坏死的鉴别诊断。^{18}F-谷氨酰胺是一种非常有潜力的新型氨基酸代谢类显像剂。

（2）脂肪酸代谢显像：脂质代谢是机体细胞的重要代谢活动之一。除了 ^{18}F-FDG，还有一些 ^{11}C、^{124}I 标记的显像剂可以进行肿瘤脂质代谢显像，如 ^{11}C-乙酸可作为 ^{18}F-FDG PET/CT 显像的补充，对一些低摄取葡萄糖的恶性肿瘤进行联合诊断，如原发性干细胞癌、前列腺癌、肾细胞癌以及多发性骨髓瘤等。

（3）胆碱代谢显像：磷脂胆碱是细胞膜的重要组成成分，肿瘤细胞摄取 ^{11}C-胆碱的速率可以直接反映肿瘤细胞膜的合成速率，成为评价肿瘤细胞增殖的指标。^{11}C-胆碱显像在脑肿瘤和前列腺癌的诊断中具有很高的特异性。

（4）核苷酸代谢显像：^{18}F-FLT（^{18}F-氟代胸腺嘧啶）是目前研究最多的细胞增殖显像剂，用于肿瘤良恶性鉴别、疗效评估和预后判断。

（5）乏氧代谢显像

3. 受体显像　目前已经应用于临床的受体显像有整合素受体显像、生长抑素受体显像、雌激素受体显像、血管活性肠肽受体显像等。如基于生长抑制素受体的 ^{68}Ga-DODA-TATE 显像可用神经内分泌瘤的诊治等。

4. 放射免疫显像　放射免疫显像的原理是基于抗原-抗体特异性结合反应。如 ^{68}Ga-PSMA 显像可用于前列腺癌诊断、分期、疗效评价、复发监测，并指导 ^{177}Lu-PSMA 靶向治疗等。

二、^{18}F-FDG PET/CT 在肿瘤的临床应用

1. 诊断和鉴别诊断

（1）头颈部肿瘤：鼻咽癌、甲状腺癌。

（2）胸部肿瘤：肺癌、食管癌、乳腺癌。

（3）腹部肿瘤：胃癌、结直肠癌、原发性肝癌、胰腺癌。

（4）盆腔肿瘤：宫颈癌、卵巢癌、前列腺癌、膀胱癌。

2. 分期与再分期

（1）淋巴瘤：^{18}F-FDG PET/CT 目前已经建议作为恶性淋巴瘤的初始分期、再分期及疗效随访的标准影像技术，可通过"一站式"显像发现全身几乎所有被侵犯的淋巴结和结外器官。

（2）肺癌：美国临床肿瘤指南（NCCN）中已将 PET/CT 显像作为肺癌临床分期检查非创伤性检查方法之一，国内临床路径也将 PET/CT 检查列为肺癌术前分期的选择项目之一。

（3）结直肠癌

（4）头颈部肿瘤

（5）乳腺癌

3. 疗效监测与预后评价

（1）PET 评价实体瘤疗效标准：完全代谢缓解、部分代谢缓解、代谢进展、代谢稳定。

（2）临床应用：淋巴瘤、非小细胞肺癌、乳腺癌、食管癌。

4. 放射治疗生物靶区勾画中的应用

（1）生物靶区的定义：SPECT/CT、PET/CT 等分子影像技术可以提供结构边界，而且可以显示肿瘤病灶周围及亚区域代谢、灌注、乏氧等不同生物功能信息，在传统物理靶区定义基础上，融合肿瘤组织及其亚区域不同的生物学特性信息，即生物靶区体积（biological target，BT）。

（2）生物学靶区边界的勾画：PET/CT 固定阈值法是目前临床应用确定靶组织体积的一种常用方法；拟合公式法较固定阈值法更为准确。

（3）放射生物治疗计划：利用 PET/CT 显像获得的功能学评估参数对肿瘤放射治疗计划进行评价能更精确地给予肿瘤治疗剂量，减少正常组织损伤。

（4）临床应用：肺癌、头颈部肿瘤、其他肿瘤。

5. 放射治疗疗效评估

三、SPECT/CT 肿瘤显像

1. ^{99m}Tc 标记药物肿瘤显像

（1）^{99m}Tc-MIBI 显像：^{99m}Tc-MIBI 是亲脂性正价阳离子化合物，可通过细胞膜和线粒体膜的负电位被细胞摄取，常作为亲肿瘤显像剂应用于临床。临床应用包括乳腺癌、甲状腺癌、原发性肺癌等。

（2）^{99m}Tc（V）-DSMA 肿瘤显像：确切机制仍不清楚，临床上可用于甲状腺髓样癌的诊断和鉴别诊断。

（3）^{99m}Tc-tetrofosmin 肿瘤显像

2. 其他核素标记肿瘤显像　^{67}Ga 肿瘤显像、^{201}Tl 肿瘤显像。

四、前哨淋巴结显像

肿瘤前哨淋巴结，指肿瘤引流的第一站淋巴结。采用瘤周皮下多点注射硫化锑胶体，利用核素显像观察肿瘤前哨淋巴结，切除后行病理学分析，判定是否存在前哨淋巴结转移。临床应用包括乳腺癌、黑色素瘤。

【习题】

一、名词解释

1. 肿瘤前哨淋巴结

2. 肿瘤代谢显像

3. 肿瘤受体显像

4. 肿瘤乏氧显像

5. 标准化摄取值

二、中英文互译

1. 标准摄取值

2. 前列腺特异性膜抗原

3. total lesion glycolysis，TLG

4. metabolic tumor volume，MTV

5. receptor imaging

6. radioimmunoimaging

三、填空题

1. 肿瘤代谢显像包括_____、_____、_____、_____、_____、_____。

2. 受体显像包括_____、_____、_____、_____、_____。

3. PET 评估实体瘤疗效标准（PERCIST 1.0）将治疗疗效分为_____、_____、_____、_____。

四、选择题

【A1 型题】

1. 目前在肿瘤核医学方面临床应用最广泛的仪器是

   A. γ 照相机　　　　　　　　　B. SPECT　　　　　　　　　C. SPECT/CT

   D. PET/MR　　　　　　　　　E. PET/CT

2. 目前临床应用最广泛、被誉为"世纪分子"的肿瘤显像剂是

   A. ^{18}F-FDG　　　　　　　　B. ^{99m}Tc-MDP　　　　　　　C. ^{11}C-MET

   D. ^{99m}Tc-MIBI　　　　　　　E. ^{18}F-FET

3. 下列说法**不正确**的是

   A. ^{18}F-FDG 反映葡萄糖的代谢状况

   B. ^{18}F-FDG 能够在己糖激酶作用下转化为 6- 磷酸 -^{18}FDG

   C. ^{18}F-FDG 的吸收与血糖水平无关

   D. ^{18}F-FDG 也能被炎症病灶吸收

   E. ^{18}F-FDG 摄取多少与肿瘤细胞表面的葡萄糖转运体多少相关

4. 关于 ^{18}F-FDG PET 显像，做法**不对**的是

   A. 注射前后患者处于安静状态

   B. 显像前排空尿液有利于腹部显像

   C. 检查前，如血糖低于正常，可适量补充葡萄糖

   D. 空腹血糖升高者，可使用胰岛素控制血糖

   E. 禁食 6 小时以上，检查前要大量饮水、充分水化

5. 下列哪项与肿瘤组织摄取 ^{18}F-FDG 的高低程度关系**不大**

   A. 肿瘤的组织类型　　　　　　　　B. 肿瘤细胞的分化程度

   C. 肿瘤组织中肿瘤细胞的负荷　　　D. 肿瘤细胞的增殖情况

   E. 肿瘤的生长方式

6. 关于肿瘤细胞的葡萄糖代谢特点描写**错误**的是

   A. 糖酵解增强　　　　　　　　　　B. 糖分解增强

   C. 细胞表面葡萄糖转运体 1 和 3 高表达　　D. 细胞内己糖激酶高表达

   E. 磷酸化酶大多数情况高表达

7. 正常生理情况下,下列器官中摄取 FDG 最少的是
　　A. 脑　　　　　　　　　　　B. 心肌　　　　　　　　　　　C. 肝脏
　　D. 肺　　　　　　　　　　　E. 肠道

8. 下列肿瘤组织中对 ^{18}F-FDG 摄取一般较低的是
　　A. B 细胞淋巴瘤　　　　　　　　　　　B. 结肠低分化腺癌
　　C. 胃印戒细胞癌　　　　　　　　　　　D. 乳腺浸润性导管癌
　　E. 低分化肝细胞癌

9. 下列常用于诊断脑胶质瘤术后残留的显像剂是
　　A. ^{18}F-FDG　　　　　　　　　B. ^{11}C-MET　　　　　　　　C. ^{11}C-Acetate
　　D. ^{99m}Tc-MDP　　　　　　　　E. ^{18}F-MISO

10. 下列哪项不是肺癌阳性显像
　　A. ^{67}Ga SPECT/CT 显像　　　　　　　　B. ^{201}Tl SPECT/CT 显像
　　C. ^{99m}Tc- MIBI SPECT/CT 显像　　　　　D. ^{18}F-FDG PET/CT 显像
　　E. ^{99m}Tc- MAA SPECT/CT 显像

11. 高分化肝细胞肝癌 ^{18}F-FDG 摄取较低,原因是
　　A. 细胞膜葡萄糖转运体表达较少　　　　B. 肝癌细胞内葡萄糖激酶含量低
　　C. 肝癌细胞内磷酸化酶高表达　　　　　D. 肝癌细胞增殖较慢
　　E. 肝癌病灶血供差

12. 下列哪类肿瘤摄取 ^{18}F-FDG 较低
　　A. 乳腺浸润性导管癌　　　　　　　　　B. 胰腺导管上皮癌
　　C. 食管鳞状细胞癌　　　　　　　　　　D. 肾透明细胞癌
　　E. 恶性黑色素瘤

13. 晚期恶性黑色素瘤患者为明确有无转移,首选
　　A. MR　　　　　　　　　　　　　　　B. ^{18}F-FES PET/CT
　　C. ^{18}F-FDG PET/CT　　　　　　　　D. CT
　　E. ^{99m}Tc-MDP SPECT/CT

14. 下列哪种显像药可以指导前列腺癌核素内照射治疗
　　A. ^{18}F-FDG　　　　　　　　　B. ^{11}C-MET　　　　　　　　C. ^{11}C -CHO
　　D. ^{18}F-FES　　　　　　　　　E. ^{68}Ga-PSMA

15. 下列一般不能作为肿瘤单光子显像剂的是
　　A. ^{99m}Tc-MIBI　　　　　　　　B. ^{99m}Tc-DMSA(V)　　　　C. ^{67}Ga(枸酸镓)
　　D. ^{99m}Tc-DTPA　　　　　　　　E. ^{99m}Tc-tetrofosmin

16. 下列说法错误的是
　　A. 放疗和化疗可以降低肿瘤对 ^{18}F-FDG 的摄取
　　B. 胸腺可以有 ^{18}F-FDG 生理性摄取,特别是在年轻人
　　C. 炎性肉芽组织不摄取 ^{18}F-FDG
　　D. 外伤或手术伤口对 ^{18}F-FDG 的摄取可长达 6 个月
　　E. 化疗后 1~3 周可见骨髓组织摄取 ^{18}F-FDG

17. 下列哪项不是淋巴瘤患者行 ^{18}F-FDG PET/CT 检查目的
　　A. 指导分期　　　　　　　　　B. 评价疗效　　　　　　　　　C. 判断预后

D. 鉴别诊断　　　　　　　　E. 指导靶向治疗

18. 乳腺癌患者怀疑骨转移，**不能**作为诊断骨转移方法的是

　　A. ^{18}F-FDG PET/CT　　　　　　　　B. ^{99m}Tc- MDP SPECT/CT

　　C. ^{18}F-RGD PET/CT　　　　　　　　D. ^{99m}Tc- MIBI SPECT/CT

　　E. Na^{18}F PET/CT

【A2 型题】

19. 男性患者，66 岁，大肠癌 Dukes C 期术后 1 年，血清 CEA 逐渐升高，血清 AFP 正常。肝脏 ^{18}F-FDG PET/CT 示：肝右叶 15cm×20cm 低密度影放射性分布浓聚，SUV 约 4.7。该患者肝脏病灶首先考虑

　　A. 肝转移瘤　　　　　　B. 原发性肝癌　　　　　　C. 局灶性脂肪肝

　　D. 肝血管瘤　　　　　　E. 肝局灶增生结节

20. 女性患者，49 岁，宫颈癌行全子宫、双侧卵巢及盆腔淋巴结清扫术及放化疗后 5 个月复查，PET/CT 示骶前区软组织结节 ^{18}F-FDG 高代谢，SUV 约 7.4，首先怀疑局部

　　A. 术后改变　　　　　　　　　　B. 淋巴结转移

　　C. 放疗后反应性淋巴结增生　　　　D. 放疗后纤维化

　　E. 腹膜种植转移

21. 女性患者，68 岁，因咳嗽、胸痛行 ^{18}F-FDG PET/CT 检查。结果显示：右上肺结节、大脑左侧颞叶及右肾上腺肿块 ^{18}F-FDG 异常浓聚。首先考虑该患者为

　　A. 右上肺结核　　　　　　　　　B. 右上肺炎性病变

　　C. 右上肺癌，并脑及肾上腺转移　　D. 右上肺转移瘤

　　E. 右上肺炎性假瘤

22. 中年女性患者，近期发现左侧乳腺外侧象限小结节，质较硬，似与周围组织粘连，穿刺活检，病理示乳腺浸润性导管癌。行 ^{18}F-FES PET/CT 检查，病灶呈放射性浓聚，图像提示的病理学意义是

　　A. 病灶是恶性　　　　　　　　B. 病灶增殖活跃

　　C. 病灶是良性　　　　　　　　D. 病灶含有大量雌激素受体

　　E. 指南进行内分泌治疗

23. 男性患者，65 岁，升结肠中分化腺癌术后半年，复查 CEA 28μg/ml，行 ^{18}F-FDG PET/CT 检查，其目的是

　　A. 进行分期　　　　　　B. 评价疗效　　　　　　C. 判断预后

　　D. 寻找复发转移灶　　　E. 进行鉴别诊断

24. 女性患者，36 岁，颈前区甲状腺触及一结节，2cm×3cm，质硬，活动，无压痛，穿刺活检病理疑甲状腺癌，下列哪种检查病灶可能是阴性

　　A. ^{18}F-FDG PET/CT　　　　　　　　B. ^{131}I SPECT/CT

　　C. ^{201}Tl SPECT/CT　　　　　　　　D. ^{99m}Tc-DMSA（V）SPECT/CT

　　E. ^{99m}Tc-MIBI SPECT/CT

25. 男性患者，78 岁，前列腺癌治疗后复查发现 PSA 水平升高，首选下列哪种方法

　　A. ^{99m}Tc-MDP SPECT/CT　　　　　　B. ^{68}Ga-PSMA PET/CT

　　C. ^{18}F-FDG PET/CT　　　　　　　　D. ^{11}C-MET PET/CT

　　E. ^{11}C-CHO PET/CT

【A3/A4 型题】

(26~28 题共用题干)

某男性患者,65 岁,自觉吞咽不适,超声内镜示:胸中段食管黏膜小结节,大小 0.5cm×0.9cm,^{18}F-FDG PET/CT 检查,发现胸中段食管病灶代谢略增高,左锁骨上肿大淋巴结代谢活跃。

26. 该患者活检病理示食管恶性病变,该病灶最可能是
    A. 食管鳞状细胞癌
    B. 食管间质瘤
    C. 食管神经内分泌瘤
    D. 食管腺癌
    E. 食管淋巴瘤

27. 食管原发病灶 ^{18}F-FDG 代谢增高不明显的原因**不可能**是
    A. 病灶内癌细胞数少
    B. 病灶体积较小
    C. 癌灶血供不好
    D. 病灶容积效应
    E. 细胞恶性程度高

28. 根据以上信息,该患者的临床分期是
    A. $T_1N_1M_0$
    B. $T_1N_3M_0$
    C. $T_1N_0M_1$
    D. $T_2N_1M_0$
    E. $T_1N_2M_0$

(29~30 题共用题干)

某男性患者,30 岁,近期发现右股骨下段疼痛,局部肿胀伴运动障碍,行 X 线检查,发现右股骨远端肿块。

29. 首先要考虑是哪一种肿瘤
    A. 骨巨细胞瘤
    B. 骨肉瘤
    C. 骨转移瘤
    D. 骨髓瘤
    E. 骨结核

30. 该患者要求手术切除治疗,为了解全身受累情况,应首选下列哪项检查
    A. ^{99m}Tc-MDP SPECT/CT
    B. CT
    C. MR
    D. ^{18}F-FDG PET/CT
    E. 超声检查

(31~32 题共用题干)

男性患者,55 岁,鼻塞伴左颈部无痛性结节 2 月,EB 病毒拷贝数增高,体检示右肩胛骨固定性压痛。

31. 依据上述症状和体征,该患者首先怀疑
    A. 鼻咽癌
    B. 鼻腔恶性病变
    C. 喉癌
    D. 喉咽癌
    E. 甲状腺癌

32. 为明确该患者的全身情况,应首选
    A. ^{99m}Tc-MDP SPECT/CT
    B. Na^{18}F PET/CT
    C. ^{18}F-FDG PET/CT
    D. 切除活检
    E. ^{18}F-FLT PET/CT

(33~34 题共用题干)

男性,26 岁,非霍奇金淋巴瘤患者,^{18}F-FDG PET/CT 显像结果显示:颈部、腋窝、纵隔及腹膜后多个肿大淋巴结放射性浓聚,脾脏多个稍低密度影放射性浓聚,SUV 约 4.2。

33. 该患者脾脏病变考虑

    A. 血管瘤   B. 原发恶性肿瘤   C. 错构瘤

    D. 淋巴瘤脾浸润   E. 不好确定

34. 该患者属于哪一期

    A. Ⅰ期   B. Ⅱ期   C. Ⅲ期

    D. Ⅳ期   E. 不好确定

（35～37题共用题干）

某男性患者，75岁，近期感觉右肺不适伴消瘦，偶有胸痛，胸部平扫CT疑右中肺癌。

35. 如进行确诊，需要完成下列哪项检查

    A. 胸部增强CT   B. 脑部MR

    C. ^{18}F-FDG PET/CT   D. 病理活检

    E. 肿瘤标志物检测

36. 如确诊右肺腺癌，为明确分期，已行脑MR检查，还要完成下列哪项检查

    A. ^{18}F-FDG PET/CT   B. 胸部增强CT

    C. 肾上腺B超检查   D. 全身骨显像

    E. 基因检测

37. 该患者确诊右肺腺癌Ⅳ期，行化疗六疗程。评价全身化疗效果首选下列哪项检查

    A. 胸部增强CT   B. 脑部MR

    C. ^{18}F-FDG PET/CT   D. 全身骨显像

    E. 肿瘤标志物检测

【B1型题】

（38～39题共用备选答案）

    A. 患者身高、体重   B. 注射放射性药物的剂量

    C. 病灶的增殖活跃程度   D. PET扫描参数

    E. CT扫描的毫安量

38. 与肿瘤组织的SUV值有关的是

39. 与注射放射性药物剂量有关的是

（40～41题共用备选答案）

    A. 便于确定是否能够保留器官功能

    B. 准确N分期

    C. 目前临床多用于乳腺癌、阴茎癌、舌癌等

    D. 前哨淋巴结即转移淋巴结

    E. 病灶局部引流的第一站淋巴结

40. 前哨淋巴结的含义是

41. 寻找肿瘤前哨淋巴结的目的是

（42～43题共用备选答案）

    A. 肿瘤放射受体显像   B. 显示T淋巴细胞的分布

C．放射免疫显像　　　　　　　　　　D．筛选适宜靶向治疗的患者

　　E．显示病灶的 CD20 靶点表达分布状况

42．^{123}I- 美罗华的 SPECT/CT 显像属于

43．^{123}I- 美罗华的 SPECT/CT 显像的目的是

（44～45 题共用备选答案）

　　A．^{18}F-FDG PET/CT　　　　　　　　B．MR

　　C．CT　　　　　　　　　　　　　　　D．全身骨显像

　　E．^{11}C-CHO PET/CT

44．可以检测骨髓瘤细胞的活性的是

45．可以筛查骨转移瘤的是

五、简答题

1．什么是肿瘤核医学？其内容和范畴是什么？

2．肿瘤 ^{18}F-FDG 代谢显像的原理是什么？

3．如何分析 PET/CT 图像？

4．SUV 值的影响因素有哪些？

5．简述 ^{18}F-FDG PET/CT 在肿瘤中的临床应用。

6．肿瘤前哨淋巴结显像的临床意义是什么？举例说明。

7．举例说明放射免疫显像在肿瘤临床中的应用价值。

8．靶向显像的临床意义是什么？举例说明。

9．试列举 3 种核医学显像方法来阐述核素肿瘤显像的机制。

六、病例分析

1．患者，男性，59 岁，鼻咽癌综合治疗后 3 年。现患者出现腰背痛，行 X 线检查未见异常。

（1）针对此患者腰背部疼痛可行哪些核素显像？显像剂是什么？它们的显像原理有何特点（请列举出两种）？

（2）以该患者的临床资料为基础，评价两种显像剂的优缺点。

2．男性，71 岁，体检发现左上肺孤立性结节（SPN）。

（1）为明确 SPN 性质可行哪些检查？

（2）肺癌 ^{18}F-FDG PET/CT 典型显像表现有哪些？

（3）举例说明可能产生假阳性和假阴性的 SPN 有哪些。

【参考答案】

一、名词解释

1．肿瘤前哨淋巴结：从局部肿瘤引流的第一站淋巴结。

2．肿瘤代谢显像：以核素标记的基本生命代谢分子或类似物为显像剂，引入体内后经组织代谢、浓聚于肿瘤组织内，依靠射线探测技术测定肿瘤组织的放射性分布，从而明确肿瘤组织某些生物学特征，指导肿瘤诊断和治疗的一种显像方法。

3．肿瘤受体显像：以核素标记的配体或配体类似物为显像剂，引入体内后与存在于肿瘤细胞表面的受体蛋白特异性结合，依靠射线探测技术测定肿瘤组织的放射性分布，即肿瘤细胞的受体

分布，从而指导肿瘤的诊断和治疗的一种显像方法。

4. 肿瘤乏氧显像：是利用核素标记的乏氧显像剂进入肿瘤组织后，因缺氧导致显像剂发生变化而滞留于肿瘤乏氧细胞内，利用显像仪显示乏氧细胞及分布的方法。

5. 标准化摄取值：是 PET 显像时半定量评价病变组织代谢率的指标，即局部感兴趣区平均放射性活度（MBq/ml）/注入放射性活度（MBq）/体重（g）。

二、中英文互译

1. 标准摄取值：standard uptake value，SUV

2. 前列腺特异性膜抗原：prostate-specific membrane antigen，PSMA

3. total lesion glycolysis，TLG：糖酵解总量

4. metabolic tumor volume，MTV：代谢体积

5. receptor imaging：受体显像

6. radioimmunoimaging：放射免疫显像

三、填空题

1. 葡萄糖代谢显像 氨基酸代谢显像 脂肪酸代谢显像 胆碱代谢显像 核苷酸代谢显像 乏氧代谢显像

2. 整合素受体显像 生长抑素受体显像 雌激素受体显像 血管活性肠肽受体显像 胰高血糖素样多肽 -1 受体显像

3. 完全代谢缓解 部分代谢缓解 代谢稳定 代谢进展

四、选择题

【A1 型题】

1. E　2. A　3. C　4. C　5. E　6. E　7. D　8. C　9. B　10. E

11. C　12. D　13. E　14. E　15. D　16. C　17. E　18. D

【A2 型题】

19. A　20. B　21. C　22. D　23. D　24. B　25. B

【A3/A4 型题】

26. A　27. E　28. B　29. D　30. D　31. A　32. C　33. D　34. C　35. D

36. A　37. C

【B1 型题】

38. C　39. A　40. E　41. A　42. C　43. D　44. A　45. D

五、简答题

1. 什么是肿瘤核医学？其内容和范畴是什么？

答：肿瘤核医学是核医学的一个分支，它是用放射性药物发出的射线来进行肿瘤的诊断及治疗的一门交叉学科。它的内容可以分为两方面：①肿瘤的核素影像学，目前应用较多的是肿瘤 PET/CT 诊断和 SPECT/CT 诊断；②肿瘤的核素内照射治疗，目前临床应用较多的是 ^{131}I 治疗分化型甲状腺癌和 Zevalin（^{90}Y- 美罗华）治疗 B 细胞性淋巴瘤等。

2. 肿瘤 ^{18}F-FDG 代谢显像的原理是什么？

答：^{18}F-FDG 静脉注射后，经细胞膜上的葡萄糖转运蛋白转入细胞，在己糖激酶催化下，生成 ^{18}F-FDG-6-PO$_4$。因 ^{18}F-FDG-6-PO$_4$ 与葡萄糖的结构不同而不能进一步代谢；在葡萄糖磷酸化酶催化下，重新转变为 FDG，经葡萄糖转运蛋白进入组织间隙。大部分恶性肿瘤细胞（特别是鳞状细胞等）由于异常增殖，具有糖酵解旺盛的代谢特点。其葡萄糖转运蛋白高表达（尤其是葡萄糖转

运蛋白 1 和 3），已糖激酶高表达，葡萄糖磷酸化酶低表达，造成肿瘤细胞内积聚大量 ^{18}F-FDG。肿瘤组织 ^{18}F-FDG 摄取的多少，反映肿瘤细胞代谢程度和增殖的快慢。通过 PET/CT 扫描所示的 ^{18}F-FDG 生物学分布，显示处于增殖状态肿瘤病灶（也包括淋巴结和其他远处转移灶）所在部位、病灶形态、大小、数量以及与周围组织的关系等。

3. 如何分析 PET/CT 图像？

答：PET/CT 图像反映的是基于病灶形态结构的组织细胞生物学特征。其图像的灵魂是放射性药物的代谢分布。在分析 PET/CT 图像时，要注意三方面的信息：①病灶的生物代谢分布特征；②定量与半定量分析；③病灶的解剖形态学特点。

4. SUV 值的影响因素有哪些？

答：SUV 值即标准化摄取值，它能半定量地评价组织细胞的代谢活性；同时它受到一些因素的影响，如注入体内的放射性药量、扫描的条件如 2D 或 3D 扫描方式、扫描时间的早晚、患者的体重和身高所估计的患者体表面积大小等。SUV 的价值在于它是良恶性评价的参考因素，但不是可以绝对依赖的因素，在临床应用中，必须全面综合代谢功能和解剖的信息。

5. 简述 ^{18}F-FDG PET/CT 在肿瘤中的临床应用。

答：其临床应该包括：①肿瘤良恶性的诊断与鉴别诊断；②肿瘤的临床分期；③寻找有远处转移患者的原发病灶；④鉴别肿瘤治疗后复发或坏死；⑤指导肿瘤靶向治疗（包括生物靶区的勾画）；⑥评价肿瘤对治疗的反应；⑦判断患者预后。

6. 肿瘤前哨淋巴结显像的临床意义是什么？举例说明。

答：前哨淋巴结是距离恶性病变最近的引流淋巴结或接收转移肿瘤播散的第一站淋巴结，其组织病理学改变是判断肿瘤是否淋巴结转移的最好证据。目前利用核素行前哨淋巴结显像，可以在术前或术中探测肿瘤的前哨淋巴结，根据快速冷冻的结果指导手术切除范围。比如乳腺癌手术前在肿瘤周围注射淋巴显像剂，在术中利用 γ 探针探测乳腺癌周围的前哨淋巴结，病理学提示无转移，则行病灶切除，可以保留乳腺，反之行乳腺癌的根治性切除。

7. 举例说明放射免疫显像在肿瘤临床中的应用价值。

答：放射免疫显像是利用免疫学的原理，标记抗体与相应肿瘤表面的特异抗原结合，在体外探测放射性核素在体内的分布情况，从而间接显示肿瘤抗原在体内的分布情况。放射免疫显像显示靶点的分布密度，可以发现肿瘤存在的部位、形态、大小及肿瘤的转移等情况，为临床筛选可进行靶向治疗的患者，并为进行靶向治疗提供较全面信息。目前临床应用较多的是 B 细胞淋巴瘤的放射免疫显像，为淋巴瘤的靶向治疗提供依据。

8. 靶向显像的临床意义是什么？举例说明。

答：靶向显像属于核素显像的范畴，它指选择特异性的分子标记物，利用核素标记示踪剂的原理，在体外较特异性地探测该分子在体内的分布情况；由于其分子特异性较高，所以也称为靶向显像。受体显像及免疫显像是靶向显像的代表，利用标记的配体或抗体来检测体内特定受体及抗原的分布。靶向显像的临床意义在于，有些肿瘤细胞能特异性地表达某种抗原及受体，针对该抗原或受体的靶向显像能较特异性地检测肿瘤在体内的分布；当然，它也存在一些问题，一些肿瘤细胞的抗原表达具有多变性，另外，即使是肿瘤标记物，它们也可在其他组织中存在。

9. 试列举 3 种核医学显像方法来阐述核素肿瘤显像的机制。

答：肿瘤组织与正常组织，良性肿瘤与恶性肿瘤之间的血供、代谢、生化及病理生理等改变使某些放射性核素及核素标记物在这些部位的摄取、分布、滞留和排泄产生差异。通过核医学显像仪器成像可分辨以上的差异，从而对肿瘤的诊断、鉴别诊断和分期提供有用的信息。

（1）恶性肿瘤细胞的糖代谢特征是糖的无氧糖酵解增强，因此利用 ^{18}F-FDG PET 显像可以评价肿瘤的糖代谢状况并提供诊断信息。

（2）肿瘤细胞表面分布有抗原、受体及转运体靶点，可以用放射性核素标记抗体进行免疫显像，如 ^{111}In- 美罗华放射免疫显像、^{18}F-FES 进行雌激素受体显像等。

（3）肿瘤组织血流增加、代谢增强及细胞结构和功能的异常等因素，对某些放射性核素及标记物摄取增加明显大于正常组织。利用这一特点，肿瘤阳性显像对临床诊断及疗效评价有价值，如 ^{201}Tl、^{99m}Tc-MIBI 等肿瘤阳性显像。

六、病例分析

1. 答：（1）根据病史，首先怀疑鼻咽癌骨转移，可行 ^{99m}Tc-MDP 全身骨显像及 ^{18}F-FDG 全身代谢显像，这两种显像剂的显像原理不同：^{99m}Tc-MDP 能与骨组织的有机成分结合，无机成分进行离子交换或化学吸附，它在骨骼中沉积的多少受到局部血流量和骨骼成骨活跃程度的影响；当存在骨转移瘤局部血流量增加，骨细胞活跃，胶原合成增加，可较正常组织聚集更多的趋骨性显像剂，呈放射性"热区"改变。^{18}F-FDG 全身代谢显像反映全身组织的葡萄糖代谢水平，肿瘤细胞增殖旺盛，能量消耗增加，骨转移瘤病灶葡萄糖代谢活跃，^{18}F-FDG 浓聚增多。

（2）对于该患者来说，全身骨显像可以鉴别诊断有无全身骨转移，费用少；不足之处在于 ^{99m}Tc-MDP 属亲骨性显像剂，无法评价非骨组织的代谢情况。^{18}F-FDG 全身代谢显像能显示全身各部位的葡萄糖代谢水平，该患者为鼻咽癌患者，^{18}F-FDG 全身代谢显像在鉴别有无骨转移的同时，能发现其他部位的转移灶及其他良恶性病变，全面评估患者的病情分期，不足之处是费用高。

2. 答：（1）可行肺部 CT 平扫 + 增强检查、PET/CT 检查、穿刺活检。

（2）肺癌典型 ^{18}F-FDG PET/CT 显像表现为结节状或团块状放射性摄取增高，SUVmean > 2.5。肿瘤体积较大者，其放射性浓聚边缘可呈分叶状；较大的恶性肿瘤中心可形成空洞，表现为中央放射性稀疏或缺损、周围放射性浓聚的环形放射性浓聚。肺癌在 CT 上主要表现为肺部软组织结节或肿块，边缘可见分叶、短毛刺、胸膜牵拉、血管集束征等征象。

（3）最常出现假阴性的是原位癌、微浸润腺癌、黏液腺癌、类癌等；最常出现假阳性的是炎性肉芽肿、结核球和炎性假瘤等。

（樊 卫 杨小丰）

第十章
心血管系统

【学习目标】

1. 掌握　心肌灌注显像、代谢显像和门控心血池显像的原理、临床应用和各个参数的意义；应用核素心肌显像对存活心肌状况的判断和心肌活力的分析。
2. 熟悉　各类介入和非介入状态下的心肌显像和门控心血池显像的正常和异常图像所见。
3. 了解　首次通过法心血池显像的相关内容。

【内容提要】

心血管核医学作为核医学中的重要分支，已成为心血管疾病现代化诊疗与研究的一种灵敏、准确、无创的重要手段。目前，心血管核医学不仅用于心血管疾病的诊断，更重要的是用于指导治疗、判断预后和评价疗效。本章主要内容包括心肌灌注显像、心肌代谢显像、平衡法门控心血池显像和首次通过法心血池显像。

一、心肌灌注显像

1. 原理与显像剂

（1）原理：具有功能的心肌细胞选择性摄取某些显像剂，其摄取量与心肌血流量成正比，与局部心肌细胞的功能和活性密切相关。静脉注入该类显像剂后，缺血、损伤或坏死部位的心肌细胞摄取显像剂的功能降低甚至丧失，表现为该区域心肌显像剂分布稀疏或缺损，据此可判断心肌缺血的部位、程度和范围，并提示心肌细胞的活性是否存在。

（2）显像剂：分为单光子核素心肌灌注显像剂（包括 ^{99m}Tc 标记化合物和 ^{201}Tl）和正电子核素心肌灌注显像剂（主要包括 ^{13}N-NH$_3$、^{82}Rb 和 ^{15}O-H$_2$O）。

2. 显像方法

（1）包括负荷和静息显像两部分，通过两种不同状态下的心肌影像对比分析来获得心肌是否缺血的信息。常规使用断层显像。

（2）负荷试验：心脏具有很强的代偿功能，在静息状态下心肌灌注显像可以无明显异常所见。但在负荷状态下，正常冠状动脉扩张，而病变的冠状动脉难以扩张，血流量不增加或增加量低于正常冠状动脉，致使正常与缺血心肌显像剂分布出现明显差异。心脏负荷试验分为运动负荷试验和药物负荷试验。

3．图像分析

（1）正常图像：静息状态下左心室显影清楚，侧壁心肌最厚，表现为显像剂的明显聚集，心尖部心肌较薄，显像剂分布略稀疏，室间隔膜部因是纤维组织，呈稀疏缺损区，其余各壁心肌组织分布均匀。右心室及心房壁较薄，血流量相对较低，显影不清，负荷试验后可轻度显影。心肌灌注断层影像分为短轴断层影像、水平长轴断层影像及垂直长轴断层影像。

靶心图：应用专用软件将短轴断面自心尖部展开所形成的二维同心圆构成靶心图，并以不同颜色显示左心室各壁显像剂分布的相对百分计数值，它与冠状动脉供血区相匹配。

（2）异常图像：在同一断面上连续两帧或两帧以上出现显像剂分布稀疏或缺损，且同一节段在两个或两个以上的断面上同时出现。将静息与负荷的断层图像对比分析，常见的异常图像有三种：可逆性缺损、固定缺损、部分可逆性缺损。

可逆性缺损：指负荷状态下局部心肌摄取显像剂减少或者缺失，在静息或延迟显像时表现为正常。见于可逆性心肌缺血。

固定缺损：指负荷和静息（或延迟）显像时，同一节段始终表现为范围和程度相同的显像剂分布稀疏或是缺损。多见于心肌梗死、心肌瘢痕和"冬眠"心肌。

部分可逆性缺损：指在负荷状态下，局部心肌分布缺损或者明显稀疏，在静息下，相应区域的缺损或稀疏的程度减轻和（或）范围缩小。提示心肌梗死伴缺血或侧支循环形成。

4．临床应用

（1）在冠心病诊治中的应用：主要用于稳定性心绞痛的诊断，危险度分层和疗效评价。

（2）在其他心脏疾病诊治中的应用：如心肌病、糖尿病性心肌损害和微血管性心绞痛。

二、心肌代谢显像与存活心肌评估

冠状动脉血运重建是治疗冠心病严重心肌缺血的重要方法，但缺血心肌具有活力是确保患者受益的必要前提。根据心肌缺血发生的速度和程度，累及的范围和侧支循环建立的时间不同，心肌细胞的损害可能出现以下三种结果：坏死心肌、"冬眠"心肌和顿抑心肌。"冬眠"心肌和顿抑心肌即为缺血存活心肌。心肌灌注显像在评价心肌存活方面具有一定价值，但是会低估心肌细胞活力，代谢是心肌细胞存活的标志，PET心肌代谢显像通过示踪心肌细胞能量代谢底物如葡萄糖、脂肪酸等进行显像，可准确判断心肌细胞的活性。

1．代谢显像的种类

（1）葡萄糖代谢显像：^{18}F-FDG是常用的葡萄糖代谢显像剂，为葡萄糖类似物，进入心肌细胞后被己糖激酶催化成6-P-^{18}F-FDG，但由于结构上的差异，不再参与后续的葡萄糖代谢过程，滞留在心肌细胞内，其聚集程度反映心肌组织的葡萄糖代谢活性。

（2）脂肪酸代谢显像：^{123}I-BMIPP是一种单光子心肌脂肪酸代谢显像剂，心肌摄取和滞留时间与心肌局部血流灌注量及ATP浓度直接相关。注射后2～5分钟的初始分布反映心肌灌注，30分钟时反映心肌组织的脂肪酸代谢活性，必要时3小时延迟显像，观察显像剂再分布状态，判断心肌存活性。

2．存活心肌的评估

（1）灌注-代谢不匹配：是局部心肌细胞缺血但存活的有力证据，是PET诊断"冬眠"心肌的标准。

（2）灌注-代谢匹配：是局部心肌无活力（瘢痕组织）的标志。

3．临床应用 用于冠状动脉血运重建术的疗效预测与评价。

三、心血池显像

心功能测定对于心血管疾病的诊断和评价非常重要。应用放射性核素，采用平衡法门控心血池显像或首次通过法心血池显像测定心室功能，在临床实践中发挥重要作用。

1. 原理与方法

（1）平衡法门控心血池显像：静脉注射能在血液循环内暂时停留而不逸出血管的显像剂，如^{99m}Tc-RBC，在血液循环中分布达到平衡后，以患者心电图 R 波作为打开 SPECT 或 γ 照相机采集的触发信号，按设定的时间间隔自动、连续、等时的采集，该装置称为门电路。通常每一个心动周期分为 16～32 个时间段，连续采集 300～400 个心动周期，按对应的时间段进行影像数据叠加，以获得清晰的心血池系列影像。通过计算机 ROI 技术，获得左右心室的容积曲线及心功能参数。常规采集前位、左前斜45°和左侧位。为评价心脏的储备功能，需行负荷试验。

（2）首次通过法心血池显像：经肘静脉"弹丸"式注射显像剂后，立即启动 γ 照相机进行快速动态采集，通过计算机 ROI 技术，获得左右心室的容积曲线及心功能参数。^{99m}Tc-DTPA 是首选的显像剂。

2. 图像分析

（1）平衡法门控心血池显像：①室壁运动：通过心动电影可以直观地显示心室各壁的收缩和舒张运动。通常将局部室壁运动分为正常、运动减低、无运动和反向运动四种类型。②心室功能测定：利用 ROI 技术在左前斜45°图像上分别勾画左右心室轮廓，生成时间 - 放射性曲线，即为心室容积曲线。据此可计算下列常用的心功能参数：反映心室收缩功能：左或右心室射血分数、前 1/3 射血分数、高峰射血率等；反映心室舒张功能：高峰充盈率、高峰充盈时间、1/3 充盈率等。相位分析：评价左右心室局部收缩的起始时间、顺序和强度。

（2）首次通过法心血池显像：通过动态图像观察心脏各房室及大血管的显影顺序，重要的是测定 RVEF，通过时间、空间消除了左右心室重叠的影响，使右心室的功能参数更为可靠。

3. 临床应用　①肿瘤患者化疗过程中心脏毒性的监测；②室壁瘤的诊断；③心脏传导异常。

【习题】

一、名词解释

1. 心肌可逆性缺损
2. 心肌固定缺损
3. 心肌靶心图
4. 部分可逆性缺损
5. 微血管性心绞痛
6. ^{201}Tl 的再分布
7. 缺血存活心肌
8. 顿抑心肌
9. "冬眠"心肌
10. 灌注 - 代谢不匹配

二、中英文互译

1. 门控心肌显像

2. 心室容积曲线

3. 心肌灌注显像

4. LVEF

5. PFR

6. phase analysis

7. akinesis

8. reversible defect

三、填空题

1. 用于判断心肌是否存活最可靠的无创性心脏检查的方法是_____。

2. 心肌灌注 SPECT 显像常用的显像剂是_____和_____。

3. 射血分数的临床意义是_____。

4. 高峰充盈率（PFR）的临床意义是_____。

5. 放射性核素心肌显像和心血池显像最常用于_____疾病的诊断。

6. 心肌缺血时，心肌灌注显像表现为_____。

7. 心肌梗死时，心肌灌注显像表现为_____。

8. ^{201}Tl 心肌灌注显像时出现"再分布"最可能的是_____心肌。

9. 心血池功能显像时，出现"心室壁的反向运动"最常见的是_____。

四、选择题

【A1 型题】

1. ^{201}Tl 再分布是下列哪种疾病的特征性表现

    A. 急性心肌梗死   B. 陈旧性心肌梗死   C. 心肌缺血

    D. 心肌炎   E. 心肌病

2. 目前公认的检测存活心肌的常规检查方法是

    A. 门电路心血池断层显像

    B. 64 排螺旋 CT

    C. 心肌灌注显像联合 ^{18}F-FDG 心肌代谢 PET 显像

    D. SPECT 心肌灌注显像

    E. 超声心动图

3. 心肌摄取显像剂的量最主要与下列哪项因素有关

    A. 心肌厚度   B. 缺血病灶的大小

    C. 冠脉血流量   D. 心肌弥散性清除率

    E. 患者的体重

4. 下列门控心血池显像测定中，最常用的反映心脏舒张功能的参数是

    A. PER   B. PFR   C. LVEF

    D. TPER   E. RWM

5. 心肌灌注显像常用的显像剂是

    A. ^{99m}Tc-RBC   B. ^{99m}Tc-ECD   C. ^{99m}Tc-MIBI

    D. ^{99m}Tc-EHIDA   E. ^{99m}Tc-PYP

6. 关于 PFR 准确的含义是

    A. 高峰充盈率   B. 收缩功能参数

C. 射血分数　　　　　　　　　　　　　　D. 高峰收缩率

E. 局部舒张功能参数

7. 心肌缺血时，心肌灌注 SPECT 显像表现为

  A. 固定性放射性缺损　　　　　　　　　B. 放射性持续缺损

  C. 放射性分布增强　　　　　　　　　　D. 放射性分布无变化

  E. 可逆性放射性缺损

8. 心肌灌注显像时，心室腔扩大，心室壁变薄，病灶呈普遍性稀疏、缺损多见于

  A. 预激综合征　　　　　　　　　　　　B. 心室室壁瘤

  C. 早期心肌缺血　　　　　　　　　　　D. 梗阻性心肌病

  E. 扩张型心肌病

9. ^{99m}Tc-MIBI 与 ^{201}Tl 明显不同之处在于

  A. ^{99m}Tc-MIBI 没有明显再分布　　　　B. 检查费用明显不同

  C. 不能进行负荷显像　　　　　　　　　D. ^{99m}Tc-MIBI 显像质量较差

  E. 不能进行符合显像

10. ^{201}Tl 心肌显像的再分布现象是因为

  A. 局部心肌对 ^{201}Tl 的摄取慢而清除快

  B. 局部心肌对 ^{201}Tl 的摄取快而清除慢

  C. 局部心肌对 ^{201}Tl 的摄取而不清除

  D. 局部心肌对 ^{201}Tl 的摄取和清除与血流量呈正相关

  E. 局部心肌对 ^{201}Tl 的不摄取

11. 心肌灌注显像时，部分可逆性缺损多提示

  A. 梗阻性心肌病　　　　　　　　　　　B. 心室室壁瘤

  C. 早期心肌缺血　　　　　　　　　　　D. 心肌缺血与心肌梗死并存

  E. 扩张型心肌病

12. 门控心血池显像，心动电影上显示为反向运动多见于

  A. 预激综合征　　　　　B. 心肌炎　　　　　　　C. 早期心肌缺血

  D. 梗阻性心肌病　　　　E. 心室室壁瘤

13. 反向分布图像是指

  A. 负荷显像灌注缺损明显，而静息显像时可见明显的灌注稀疏区

  B. 负荷显像灌注缺损不明显，而静息显像时可见明显的灌注稀疏区

  C. 负荷显像灌注缺损不明显，而静息显像时也无明显的灌注稀疏区

  D. 负荷显像灌注正常分布，而静息显像时可见明显的灌注稀疏区

  E. 负荷显像灌注缺损不明显，而静息显像时正常分布

14. 下列门控心血池显像测定中，最常用的反映心脏整体功能的指标是

  A. PER　　　　　　　　B. PFR　　　　　　　　C. LVEF

  D. TPFR　　　　　　　E. RWM

15. ^{201}Tl 心肌负荷和静息显像时，均出现局灶型的放射性缺损，下列哪种疾病的可能性最大

  A. 肥厚型心肌病　　　　　　　　　　　B. 心肌梗死

  C. 心肌轻度的缺血　　　　　　　　　　D. 心绞痛

  E. 冠脉（X）综合征

16. LVEF 的含义是
　　A. 局部射血分数　　　　　　　B. 射血分数　　　　　　　　C. 左室射血分数
　　D. 右室射血分数　　　　　　　E. 心脏射血分数

17. 核素心肌灌注显像和心血池显像最常用于下列哪种疾病的诊断
　　A. 缺血性心肌病　　　　　　　　　　B. 风湿性心脏病
　　C. 高血压性心脏病　　　　　　　　　D. 冠心病心肌缺血
　　E. 先天性心脏病

18. 瘢痕心肌的心肌灌注显像表现为
　　A. 固定性放射性缺损　　　　　　　　B. 放射性持续缺损
　　C. 放射性分布增强　　　　　　　　　D. 放射性分布无变化
　　E. 再分布

19. 平衡法门控心血池显像时，出现"心室壁的反向运动"最常见的是
　　A. 心绞痛　　　　　　　　　　B. 心肌缺血　　　　　　　　C. 急性心肌炎
　　D. 梗阻性心肌病　　　　　　　E. 陈旧性心肌梗死

20. 既能进行心肌显像又能进行甲状腺癌阳性显像的显像剂是
　　A. ^{67}Ga　　　　　　　　　B. ^{99m}Tc-MIBI　　　　　　C. ^{131}I
　　D. ^{201}Tl　　　　　　　　　E. ^{125}I

21. 心肌摄取 ^{99m}Tc-MIBI 的量，主要与下列哪项因素有关
　　A. 心肌厚度　　　　　　　　　　　　B. 缺血灶大小
　　C. 冠脉血流量　　　　　　　　　　　D. 心肌弥散性清除率
　　E. 心肌细胞缺血时间

22. 心肌灌注显像靶心图是根据下列哪种图像制成的
　　A. 垂直长轴图像　　　　　　　　　　B. 水平长轴图像
　　C. LAO 45° 图像　　　　　　　　　　D. 短轴断层图像
　　E. 冠状断层图像

23. 心肌灌注显像的静息及负荷显像的间隔时间应该为
　　A. 2 小时内　　　　　　　　　B. 同一天或隔日　　　　　　C. 间隔 2~3 天
　　D. 间隔 4~6 天　　　　　　　E. 间隔 1 周

24. 下列哪几种药物与双嘧达莫负荷心肌灌注显像作用机制相似
　　A. 多巴酚丁胺　　　　　　　　B. 氨茶碱　　　　　　　　　C. 硝酸甘油
　　D. 普萘洛尔　　　　　　　　　E. 异山梨酯

25. 正常冠状动脉在运动负荷时其血流量较静息时增加
　　A. 1~2 倍　　　　　　　　　　B. 3~5 倍　　　　　　　　　C. 6~7 倍
　　D. 8~9 倍　　　　　　　　　　E. 10 倍以上

26. 心肌灌注显像时，可逆性灌注缺损多提示
　　A. 病变部位心肌具有活力　　　　　　B. 心肌缺血
　　C. 重度心肌缺血　　　　　　　　　　D. 心肌缺血与心肌梗死并存
　　E. 心肌梗死

27. 门控心血池显像中，心动电影见弥漫性室壁运动低下多见于
　　A. 心肌梗死　　　　　　　　　　　　B. 可逆性心肌缺血

C. 肥厚型心肌病   D. 扩张型心肌病

E. 室壁瘤

28. 在心血池显像中,下列对"传导异常"具有独特价值的是

A. 相位图   B. 振幅图   C. 时相直方图

D. 心动电影   E. 时相分析

29. 何种情况下心脏事件的发生概率较高

A. 心肌灌注显像正常   B. 呈现固定性缺损

C. 呈现可逆性缺损   D. 反向分布

E. 呈现多处、大范围可逆性缺损

30. 在空腹、血糖浓度较低时,心肌细胞的主要能源物质是

A. 葡萄糖   B. 氨基酸   C. 多肽

D. 脂肪酸   E. 蛋白质

31. 进食后,心肌细胞的主要能源物质是

A. 葡萄糖   B. 氨基酸   C. 多肽

D. 脂肪酸   E. 蛋白质

32. 在葡萄糖负荷条件下,关于 ^{18}F-FDG 心肌显像中存活心肌与坏死心肌的图像,下列表现正确的是

A. 存活心肌摄取,坏死心肌不摄取   B. 存活心肌不摄取,坏死心肌不摄取

C. 存活心肌摄取,坏死心肌摄取增高   D. 存活心肌不摄取,坏死心肌摄取增高

E. 存活心肌摄取减低,坏死心肌摄取增高

33. 下列评价心肌活力的检查中,最为准确的是

A. 灌注 + 代谢显像   B. ^{201}Tl 再注射法显像

C. 门控心肌灌注显像   D. 硝酸盐介入灌注显像

E. 小剂量多巴酚丁胺介入灌注显像

34. 关于扩张型心肌病,正确的是

A. LVEF > 50%   B. 反向分布

C. 斑片样放射性分布稀疏   D. 局部节段性放射性减低

E. 多发节段性放射性稀疏缺损

35. 关于缺血性心肌病,正确的是

A. LVEF > 50%

B. 与冠脉血流分布一致的节段性放射性减低或缺损

C. 斑片样放射性分布

D. 局部节段性放射性减低

E. 反向分布

36. 心肌灌注显像时,固定性灌注缺损多提示

A. 梗阻性心肌病   B. 心室室壁瘤

C. 早期心肌缺血   D. 心肌梗死

E. 严重心肌缺血

37. ^{201}Tl 在心肌细胞内初始分布取决于

A. 冠状动脉血流量   B. 注射 ^{201}Tl 显像药物的时间

C. EF 值的高低　　　　　　　　　　D. PFR 值的高低

E. 注射 ^{201}Tl 显像药物的量的多少

38. 以下哪项**不是** ^{201}Tl 的特点

A. 使用方便，无需临时进行标记

B. 一次静脉注射，当天完成负荷和延迟显像

C. 采用运动—延迟—再注射法可估测心肌存活

D. 进行心肌灌注显像时，图像质量好于 ^{99m}Tc-MIBI

E. 由回旋加速器生产，物理半衰期相对较长

39. 以下哪项**不是** ^{99m}Tc 标记的心肌灌注显像剂的特点

A. ^{99m}Tc 物理半衰期短（6 小时），γ 光子能量适中（140keV）

B. 不能静脉注射较大剂量（20～30mCi），获得的图像质量不佳

C. 可进行首次通过法显像及门电路心肌断层显像

D. 一次检查同时得到心肌灌注及心脏功能等多个信息

E. 对患者的辐射剂量相对较少

40. 以下哪项**不是** PET 核素正电子心肌灌注显像剂具有的特点

A. 半衰期很短，可在短时间内重复注射检查

B. 与 SPECT 相比，PET 具有更高的空间分辨率和探测效率

C. 可对心肌血流量进行绝对定量

D. 不能计算心肌血流储备（MFR）

E. 使用正电子核素心肌灌注显像需要配备生产核素的加速器或发生器

41. 心肌灌注显像呈"花斑型"灌注缺损，提示

A. 心肌病和心肌炎　　　　　　　　　B. 心肌梗死伴心肌缺血

C. 不典型心肌缺血　　　　　　　　　D. 侧支循环形成

E. 轻度的陈旧性心肌梗死

42. 分析心肌断层图像应注意的组织衰减有

A. 肝影干扰，导致下壁放射性稀疏

B. 心脏影像干扰，导致前壁放射性稀疏

C. 胸壁肌肉对左室前壁的影响可致前壁稀疏

D. 肺影干扰，导致前壁放射性稀疏

E. 膈肌对下壁影响，可引起下后壁放射性稀疏

43. 心肌代谢显像的临床价值是

A. 鉴别心脏瓣膜病　　　　　　　　　B. 早期诊断心肌缺血

C. 明确诊断急性心肌炎　　　　　　　D. 检测存活心肌

E. 鉴别心肌病类型

44. 关于核素心肌灌注显像的临床价值，以下**不正确**的是

A. 较高的灵敏度　　　　　　　　　　B. 特异性和准确性较高

C. 明确病灶的部位、范围和程度　　　D. 准确判断预后

E. 它直接反映了病变冠脉血流灌注状态

45. 以下哪项**不属于**核素负荷及静息心肌显像不能准确检出冠心病心肌缺血的主要原因

A. 运动量不足

　　B. 冠状动脉狭窄程度轻

　　C. 冠状动脉近端的狭窄

　　D. 冠状动脉狭窄后侧支循环形成以及多支病变

　　E. 狭窄程度相似

46. 以下哪项**不是**^{18}F-FDG 心肌代谢 PET 显像的临床价值

　　A. 冠心病的早期诊断

　　B. 左心室泵功能情况

　　C. 心肌缺血范围与程度的客观评价及心肌梗死区存活心肌的准确判断

　　D. 冠状动脉血管重建术前适应证选择

　　E. 心肌病异常代谢的研究与病因探讨

【A2 型题】

47. 患者 62 岁，2 天前突发心前区痛伴胸闷，^{201}Tl 负荷显像示下壁部位放射性缺损，延迟显像放射性分布见明显填充，此时患者的诊断最可能为

　　A. 心肌缺血　　　　　　　B. 急性心肌梗死　　　　　C. 心肌炎

　　D. 扩张型心肌病　　　　　E. 肥厚型心肌病

【B1 型题】

（48～49 题共用备选答案）

　　A. LVEF　　　　　　　　　B. PFR　　　　　　　　　C. 1/3EF

　　D. ESV　　　　　　　　　　E. EDV

48. 最常用的反映左心室收缩功能的指标是

49. 最常用的反映左心室舒张功能的指标是

（50～51 题共用备选答案）

　　A. ^{99m}Tc-RBC　　　　　　　B. ^{99m}Tc-DTPA　　　　　C. ^{99m}Tc-MIBI

　　D. 游离 ^{99m}Tc　　　　　　　E. ^{99m}Tc-MDP

50. 平衡法门控心血池显像常用的显像剂是

51. 首次通过法心血池显像常用的显像剂是

五、简答题

1. 心肌血流灌注断层显像的原理是什么？

2. 心肌血流灌注断层显像的主要临床应用是什么？

3. 运动负荷心肌灌注显像的原理是什么？

4. ^{18}F-FDG 心肌代谢显像原理是什么？

5. 核素心血池显像的临床应用包括哪几个方面？

6. 运动负荷心肌灌注显像的临床应用价值是什么？

7. ^{18}F-FDG 心肌葡萄糖代谢显像的临床应用价值是什么？

8. 心脏运动负荷试验的适应证是什么？

9. ^{99m}Tc-MIBI 作为心肌灌注显像剂的优点是什么？

10. 简述核素心肌灌注显像异常影像有哪些类型，各表示什么临床意义。

11. 简述固定性灌注缺损的预后意义。

12. 简述心肌灌注显像与葡萄糖代谢显像评估存活心肌的临床价值，以及图像分析的几种情况。

六、病例分析

患者,男,40 余岁,无糖尿病及高血压史,无酗酒和吸烟史。某日夜间突发心前区持续性疼痛,伴心悸、出汗,口服硝酸甘油疗效不佳。发作 1 小时后紧急去某家大医院就诊,冠脉造影结果见图 10-1、心肌灌注显像见文末彩图 10-2。心电图检查:窦性心动过速,Ⅱ、Ⅲ和 V3、V4 的 RT 改变,T 波低平,未做心电图运动试验。

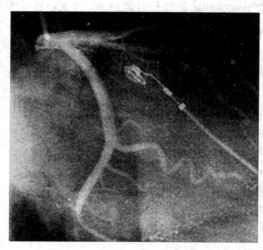

图 10-1　冠状动脉造影图

(1)冠状动脉造影结果如何?
(2)静息心肌血流灌注显像结果如何?
(3)可能的诊断是什么?
(4)为何心肌灌注显像与冠脉造影不匹配?

【参考答案】

一、名词解释

1.心肌可逆性缺损:负荷心肌显像呈现为放射性缺损或稀疏,静息或延迟显像填充或“再分布”,见于心肌缺血。

2.心肌固定缺损:负荷心肌显像呈现为放射性缺损,静息影像显示该部位仍为放射性缺损,见于心肌梗死、心肌瘢痕和“冬眠”心肌。

3.心肌靶心图:应用专用软件将短轴断面自心尖部展开所形成的二维同心圆构成靶心图,并以不同颜色显示左心室各壁显像剂分布的相对百分计数值,它与冠状动脉供血区相匹配。

4.部分可逆性缺损:静息显像显示原放射性缺损区域呈现部分填充,心室壁不可逆和可逆性缺血同时存在,提示心肌梗死伴缺血或侧支循环形成。

5.微血管性心绞痛:由于冠状动脉微小血管分支病变所致的心绞痛,尽管临床上有典型的心绞痛症状,但冠脉造影通常表现为正常,心肌灌注显像时,约有半数患者表现为心肌缺血。

6.^{201}Tl 的再分布:是指 ^{201}Tl 在心肌的分布呈动态过程,在摄取高峰后,心肌细胞不断地将 ^{201}Tl 洗脱至血液,这时放射性活度逐渐降低,一般在 3~4 小时后达到新的平衡。由于缺血心肌对 ^{201}Tl 洗脱速度低于正常心肌,因此缺血心肌和正常心肌之间的 ^{201}Tl 浓度差缩小,形成相对的再充填现象，是心肌缺血的特征性表现。

7. 缺血存活心肌：是指心肌缺血，但心肌细胞仍保持其存活状态，血供恢复后，心肌功能可部分或全部恢复，包括顿抑心肌和"冬眠"心肌。

8. 顿抑心肌：是指心肌短时间缺血后，引起心室功能严重障碍，血流再灌注后该部位功能恢复延迟。

9. "冬眠"心肌：是指由于冠状动脉血流长时间减少，造成心肌细胞功能受损但仍保持代谢活动，其细胞膜完整，心肌并未坏死，恢复血流灌注后心功能可以改善或恢复正常。

10. 灌注 - 代谢不匹配：心肌灌注显像表现为显像剂分布稀疏或缺损区域，代谢显像时表现为显像剂摄取正常或相对增加，是局部心肌细胞缺血但存活的有力证据，是 PET 诊断"冬眠"心肌的标准。

二、中英文互译

1. 门控心肌显像：gated cardiac imaging

2. 心室容积曲线：ventricular volume curve

3. 心肌灌注显像：myocardial perfusion imaging

4. LVEF：左室射血分数

5. PFR：高峰充盈率

6. phase analysis：时相分析

7. akinesis：无运动

8. reversible defect：可逆性缺损

三、填空题

1. 核素心肌灌注 + 代谢显像

2. ^{99m}Tc-MIBI　^{201}Tl

3. 反映心脏整体泵功能

4. 反映心室舒张功能

5. 冠心病心肌缺血

6. 可逆性缺损

7. 固定缺损

8. 缺血

9. 室壁瘤

四、选择题

【A1 型题】

1. C　　2. C　　3. C　　4. B　　5. C　　6. A　　7. E　　8. E　　9. A　　10. D
11. D　　12. E　　13. B　　14. C　　15. B　　16. C　　17. D　　18. A　　19. E　　20. D
21. C　　22. D　　23. A　　24. A　　25. B　　26. C　　27. D　　28. E　　29. E　　30. D
31. A　　32. A　　33. A　　34. C　　35. B　　36. D　　37. A　　38. D　　39. B　　40. D
41. A　　42. E　　43. D　　44. D　　45. C　　46. B

【A2 型题】

47. A

【B1 型题】

48. A　　49. B　　50. A　　51. B

五、简答题

1. 心肌血流灌注断层显像的原理是什么？

答：正常心肌细胞具有摄取某些阳离子放射性核素心肌显像剂（如 ^{99m}Tc-MIBI 等）的功能而显影，局部缺血或坏死心肌的摄取能力减低或丧失而表现为放射性减低区或"冷区"，心肌摄取该放射性药物的量与心肌血流灌注量呈正相关，正常心肌在运动时冠状动脉扩张，其血流量增加 3～5 倍，某些心肌缺血患者在静息状态下，由于冠状动脉的储备功能和侧支循环形成，心肌灌注显像可无异常表现。但运动负荷时，狭窄的冠状动脉不能增加血流量致使该供血区表现为放射性减低区。

2. 心肌血流灌注断层显像的主要临床应用是什么？

答：（1）在冠心病诊治中的应用主要包括稳定性心绞痛的诊断、危险度分层和疗效评价，是评价冠心病疗效的首选方法；（2）在其他心脏疾病诊治中的应用主要包括扩张型心肌病、肥厚型心肌病的辅助诊断及其与缺血性心肌病的鉴别诊断、评价糖尿病心肌损害、辅助诊断微血管性心绞痛。

3. 运动负荷心肌灌注显像的原理是什么？

答：人类的心脏具有很强的储备能力，躯体剧烈运动时，心脏做功增加，正常的冠状动脉自行扩张，使血流量增加 3～4 倍。病变的冠状动脉由于管壁结构的变化，不能够有效地扩张，其支配区域的血流量便明显低于其他部位，病损心肌细胞的摄取能力降低或丧失，致使病变区域的血流灌注减低，呈放射性分布降低或缺损。但是，即使冠状动脉狭窄在 80% 以上，在静息状态下心肌的血流灌注也可以正常。因此在心肌灌注显像上表现为可逆性放射性减低或缺损。运动负荷试验是探测心肌缺血的重要方法。

4. ^{18}F-FDG 心肌代谢显像原理是什么？

答：心脏是人体能量需求最高的脏器之一，葡萄糖等是心脏最主要的能量底物。因此静脉注入 ^{18}F-FDG 后被心肌细胞摄取，可用于心肌断层显像。在体外用 PET 或符合线路 SPECT 灵敏地检测心肌葡萄糖在正常与异常状态下的代谢分布变化，客观反映心肌的缺血程度及范围，对准确鉴别正常、缺血和坏死心肌状态，检测存活心肌，正确评价冠脉再通术的适应证有重要意义。

5. 核素心血池显像的临床应用包括哪几个方面？

答：①冠心病早期辅助诊断：表现为负荷显像出现节段性室壁活动异常，缺血严重者静息显像亦可见室壁活动异常，静息时 LVEF 往往无明显异常，但在运动负荷试验后 LVEF 无明显增加（增加值 <5%）甚至降低。它是评价冠心病心脏功能状态的有效方法。②预后判断：该方法作为冠心病患者病情严重程度评价和判断预后的主要方法之一。LVEF 值等心功能指标能准确反映病情严重程度，与心脏事件（如心肌梗死或心源性死亡等）的发生密切相关。③室壁瘤诊断：为心肌梗死的合并症。影像特征为心室形态失常，心室壁局限性膨出，局部反向运动。它对室壁瘤诊断的灵敏性和特异性均可达 95%～100%，可作为心肌梗死患者疑有室壁瘤时的首选检查。④心功能判断和疗效评价：临床上可用于各种心脏疾病（如心肌病、瓣膜病和肺心病等）的心功能状态判断；心脏手术前心功能评价和手术时机选择；各种治疗方法对心功能的改善效果的随访评价；某些化疗药物对心脏毒性的监测等。⑤充血性心力衰竭：由于门控心血池显像能够全面完整地分析左、右心室收缩与舒张功能，故不仅可应用于探查潜在的心功能不全、判断心衰程度，对了解左室重塑、分析心衰病因和判断心衰类型均有价值。

6. 运动负荷心肌灌注显像的临床应用价值是什么？

答：由于运动介入试验能反映生理条件下的冠状动脉的储备功能，较解剖上的血管狭窄程度更能正确显示有意义的冠状动脉病变，因此在临床上广泛用于冠心病心肌缺血的诊断、评估冠状动脉的储备功能、判断心肌梗死后仍有心绞痛者是否伴有心肌缺血、评价冠心病的治疗效果等。

目前已经成为心肌灌注显像必要的常规手段。

7. ^{18}F-FDG 心肌葡萄糖代谢显像的临床应用价值是什么？

答：其临床应用价值有：冠心病早期诊断；心肌缺血范围与程度的客观评价及心肌梗死区存活心肌的准确判断；冠状动脉血管重建术前适应证的选择；心肌病异常代谢的研究与病因探讨。

8. 心脏运动负荷试验的适应证是什么？

答：胸痛综合征的病因诊断；心肌缺血的范围、程度及预后评估；心脏病内科和手术治疗的疗效观察；心脏疾患的心脏储备功能的估测。

9. ^{99m}Tc-MIBI 作为心肌灌注显像剂的优点是什么？

答：^{99m}Tc 物理性能好，适合 γ 照相机系统；^{99m}Tc 物理半衰期短，发射纯 γ 射线；^{99m}Tc 为发生器生产，价格低廉；^{99m}Tc 的 γ 射线能量低，为 140keV，可应用较大活度，图像质量好；制备简单，不需加热。

10. 简述核素心肌灌注显像异常影像有哪些类型，各表示什么临床意义。

答：①可逆性缺损：负荷试验显像呈放射性缺损，再分布显像或静息显像原缺损部分或全部填充，是心肌缺血的典型表现。②固定性缺损：负荷试验显像和再分布显像或静息显像均呈放射性缺损，见于心肌梗死或极严重的心肌缺血。③部分可逆性缺损：在负荷状态下，局部心肌组织缺损或明显稀疏，在静息状态下，相应区域的缺损或稀疏程度减轻和（或）范围缩小，提示心肌梗死伴缺血或侧支循环形成。

11. 简述固定性灌注缺损的预后意义。

答：负荷显像和静息显像出现固定性缺损，表明局部心肌可能坏死或处于"冬眠"状态，在这种情况下，发生心脏事件的危险性主要取决于心肌梗死的范围以及是否有多节段的存活（冬眠）心肌，范围较小，预后较佳。如果梗死范围大或有多发的存活心肌，心功能不良者，预后则较差，应采取积极的治疗措施。由于运动静息心肌灌注显像低估了心肌活性，因此这种固定性缺损并非全部是真正心肌梗死，对此类患者应进一步进行心肌代谢显像或其他测定心肌存活的方法，以选择治疗方案和判断预后。

12. 简述心肌灌注显像与葡萄糖代谢显像评估存活心肌的临床价值，以及图像分析的几种情况。

答：冠心病存活心肌的检测对治疗方案选择、预测疗效及估价预后有重要意义；PET 心肌 ^{18}F-FDG 代谢显像是公认的检测存活心肌的可靠方法。心肌灌注与葡萄糖代谢显像结合分析有三种情况：①血流与代谢显像均正常，提示无缺血改变；②血流灌注明显减低，而葡萄糖利用正常或相对增加，提示心肌缺血但存活；③心肌血流与葡萄糖代谢均明显减低，提示心肌瘢痕和不可逆性损伤。

六、病例分析

答：(1) 冠状动脉造影结果未见异常。

(2) 静息心肌血流灌注显像结果显示左室多发心肌放射性分布缺损。

(3) 可能的诊断是冠状动脉微血管功能障碍综合征。

(4) 心肌灌注显像与冠脉造影不匹配的原因是：①冠脉造影可以反映冠状动脉内的解剖结构，显示管腔狭窄的部位与程度，而心肌灌注显像通过核素显像剂的分布反映心肌局部血流灌注量，两者反映的方面不同，导致结果不一致。②心肌局部血流灌注取决于冠状动脉及其微血管通畅与否。冠脉狭窄患者心肌血流受损，心肌灌注显像阳性。若患者冠状动脉的狭窄程度不严重，但伴有冠状动脉痉挛，说明心肌细胞功能已经受损而无法摄取心肌显像剂。③由冠状动脉微血管功能障碍引起心肌细胞血供受损，导致心肌显像异常。

（李文婵）

第十一章
神 经 系 统

【学习目标】

1. 掌握 脑血流灌注显像基本原理，正常、异常影像表现、适应证及主要临床应用，脑代谢显像原理及主要临床应用，神经受体显像原理。

2. 熟悉 脑血流灌注显像各种常见疾病的影像特征，脑脊液显像原理、正常及异常影像表现、临床应用。

3. 了解 各种神经显像的基本方法，神经系统核医学研究进展。

【内容提要】

神经核医学常用的显像方法有：脑血流灌注显像、脑代谢显像、脑神经递质和受体显像、脑脊液间隙显像和脑血管显像。

一、脑血流灌注显像

1. 显像原理 脑血流灌注显像剂通过血脑屏障被脑细胞所摄取，摄取的量与局部脑血流量呈正相关，在体外通过 SPECT 或 PET 进行断层显像，即可得到局部脑血流灌注的图像。

2. 常用显像剂 见表 11-1。

表 11-1 脑血流灌注常用显像剂

类别	常用显像剂
SPECT	
^{99m}Tc 标记的显像剂	^{99m}Tc–ECD、^{99m}Tc-HMPAO
^{123}I- 标记的胺类化合物	^{123}I-IMP
弥散性脑显像剂	^{133}Xe
PET	^{15}O-H$_2$O、^{13}N-NH$_3$·H$_2$O

3. 临床应用

（1）脑血管疾病：影像表现为梗死部位呈放射性分布稀疏、缺损，放射性减低区包括周围的水肿和缺血区，常较 CT 显示的低密度区要大。

短暂性脑缺血发作（TIA）：病变受累部位脑血流灌注减低，呈放射性分布减低区，诊断灵敏度随显像时间的推迟而明显下降。

（2）癫痫病灶的定位诊断：癫痫的脑血流灌注显像影像表现为病灶在发作期（ictal）血流灌注增加，而发作间期（interval）血流灌注减低。

（3）阿尔茨海默病（Alzheimer disease, AD）的诊断及鉴别诊断：脑血流灌注显像有助于 AD 的早期诊断，典型表现为双侧颞顶叶灌注减低，以后可累及额叶，而基底节、丘脑和小脑通常不受累。

鉴别诊断：血管性痴呆为不对称性皮质及皮质下灌注减低，基底节、丘脑常受累；路易体痴呆以枕叶改变更为明显；Pick 病以双侧额叶为主，颞叶前部也可受累。

（4）脑外伤：对轻度或中度闭合性脑外伤患者，脑血流灌注显像可以探查到 CT、MRI 表现正常的创伤所致的局部脑血流异常；而对于 CT、MRI 异常的病变，血流灌注显像所显示的病灶范围也要大于前者。

（5）脑死亡：SPECT 脑血流灌注显像是判断脑死亡最方便、有效工具。脑死亡者脑血流灌注显像表现为全脑实质无放射性摄取。

（6）精神疾病

（7）脑肿瘤

（8）脑功能研究

（9）药物成瘾

二、脑代谢显像

脑代谢显像主要包括：脑葡萄糖代谢显像、氧代谢显像、氨基酸代谢显像、胆碱代谢显像及核酸代谢显像等。

1. 脑葡萄糖代谢显像原理　脑组织需要消耗大量的能量，而葡萄糖几乎是其唯一的能量来源。^{18}F-FDG 是葡萄糖的类似物，静脉注射后，被脑组织所摄取，摄取的多少反映了脑组织功能的高低。在体外通过正电子符合探测成像，即可得到反映局部脑组织对葡萄糖利用和脑功能的图像。

2. 脑代谢显像方法及临床意义　见表 11-2。

表 11-2　脑代谢显像方法及临床意义

方法	显像剂	临床意义
脑葡萄糖代谢	^{18}F-FDG	详见"脑葡萄糖代谢显像临床应用"
氧代谢显像	C^{15}O$_2$、^{15}O$_2$ 气体	脑功能的研究；脑血管病、痴呆等的诊断
氨基酸代谢	^{11}C-MET	脑肿瘤诊断、定位
	^{18}F-FET	脑肿瘤诊断、定位；肿瘤组织与炎症鉴别诊断
胆碱代谢	^{11}C 或 ^{18}F-choline	脑低度与高度恶性肿瘤鉴别诊断；脑转移灶诊断
核酸代谢	^{18}F-thymine、^{11}C-thymine	评价肿瘤增殖，有助于对肿瘤的良恶性鉴别、转移灶的寻找、抗增殖治疗疗效的评估和预后

3. 临床应用

（1）癫痫灶定位诊断：在发作期和发作后的短时间内由于局部脑代谢增加，病灶摄取 ^{18}F-FDG 增加；发作间期则因病灶残留的神经元数量较正常组织少，能量代谢低，摄取 ^{18}F-FDG 减少。

（2）脑肿瘤诊断与鉴别诊断：脑肿瘤葡萄糖代谢的活跃程度与肿瘤的恶性度相关，良性和低度恶性的肿瘤对葡萄糖的摄取较低，而恶性度高的则大多葡萄糖代谢活跃，以此可以对肿瘤进行分级，并且有助于活检部位的确定。脑葡萄糖代谢显像能够鉴别术后或放疗后的瘢痕、坏死组织与残留或复发病灶。

（3）痴呆的诊断和鉴别诊断：轻度、中度阿尔茨海默病患者中显示局部葡萄糖代谢率明显低于同龄对照者，最常见顶叶、颞后叶和枕叶前部皮质，最典型表现为双侧颞顶叶代谢降低。

血管性痴呆表现为：脑内散在多发及不规则代谢降低区，往往与脑血流灌注显像所示放射性减低、缺损区相吻合。

（4）帕金森病的诊断：帕金森病患者早期纹状体葡萄糖代谢降低，病情进展时，可表现为全脑葡萄糖代谢率降低，呈弥散性分布。

（5）精神疾病的诊断和疗效观察

（6）脑卒中的诊断、分期、预后评价及脑功能研究

（7）脑功能研究

（8）药物成瘾

三、脑受体显像

1. 显像原理 将放射性核素标记的神经递质或配体引入人活体后能选择性地与靶器官或组织细胞的受体相结合，通过 PET 或 SPECT 显像，显示受体的特定结合位点及其分布、密度、亲和力和功能，有助于临床的早期诊断、鉴别诊断、疗效观察、预后判断以及认知功能的研究。

2. 显像类别及临床应用 见表 11-3。

表 11-3 脑受体显像类别及临床应用

类型	显像剂		主要临床应用
	SPCET	PET	
多巴胺能神经递质系统			
DA 递质	^{99m}Tc-TRODAT-1、^{123}I-β-CIT	^{18}F- 多巴、L- 多巴类似物	Parkinson 病
DA 转运蛋白	^{123}I-IBZP、^{123}I-FISCH	^{11}C- 可卡因、^{18}F-β-CIT-FP、	Parkinson 病、药物成瘾
	^{123}I-TISCH、^{123}I-SCH23982、	^{11}C-β-CIT、^{18}F-β-FECNT	
D_1R	^{123}I-IBZM、^{123}I-ILIS	^{11}C-SCH23390、^{11}C-NNC756	
D_2R		^{11}C-NMSP、^{18}F-FESP、	Parkinson 病、痴呆、癫痫、
		^{11}C-raclopride	精神分裂症等
乙酰胆碱受体			
M 型	^{123}I-QNB	^{11}C-QNB	Alzheimer 病、Parkinson 病
N 受体		^{11}C- 尼古丁	重症肌无力、癫痫
苯二氮䓬受体	^{123}I-Ro-16-0154	^{11}C-flumazenil、^{11}C-Ro-15-1788	Alzheimer 病、Huntington 病、躁狂症、原发性癫痫
5- 羟色胺受体			
5-$HT_{1A, B, C}$	^{123}I-Ketanserin	^{76}Br-2-Ketanserin、^{11}C-WAY100635	精神分裂症
5-$HT_{2, 3}$		^{18}F-setoperone	焦虑、躁郁性精神病、Parkinson 病、精神分裂症
阿片受体			
μ	^{123}I-Morphine	^{11}C-deprenorphine	癫痫
δ			
κ	^{123}I-IA-DNP	^{11}C-CFN	成瘾性和戒断症状、镇痛、精神分裂症

四、脑脊液间隙显像

脑脊液间隙显像因注射显像剂部位的不同,可分别进行脑池显像、脑室显像和蛛网膜下腔显像,其中以脑池显像最为常用。

1. 显像剂　^{99m}Tc-DTPA。

2. 临床应用

(1)脑脊液漏诊断和定位:放射性核素脑池显像通过显示鼻腔内存在放射性,是诊断与定位脑脊液漏的最有效方法。

(2)脑积水:①梗阻性脑积水:可以通过脑室显像了解梗阻的部位、程度和脑室扩大的程度。②交通性脑积水:通常进行脑池显像,根据蛛网膜下腔阻塞部位和程度不同,显像的表现也各不相同,典型表现是侧脑室显影并伴脑室内放射性滞留,脑脊液循环或清除缓慢,24 小时大脑凸面和上矢状窦区的放射性分布极少。

(3)脑脊液分流术后疗效观察。

【习题】

一、名词解释

1. 交叉性失联络

2. 过度灌注现象

3. 脑血流灌注显像

4. 神经受体显像

5. 脑葡萄糖代谢显像

6. 脑池显像

7. 血脑屏障功能显像

8. 脑血流灌注显像介入试验

9. 脑室显像

二、中英文互译

1. 神经核医学

2. 脑血流灌注显像

3. 局部脑血流量

4. 介入试验

5. 神经受体显像

6. 交叉性小脑失联络

7. 过度灌注

8. 短暂性脑缺血发作

9. 脑显像剂

10. 脑梗死

11. regional cerebral blood flow perfusion tomography

12. cisternography

13. ventriculography

14. subarachnoid space imaging

15. cerebrospinal fluid imaging

16. oxygen extraction fraction，OEF

17. drug addiction

18. regional cerebral blood volume，rCBV

19. Alzheimer's disease，AD

20. dopamine transporter，DAT

三、填空题

1．理想脑灌注显像剂应具备以下特性：①_____；②_____；③_____。

2．脑血流灌注显像可用于脑梗死的早期诊断、预后评估、临床观察和疗效监测。影像表现为_____，常较 CT 显示的低密度区要_____。

3．脑池显像最常用的显像剂为_____，将其注入人体_____，典型的交通性脑积水脑池显像的影像表现为：①_____；②_____。脑脊液漏表现为_____。

4．Alzheimer 病（AD）的 SPECT 脑灌注显像影像的典型表现为_____，多发性脑梗死（MD）多表现为_____。轻中度 Alzheimer 病（AD）脑葡萄糖代谢显像典型表现为_____。

5．神经脑受体显像是将放射性核素标记的_____或_____引入人活体后能选择性地与靶器官或组织细胞的受体相结合，通过 PET 或 SPECT 显像，显示受体的_____及其_____、_____、_____和_____，称之为神经受体显像。

6．脑血流灌注显像能灵敏发现短暂性脑缺血发作（TIA）的缺血病灶，在 SPECT 影像上常表现为_____。

7．脑灌注显像介入试验是指通过_____的介入，使正常组织及对之具有反应的部位局部血流量增加，而无反应部位的 rCBF 不能增加，从而增强了正常与病变部位图像的对比度，提高疾病的阳性诊断率。

8．癫痫发作时，脑血流灌注显像可见癫痫灶的放射性摄取比周围正常组织_____，而在发作间期则可见癫痫灶的放射性摄取比周围正常组织_____。

9．在局部脑血流断层显像中，异常放射性稀疏分布的读片要点往往需要在连续的_____个以上层面发现，并在其他层面伴有相应表现。

10．帕金森病是发生于中老年人的神经系统疾病，SPECT 脑血流灌注显像表现为_____。脑葡萄糖代谢显像在早期表现为_____放射性摄取降低，晚期表现为_____放射性摄取降低。

11．脑血流灌注显像显像剂 ^{99m}Tc-HMPAO 主要优点是_____，缺点是_____；^{99m}Tc-ECD 主要优点是_____。

12．脑 CT 灌注成像与核医学脑血流灌注显像比较具有_____；而放射性核素脑血流灌注显像可弥补 CT 灌注成像_____缺乏的不足。

13．SPECT 脑血流灌注显像前准备包括口服_____封闭脉络丛、甲状腺和鼻黏膜。注射前患者处于_____环境中，带_____给予视听封闭。

14．药物负荷试验用乙酰唑胺的原理：乙酰唑胺能抑制脑内_____的活性，使碳酸脱氢氧化过程受到抑制，脑内 pH 急剧下降，引起正常脑血管扩张，rCBF 增加_____；而病变血管扩张反应很弱，在缺血区或潜在缺血区 rCBF 增加不明显，因而在影像上表现为相对的放射性稀疏或缺损区。

四、选择题

【A1 型题】

1. 以下哪种**不是**脑血流灌注显像的显像剂
   A. ^{99m}Tc-HMPAO
   B. ^{99m}Tc-ECD
   C. ^{123}I-IMP
   D. ^{18}F-FDG
   E. ^{133}Xe

2. 脑梗死在脑血流灌注显像上，何时能显示异常影像
   A. 发病即刻
   B. 发病 6 小时后
   C. 发病 1 天后
   D. 发病 2～3 天后
   E. 发病一周后

3. 以下哪项**不是**理想的脑血流灌注显像剂应具备的特性
   A. 具有穿透血脑屏障的能力
   B. 在脑中滞留足够的时间
   C. 具有确定的脑区域分布
   D. 在脑组织中清除快
   E. 经血 - 脑脊液屏障进入脑细胞后，转变为极性化合物，不能再扩散回血液中

4. 短暂性脑缺血发作（TIA）脑血流灌注显像典型表现为
   A. 局限性异常放射性增高影
   B. 脑萎缩征
   C. 交叉性小脑失联络现象
   D. 局限性异常放射性减低
   E. 双侧顶叶和颞叶放射性明显减低

5. 有关 SPECT 脑血流灌注显像诊断 TIA，以下说法**错误**的是
   A. 可以灵敏的检出 TIA 缺血病灶
   B. 影像常表现为相应部位的放射性稀疏或缺损区，可单个或多个
   C. 发病后尽早检查可提高诊断阳性率
   D. 发病后 2 周检查阳性率最高
   E. 为提高诊断灵敏度，可使用介入试验

6. 脑血流灌注显像中异常影像的读片要点以下哪项正确
   A. 某一断面同一部位一个以上层面异常表现，并在其他断面的相应层面上有相应表现
   B. 某一断面同一部位连续两个以上层面异常表现，并在其他断面的相应层面上有相应表现
   C. 某一断面同一部位连续三个以上层面异常表现，并在其他断面的相应层面上有相应表现
   D. 只要某一断面的某个层面有异常表现即可诊断
   E. 某一断面连续三个以上层面有异常表现即可诊断

7. 关于脑血流灌注显像介入试验，**错误**的是
   A. 可以通过生理性刺激或药物（如某些血管扩张剂）来完成
   B. 药物负荷试验可应用乙酰唑胺、双嘧达莫、腺苷等药物介入试验，提高该病的阳性检出率
   C. 有助于隐匿性脑缺血病灶和小梗死灶的诊断
   D. 不能有效提高短暂性脑缺血发作（TIA）诊断的阳性率
   E. 有助于脑血管疾病治疗效果和预后的预测

8. 采用脑血流灌注显像，在癫痫病灶部位的阳性发现是
   A. 发作期和发作间期均见局部放射性增高
   B. 发作期和发作间期均见局部放射性减低
   C. 发作期局部放射性增高，发作间期放射性减低
   D. 发作期局部放射性减低，发作间期放射性增高
   E. 发作期与发作间期整个脑皮层放射性均增高

9. 常用的脑血流灌注显像显像剂是一种
    A. 水溶性、电中性的物质　　　　　　B. 脂溶性、电中性的物质
    C. 脂溶性、高分子的物质　　　　　　D. 水溶性、高分子的物质
    E. 脂溶性、负电荷的物质

10. 进行脑血流灌注显像，以下哪项检查前准备有误
    A. 口服过氯酸钾以封闭脉络丛、甲状腺和鼻黏膜
    B. 使 OM 线垂直于地面
    C. 保持室内光线充足
    D. 戴眼罩，塞耳塞
    E. 光照暗淡，保持安静

11. Parkinson 病脑血流灌注显像的特征性改变是
    A. 脑皮质慢性低灌注状态　　　　　　B. 大小脑交叉失联络
    C. 基底节区和皮层放射性分布减少　　D. 两侧基底节放射性分布增高
    E. 尾状核放射性分布增高，豆状核放射性分布减少

12. 脑血流灌注显像所反映的是
    A. 局部脑血流量　　　　　　　　　　B. 局部脑功能
    C. 既反映局部脑血流量又反映局部脑功能　D. 既反映脑摄取量又反映脑清除量
    E. 局部脑代谢

13. 正常局部脑血流 SPECT 图像的主要特征为
    A. 脑皮质和灰质核区的放射性分布低于白质和脑室区
    B. 脑皮质和灰质核区的放射性分布高于白质和脑室区
    C. 脑皮质和灰质核团的放射性分布与白质和脑室区相似
    D. 脑回放射性分布比脑沟部位厚且浓
    E. 脑室放射性分布高于白质和脑室

14. Alzheimer 病（AD）与血管性痴呆脑血流灌注显像的鉴别要点是
    A. AD 见大脑各叶皮质多个局部血流和脑细胞功能低下区，多不对称；血管性痴呆见颞、
       顶和枕叶等处皮质局限性 rCBF 和脑细胞功能低下，呈对称性
    B. AD 见颞、顶和枕叶等处皮质局限性 rCBF 和脑细胞功能低下，呈对称性；血管性痴呆
       见大脑各叶皮质多个局部血流脑细胞功能低下区，多不对称
    C. AD 见颞、顶和枕叶等处皮质局限性 rCBF 增高影，呈对称性；血管性痴呆见大脑各叶
       皮质多个局部血流和脑细胞功能低下区，多不对称
    D. AD 见颞、顶和枕叶等处皮质局限性 rCBF 和脑细胞功能低下，呈对称性；血管性痴呆
       见大脑各叶皮质多个局部血流和脑细胞功能增高区，多不对称
    E. AD 见单个皮质局限性 rCBF 和脑细胞功能低下；血管性痴呆见大脑各叶皮质多个局
       部血流脑细胞功能增高区，多呈对称性

15. 以下有关脑肿瘤的葡萄糖代谢影像正确的是
    A. 脑肿瘤复发常表现为放射性增高　　B. 放疗和化疗后常为局部放射性浓集
    C. 瘢痕组织表现为放射性明显增加　　D. 原发脑肿瘤典型表现是局部放射性减低
    E. 脑肿瘤高代谢的患者预后较好，平均生存期明显高于低代谢肿瘤患者

16. 下列描述哪项是错误的

A. 短暂性脑缺血发作病变部位呈不同程度的局限性放射性减低

B. 癫痫发作时和发作间期,癫痫灶的脑血流灌注呈放射性异常浓聚

C. 多巴胺神经受体显像可用于 PD 和 PD 综合征的诊断和鉴别诊断

D. 脑代谢显像可用于鉴别诊断脑肿瘤术后或放疗后是否复发或坏死

E. 脑代谢研究能反映人脑的生理功能和病理状态

17. 要研究大脑功能与代谢的关系,应当选用下列哪项最佳组合

A. ^3H 标记的葡萄糖,PET 显像

B. ^{18}F 标记的葡萄糖,SPECT 显像

C. ^{99m}Tc 标记的葡萄糖,双探头 SPECT 显像

D. ^{18}F 标记的脱氧葡萄糖糖,PET 显像

E. ^{99m}Tc 标记的葡萄糖,PET 显像

18. 转移性脑肿瘤脑血流灌注显像与脑代谢显像各自常表现为

A. 脑血流灌注显像常为相对低灌注,可显示放射性缺损、稀疏;^{18}F-FDG 和 ^{11}C- 蛋氨酸代谢显像为异常浓聚

B. 脑血流灌注显像常为相对高灌注,可显示放射性增高;^{18}F-FDG 和 ^{11}C- 蛋氨酸代谢显像为异常浓聚

C. 脑血流灌注显像常为相对高灌注,可显示放射性增高;^{18}F-FDG 和 ^{11}C- 蛋氨酸代谢显像为降低

D. 脑血流灌注显像常为相对低灌注,可显示放射性缺损、稀疏;^{18}F-FDG 和 ^{11}C- 蛋氨酸代谢显像为降低

E. 脑血流灌注显像常为相对低灌注,可显示放射性缺损、稀疏;^{18}F-FDG 和 ^{11}C- 蛋氨酸代谢显像常无异常浓聚

19. ^{99m}Tc-HMPAO 的摄取机制与下列哪项有关

A. 血脑屏障的破坏　　　　　　　　　　B. 局部脑葡萄糖代谢

C. 局部脑血流量　　　　　　　　　　　D. 神经受体分布

E. 脑缺血程度

20. 以下哪种显像剂可通过完整的血脑屏障

A. ^{99m}Tc-DTPA　　　　　B. $^{99m}TcO_4^-$　　　　　C. ^{99m}Tc-GH

D. ^{99m}Tc-HMPAO　　　　E. ^{99m}Tc-MIBI

21. 采用不通过血脑屏障的静态显像中脑瘤阳性率与下列哪项有关

A. 与病灶大小有关,与部位及病理性质无关

B. 与部位有关,与病理性质及大小无关

C. 与病理性质、部位、大小均有关

D. 与病理性质、部位、大小均无关

E. 与病理性质有关,与部位及大小无关

22. 采用不通过血脑屏障显像剂脑静态显像中脑梗死阳性发现多见于起病后

A. 第一天内　　　　　　　B. 第一周内　　　　　　　C. 第二至四周内

D. 第五周　　　　　　　　E. 第六周后

23. 诊断短暂性脑出血发作(TIA)最好的方法是

A. 脑室显像　　　　　　　B. 脑池显像　　　　　　　C. 脑血管显像

　　　　D. 脑静态显像　　　　　　　　　E. 脑血流灌注显像

24. 脑脊液间隙显像中，常用的显像剂是

　　　　A. ^{99m}Tc-ECD　　　　　　　　　B. ^{99m}Tc-DTPA　　　　　　　　C. ^{99m}Tc-HMPAO

　　　　D. ^{13}N-$NH_3 \cdot H_2O$　　　　　　　　E. ^{15}O-H_2O

25. 脑血流灌注显像药物负荷试验中，目前在临床上最常用下列哪种药物

　　　　A. 腺苷　　　　　　　　　　　　　B. 双嘧达莫　　　　　　　　　　C. 过氯酸钾

　　　　D. 卡托普利　　　　　　　　　　　E. 乙酰唑胺

26. 脑血流灌注显像诊断脑死亡的特征性影像表现是

　　　　A. 两大脑半球多发性放射性摄取减低区　　　B. 两大脑半球无放射性

　　　　C. 两大脑半球放射性摄取减低　　　　　　　D. 上矢状窦持续不显影

　　　　E. 双侧颞顶叶灌注减低

27. 脑断层显像所用的 OM 线是指

　　　　A. 外眦 - 外耳道连线　　　　　　　　　　B. 外眦 - 小脑连线

　　　　C. 额 - 小脑连线　　　　　　　　　　　　D. 外眦 - 顶骨连线

　　　　E. 外眦 - 枕骨连线

28. 交通性脑积水最好选用

　　　　A. 增强 MRI　　　　　　　　　　　　　　B. 增强 CT

　　　　C. 脑脊液间隙显像　　　　　　　　　　　D. 脑血流灌注显像

　　　　E. 脑血管动态显像

29. 脑组织需要消耗大量的能量，正常情况下几乎是其唯一能量的是

　　　　A. 脂肪酸　　　　　　　　　　　　B. 氨基酸　　　　　　　　　　　C. 葡萄糖

　　　　D. 乳酸　　　　　　　　　　　　　E. 蛋白质

30. 诊断脑脊液鼻漏或耳漏最有效的方法是

　　　　A. 放射性核素脑血管显像　　　　　　　　B. 脑静态显像

　　　　C. 脑血流灌注显像　　　　　　　　　　　D. 脑池显像

　　　　E. 脑室显像

31. 在短暂性脑缺血发作（TIA）诊断上，灵敏度最高的是

　　　　A. CT　　　　　　　　　　　　　　　　　B. MRI

　　　　C. 脑血流灌注显像介入试验　　　　　　　D. 脑脊液间隙显像

　　　　E. 脑血流灌注显像

32. 偏头痛患者脑血流灌注显像常表现为

　　　　A. 发病时局部脑血流量增加，临床症状消失后又可恢复正常

　　　　B. 发病时及临床症状消失后局部脑血流量均增加

　　　　C. 发病时局部脑血流量减低，临床症状消失后增加

　　　　D. 发病时局部脑血流量减低，临床症状消失后正常

　　　　E. 发病时及临床症状消失后局部脑血流量均减低

33. 下列关于脑血管供血的描述**错误**的是

　　　　A. 额叶外侧面和底面血供来自大脑中动脉，其内侧面血供来自大脑前动脉

　　　　B. 顶叶血供主要来自大脑前动脉

　　　　C. 颞叶外侧面血供来自大脑中动脉，内侧面血供来自大脑后动脉

D. 枕部血供来自大脑后动脉

E. 岛叶血供来自大脑中动脉

34. 路易体痴呆（dementia with Lewy body）脑血流灌注显像最常累及的部位是

    A. 双侧颞顶叶为主   B. 双侧额叶为主

    C. 基底节、丘脑常受累   D. 颞叶改变更为明显

    E. 枕叶改变更为明显

35. 在 SPECT 脑血流灌注显像中，脑梗死出现小脑失联络征，对侧小脑表现为

    A. 血流灌注增加   B. 血流灌注减低

    C. 血流灌注不变   D. 无血流灌注

    E. 血流灌注或增加或减低

【A2 型题】

36. 患者，男性，70 岁，记忆力减退，反应迟钝，有高血压、糖尿病史，行 ^{18}F-FDG PET 脑显像如文末彩图 11-1，最可能的诊断是

    A. 帕金森病   B. 血管性痴呆   C. TIA

    D. 早老性痴呆   E. 路易体痴呆

37. 患者，32 岁，反复发作抽搐 2 年，行发作期与发作间期 ^{99m}Tc-ECD 脑血流灌注显像如文末彩图 11-2，最可能的诊断是

    A. 早年性痴呆   B. 左侧颞叶癫痫

    C. 右侧颞叶癫痫   D. 血管性痴呆

    E. 脑转移瘤

38. 患者，女性，反复发作黑蒙多次，CT、MRI 检查颅内未发现异常，^{99m}Tc-HMPAO 脑血流灌注显像提示左侧颞叶放射性摄取减低，最可能的诊断是

    A. 早老性痴呆   B. 帕金森病   C. 血管性痴呆

    D. TIA   E. 癫痫

39. 患者，男性，有高血压史 10 余年，^{99m}Tc-HMPAO 脑血流灌注显像如图 11-3，最可能的诊断是

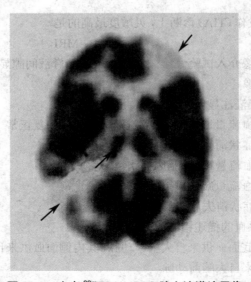

图 11-3 患者 ^{99m}Tc-HMPAO 脑血流灌注显像

    A. 早老性痴呆 　　　　　B. 帕金森病 　　　　　C. 血管性痴呆

    D. TIA 　　　　　E. 癫痫

40. 患者，女性，65 岁。右额顶星形胶质细胞瘤术后并放疗 15 年后。CT 示：原肿瘤部位有增强。^{18}F-FDG PET 显像如文末彩图 11-4，诊断为

    A. 放疗后坏死 　　　　　B. 肿瘤复发

    C. 未见肿瘤活性组织存在 　　　　　D. 脑梗死

    E. 脑出血改变

【A3/A4 型题】

患者，10 岁，突然晕倒，不省人事，口吐白沫，手足抽搐，大小便失禁，3 分钟后苏醒，醒后自觉头晕、头痛、嗜睡、疲倦乏力。以后每月大发作几次，每日小发作几次，脑电图提示为病灶性癫症（左侧大脑半球病灶）。

41. 为了确定癫痫病灶的具体位置，可做下列哪项检查

    A. 脑脊液显像 　　　　　B. 头颅 MRI

    C. 经颅多普勒超声 　　　　　D. 脑电波

    E. 脑代谢显像

42. 癫痫间期脑功能显像的表现是

    A. 脑血流灌注显像见异常浓聚区 　　　　　B. 脑代谢显像病灶区呈放射性减低

    C. 脑血流灌注显像大脑皮质萎缩 　　　　　D. 脑代谢显像呈异常浓聚

    E. 脑代谢显像呈全脑放射性减低

43. 为了解发作期癫痫病灶影像并确定病灶，进行脑代谢显像的时期为

    A. 症状消失后 　　　　　B. 介入试验

    C. 空腹 　　　　　D. 平静休息之后

    E. 服用抗癫痫药物

【B1 型题】

（44～48 题共用备选答案）

    A. 显像剂入脑量与局部脑血流量呈正比

    B. 显像剂在脑组织摄取、洗脱与局部脑血流量呈正比

    C. 显像剂作为葡萄糖类似物被脑组织摄取

    D. 显像剂通过配体 - 受体特异性结合被特定脑组织摄取

    E. 显像剂沿脑脊液循环通路运行

44. 脑池显像

45. 脑 ^{18}F-FDG PET 显像

46. ^{133}Xe 脑血流量测定

47. 脑血流灌注显像

48. 中枢神经递质、受体显像

（49～54 题共用备选答案）

    A. 脑 ^{18}F-FDG 显像 　　　　　B. 脑血流灌注显像

    C. 脑室显像 　　　　　D. 脑池显像

    E. 脑静态显像

49. 诊断脑脊液漏
50. 脑功能研究
51. 诊断交通性脑积水
52. 癫痫病灶定位诊断
53. 脑肿瘤放疗、术后复发及坏死鉴别诊断
54. 诊断脑死亡

(55~58 题共用备选答案)

　A. 发作间期局部脑血流灌注增加,间歇期局部脑血流灌注减低
　B. 双侧颞顶叶和皮层内血流灌注减低,有时可伴有额叶脑血流减低
　C. 基底节前部和皮层内血流灌注减低
　D. 病变区域血流灌注减低,病变区同侧或对侧局部脑组织呈现低血流灌注现象
　E. 病灶呈放射性减低或缺损区,多呈楔形,边缘清晰,并可出现脑室扩大,局部脑皮质变薄,没有小脑交叉失联络现象

55. 癫痫病灶
56. 帕金森病
57. 阿尔茨海默病
58. 失联络征

(59~61 题共用备选答案)

　A. 发病即刻　　　　　　　　　　　　B. 发病后 6 小时
　C. 发病后 24 小时　　　　　　　　　D. 发病后 24~48 小时
　E. 发病后 72 小时

59. 脑梗死发生后,SPECT 脑血流灌注显像的检查时间为
60. 脑梗死发生后,头颅 MRI 扫描的检查时间为
61. 脑梗死发生后,头颅 CT 的检查时间为

(62~66 题共用备选答案)

　A. 双侧颞顶叶代谢减低
　B. 颅内多发、散在、不规则代谢减低区,常与脑血流灌注显像所示放射性减低缺损区相吻合
　C. 豆状核葡萄糖代谢率明显减低,也可伴有全脑葡萄糖代谢率下降
　D. 纹状体葡萄糖代谢率下降,血流灌注减少
　E. 额叶颞叶葡萄糖代谢下降

62. 阿尔茨海默病患者常表现为
63. 帕金森病患者疾病早期葡萄糖代谢常表现为
64. 精神分裂症患者葡萄糖代谢常表现为
65. 血管性痴呆患者的葡萄糖代谢常表现为
66. 进行性豆状核变性患者的脑葡萄糖代谢表现

五、简答题

1. 简述脑血流灌注显像的原理,显像剂的种类与共同特点。

2. 与其他影像学比较，核医学诊断癫痫的优势及表现是什么？

3. 简述脑血流灌注显像介入试验的基本原理及临床意义

4. 反映脑组织局部葡萄糖代谢的常用显像剂是什么，并简述显像原理及临床应用。

5. 简述核医学诊断方法对阿尔茨海默病（AD）的诊断及鉴别诊断。

6. 简述脑梗死的脑血流灌注显像特点，与 CT、MRI 比较，脑血流灌注显像诊断脑梗死有什么优势？

7. 短暂性脑缺血发作（TIA）脑血流灌注显像的特点是什么？请与 CT、MRI 诊断 TIA 的价值作比较。

8. 脑血流灌注显像的正常影像学特点是什么？

9. 神经受体显像的原理是什么？神经受体显像主要有哪些？

10. 试述脑肿瘤患者可用哪些核医学检查方法进行诊断。

六、病例分析

患者，男，76 岁，突发言语含糊，右侧上肢无力，口角歪斜，头颅 CT 提示左颞叶占位待查，后分别行 ^{18}F-FDG PET/CT 及 ^{11}C-Choline PET/CT 显像（文末彩图 11-5）。

（1）简要描述 ^{18}F-FDG PET/CT 及 ^{11}C-Choline PET/CT 影像学表现。

（2）该病例最有可能的诊断是什么，并写出诊断依据。

【参考答案】

一、名词解释

1. 交叉性失联络（crossed cerebellar diaschisis）：当大脑皮质存在局限性放射性分布减低或缺损时，对侧小脑或大脑放射性分布亦呈放射性减低，多见于慢性脑血管病。

2. 过度灌注现象（luxury perfusion）：在脑血流灌注显像中，一些缺血性病灶周围可出现放射性浓聚区，常发生在短暂性脑缺血发作（TIA）、脑梗死亚急性期和慢性期的病灶旁。

3. 脑血流灌注显像（cerebral blood flow perfusion imaging）：应用一类能自由通过血脑屏障进入脑细胞的放射性示踪剂（如 ^{99m}Tc-ECD、^{99m}Tc-HMPAO 等），其在脑细胞的分布量应与局部血流呈正比，并在脑组织停留一定时间，通过在体外核医学检查仪器 SPECT 或 PET 进行断层显像以获得脑血流灌注显像。

4. 神经受体显像（neuroreceptor imaging）：将放射性核素标记的神经递质或配体引入人活体后能选择性地与靶器官或组织细胞的受体相结合，通过 PET 或 SPECT 显像，显示受体的特定结合位点及其分布、密度、亲和力和功能，称之神经受体显像。

5. 脑葡萄糖代谢显像：葡萄糖几乎是脑代谢唯一来源，[^{18}F]- 氟代脱氧葡萄糖（^{18}F-FDG）是葡萄糖的类似物，静脉注射后，被脑组织所摄取，摄取的多少反映了脑组织功能的高低。进入脑细胞的 ^{18}F-FDG 在己糖激酶作用下，磷酸化为 6- 磷酸 -^{18}F-FDG，此后不能进一步代谢而滞留于脑细胞内，在体外通过正电子符合探测成像，即可得到反映局部脑组织对葡萄糖利用和脑功能的图像。

6. 脑池显像（cisternography）：即在无菌操作下行腰椎穿刺，以缓慢流出的脑脊液将显像剂稀释至 2～3ml，再缓慢推注到蛛网膜下腔。于注射显像剂后不同时间分别行头部前、后、侧位显像。疑有脑脊液漏者，在检查前用棉球堵塞双侧鼻孔和外耳道，检查后测定棉球是否有放射性可以帮助判断。

7. 血脑屏障功能显像："弹丸"式静脉注射显像剂，如 ^{99m}Tc-DTPA，观察显像剂在脑血管充盈、灌注和清除的全过程，此后行前位、后位及侧位静态平面显像。正常情况下，两侧颈内动脉、两侧大脑前动脉、大脑中动脉和颅底 Willis 环形成五叉影像。显像剂不能穿透血脑屏障，脑实质内没有放射性分布。若脑实质内有放射性浓集，说明血脑屏障被破坏。

8. 脑血流灌注显像介入试验：是指通过生理性刺激或药物的介入，使正常组织及对之具有反应的部位局部血流量增加，而无反应部位的 rCBF 不能增加，从而增强了正常与病变部位图像的对比度，提高疾病的阳性诊断率。

9. 脑室显像（ventriculography）：是指在无菌条件下，通过侧脑室穿刺注入显像剂，观察脑室形态、大小以及脑脊液的流动。

二、中英文互译

1. 神经核医学：nuclear neurology
2. 脑血流灌注显像：cerebral blood flow perfusion imaging
3. 局部脑血流量：regional cerebral blood flow，rCBF
4. 介入试验：interventional test
5. 神经受体显像：neuroreceptor imaging
6. 交叉性小脑失联络：crossed cerebellar diaschisis
7. 过度灌注：luxury perfusion
8. 短暂性脑缺血发作：transient ischemic attack，TIA
9. 脑显像剂：cerebral imaging agent
10. 脑梗死：cerebral infarction
11. regional cerebral blood flow perfusion tomography：局部脑血流灌注断层显像
12. cisternography：脑池显像
13. ventriculography：脑室显像
14. subarachnoid space imaging：蛛网膜下腔显像
15. cerebrospinal fluid imaging：脑脊液间隙显像
16. oxygen extraction fraction，OEF：氧提取分数
17. drug addiction：药物成瘾
18. regional cerebral blood volume，rCBV：局部脑血容量
19. Alzheimer's disease，AD：阿尔茨海默病
20. dopamine transporter，DAT：多巴胺转运体（转运蛋白）

三、填空题

1. 具有穿透血脑屏障能力　在脑中滞留足够时间　具有特定脑区域分布
2. 梗死部位放射性分布稀疏缺损　大
3. ^{99m}Tc-DTPA　脊髓蛛网膜下腔　侧脑室显影　大脑凸面和上矢状窦不显影　在漏口及漏管部位出现逐渐增强的异常放射性浓聚区
4. 双侧颞顶叶灌注减低，基底节、丘脑和小脑通常不受累　不对称性皮质及皮质下灌注减低，基底节、丘脑常受累，以单侧病变多见　顶叶和扣带回后部代谢减低明显
5. 神经递质　配体　特定结合位点　分布　密度　亲和力　功能
6. 局限性异常放射性减低
7. 生理性刺激或药物负荷

8．高　低

9．两

10．基底节前部和皮层内放射性摄取下降　纹状体　全脑

11．脑组织内滞留时间长、稳定　体外稳定性差、必须在标记后 30 分钟内使用　体外稳定性好，体内血清除快，图像质量好

12．较好的空间分辨率和时间分辨，检查简便、迅速，适合急诊患者的特点　代谢信息

13．过氯酸钾　安静　眼罩和耳塞

14．碳酸酐酶　20%～30%

四、选择题

【A1 型题】

1．D　2．A　3．D　4．D　5．D　6．B　7．D　8．C　9．B　10．C

11．C　12．C　13．B　14．B　15．A　16．B　17．D　18．C　19．B　20．D

21．D　22．C　23．E　24．B　25．E　26．C　27．A　28．C　29．C　30．D

31．C　32．A　33．D　34．B　35．C

【A2 型题】

36．D　37．C　38．E　39．C　40．B

【A3/A4 型题】

41．E　42．B　43．B

【B1 型题】

44．E　45．C　46．B　47．A　48．D　49．D　50．A　51．D　52．A　53．A

54．E　55．A　56．C　57．B　58．D　59．A　60．B　61．C　62．A　63．D

64．E　65．B　66．C

五、简答题

1．简述脑血流灌注显像的原理，显像剂的种类与共同特点。

答：脑血流灌注显像的原理：脑血流灌注显像能通过血脑屏障被脑细胞所摄取，摄取的量与局部脑血流量呈正相关，在体外通过 SPECT 或 PET 进行断层显像，即可得到局部脑血流灌注的图像。

SPECT 显像剂包括：① ^{99m}Tc 标记的脑血流灌注显像剂，如 ^{99m}Tc-HMPAO、^{99m}Tc-ECD；② ^{123}I 标记的胺类化合物，如 ^{123}I- 安菲他明（^{123}I-IMP）；③弥散性脑血流显像剂，如 ^{133}Xe、^{81}Km。

PET 显像剂包括：^{15}O-H$_2$O，^{13}N-NH$_3$·H$_2$O。

显像剂具备的共同特性：①具有穿透血脑屏障的能力；②在脑中滞留足够时间；③具有特定脑区域分布。

2．与其他影像学比较，核医学诊断癫痫的优势及表现是什么？

答：影像学检查中，包括 CT、MRI（fMRI）及 MEG 等无创性方法在癫痫灶定位中具有十分重要价值，但只有影像结果与电生理一致时才具有可靠性。CT 主要反映可能与癫痫有关的形态学变化，如脑血管病、颅内肿瘤及炎症等。MRI 较 CT 有更高的软组织分辨率，特别反映海马硬化、脑皮质发育异常与癫痫关系上具有较高的临床价值。MEG 特别适合于：①多发性致痫灶或者双侧半球广泛性癫痫活动者；②癫痫灶局限于一侧半球而无局灶性脑器质性损害者；③致痫灶位于重要功能区而不宜进行切除手术者；④精神障碍症状为主，伴有智能障碍而不能进行经典切除手术者等以上癫痫患者的致痫灶定位。

神经核医学作为一种无创性检查,在癫痫病灶的定位诊断方面有着明显的优势。病变区域的异常放电,导致局部脑血流和代谢发生改变,因而可以通过脑血流灌注显像或代谢显像对癫痫病灶进行定位;脑受体显像也有助于该病的定位诊断。对于仅有脑功能和代谢改变而无形态学改变的病灶,CT、MRI 往往不能见到异常。而 PET、SPECT 在反映脑功能和代谢改变与癫痫关系方面具有明显优势,常用方法为脑血流灌注及 ^{18}F-FDG 代谢显像。癫痫灶在发作期,脑组织生理和生化出现明显变化,脑血流和氧代谢率增加,对氧及葡萄糖需求增加。发作间期局部脑血流降低,局部葡萄糖利用率降低。因此,发作间期呈低血流和低代谢表现,发作间期呈高代谢、高血流灌注表现。

3. 简述脑血流灌注显像介入试验的基本原理及临床意义。

答:基本原理:在生理性刺激或药物的介入下,正常组织及对之具有反应部位局部血流量增加,而病变组织局部血流降低或不增加,从而提高正常组织与病变组织图像的对比度,提高阳性诊断率;或显示相应兴奋灶,以便进行核团定位。临床意义:脑灌注显像介入试验可早期发现隐匿性缺血病灶及发现小梗死病灶,提高诊断率;可明显提高短暂性脑缺血发作的检出阳性率;是测定脑侧支循环和脑血管储备能力的方法;观察脑血管疾病治疗效果及预后;监测病程和手术指征及诊断 Moyamoya 病等。

4. 反映脑组织局部葡萄糖代谢的常用显像剂是什么,并简述显像原理及临床应用。

答:反映组织局部脑葡萄糖代谢情况的常用显像剂是 ^{18}F-FDG。原理:^{18}F-FDG 是葡萄糖类似物,静脉注射后,被脑组织摄取,摄取的量反映了脑组织功能的高低。进入脑细胞的 ^{18}F-FDG 在己糖激酶作用下,磷酸化为 6- 磷酸 -^{18}F-FDG,此后不能进一步代谢而滞留于细胞内,在体外通过 PET 显像,即可得到反映局部脑组织对葡萄糖利用和脑功能的图像。

临床应用包括以下几个方面:癫痫灶定位诊断;脑肿瘤诊断与鉴别诊断;痴呆的诊断和鉴别诊断;帕金森病的诊断;精神疾病的诊断和疗效观察;脑卒中的诊断、分期、预后评价;药物滥用和药物戒断及脑功能研究等。

5. 简述核医学诊断方法对阿尔茨海默病(AD)的诊断及鉴别诊断。

答:AD 的核医学诊断方法包括脑血流灌注显像、脑葡萄糖代谢显像、受体显像及 β- 淀粉样蛋白显像等。

脑血流灌注显像有助于 AD 的早期诊断,典型表现为双侧颞顶叶灌注减低,以后可累及额叶,而基底节、丘脑和小脑通常不受累。脑血流灌注显像有助于 AD 与其他类型痴呆的区别:路易体痴呆以枕叶改变更为明显;血管性痴呆为不对称性皮质及皮质下灌注减低,基底节、丘脑常受累;Pick 病以双侧额叶为主,颞叶前部也可受累。

脑葡萄糖代谢显像可在 AD 患者有明显的临床表现之前探测到其局部脑代谢的改变,有助于该病的早期诊断。轻中度 AD 脑葡萄糖代谢显像典型表现为双侧颞顶叶对称性代谢减低。此外,葡萄糖代谢显像还可以根据受累脑叶的范围(一个或多个、单侧或双侧)和代谢减低的程度来评价痴呆的严重程度,评估其病程。

AD 患者的中枢神经系统内存在多种受体系统的紊乱,如乙酰胆碱受体(AChR)、苯二氮䓬类受体(BZR)、5- 羟色胺受体(5-HTR)等。PET/SPECT 通过捕捉、分析与这些受体特异性结合的放射性标记的配体发出的射线,可用于 AD 的早期诊断与鉴别诊断、评价脑功能受损的程度、观察疾病进展情况、研究各种治疗的作用机制、预测疗效及评估预后等。β- 淀粉样蛋白显像近年来已成为研究的热点,如放射性核素标记的探针 ^{18}F-FDDNP 或与 Aβ 有高亲和力的 ^{11}C-PIB、^{11}C-6-OH-BTA-1 等 PET 显像已被应用于临床,有助于明确 AD 的诊断和疗效的评价。

6. 简述脑梗死的脑血流灌注显像特点，与 CT、MRI 比较，脑血流灌注显像诊断脑梗死有什么优势？

答：脑梗死的脑血流灌注显像特点表现为：①梗死部位放射性分布稀疏、缺损，该放射性减低区包括周围的水肿和缺血区，因此常较 CT 显示的低密度区要大；②梗死区同侧或对侧局部脑组织可呈现放射性摄取减低表现，最常见的是交叉性小脑失联络；③梗死区周围可出现过度灌注现象。

脑梗死的脑血流灌注显像在脑梗死的早期即呈现异常，而 CT、MRI 在发病最初至几天内，由于解剖结构尚未发生变化，可以表现正常，因此 rCBF 显像能较 CT、MRI 更早地发现病灶，这种结构和功能显像对脑梗死诊断敏感性的差别大约在 72 小时内消失。因此梗死后尽早进行脑血流灌注显像有助于对患者预后的估测，对于临床患者的观察和处理都是非常重要的，尤其是如果能对患者治疗方案的选择有帮助，如临床是否适合做溶栓治疗，则有更重要的临床意义。

7. 短暂性脑缺血发作（TIA）脑血流灌注显像的特点是什么？请与 CT、MRI 诊断 TIA 的价值作比较。

答：TIA 脑血流灌注显像表现为受累部位脑血流灌注减低或缺损。诊断的灵敏度随显像时间的推迟而明显下降，TIA 发作后 24 小时内显像，诊断灵敏度为 60%，而一周后显像，则灵敏度下降为 40%；应用乙酰唑胺等药物介入试验，可提高该病的阳性检出率。

由于 TIA 发作时间很短暂，脑组织结构未发生改变，一般头颅 CT 和 MRI 检查多为正常，但 MRI 弥散加权成像（DWI）和灌注加权成像（PWI）可显示脑局部缺血性改变。局部脑血流断层显像（rCBF）对 TIA 早期诊断和治疗决策具有重要临床意义。

8. 脑血流灌注显像的正常影像学特点是什么？

答：脑血流灌注显像的正常影像学特点：大脑半球各切面影像放射学分布左右基本对称，大脑额叶、顶叶、颞叶、枕叶等灰质结构放射性高于白质和脑室，呈放射性浓聚区。基底神经节、丘脑、脑干、小脑皮质等灰质结构放射性也高于白质而与大脑皮层相近，呈团块浓聚影。枕叶视觉皮层亦可呈高浓聚区（视觉封闭不完善）。白质及脑室系统放射性分布相对稀疏。介入试验后，正常脑血管扩张，血流灌注明显增加。

9. 神经受体显像的原理是什么？神经受体显像主要有哪些？

答：神经受体显像的原理：将放射性核素标记的神经递质或配体引入人活体后能选择性地与靶器官或组织细胞的受体相结合，通过 PET 或 SPECT 显像，显示受体的特定结合位点及其分布、密度、亲和力和功能。利用脑受体显像，可以在活体内从分子水平显示各种神经受体的分布状态，了解其病理改变，揭示神经精神疾病的病因和发病机制，有助于临床的早期诊断、鉴别诊断、疗效观察、预后判断以及认知功能的研究。

神经受体显像主要有：多巴胺受体显像、乙酰胆碱受体显像、苯二氮䓬受体显像、5-羟色胺（5-HT）受体显像、阿片受体显像等。

10. 试述脑肿瘤患者可用哪些核医学检查方法进行诊断。

答：脑肿瘤核医学诊断方法可从脑血流（SPECT、PET 脑血流灌注显像）、脑代谢（葡萄糖代谢、氧代谢及氨基酸代谢显像）、脑肿瘤特异阳性显像、血脑屏障完整性（脑静态显像）、脑肿瘤特异亲和物、放射免疫显像及受体显像等方面进行。

（1）脑肿瘤血供：可使用显像剂 ^{99m}Tc-HMPAO 或 ^{99m}Tc-ECD，脑肿瘤局部血流灌注较正常脑组织低下，显示脑肿瘤部位放射性稀疏或缺损。也有少部分显示脑肿瘤呈血流高灌注。

（2）代谢显像：^{18}F-FDG 葡萄糖代谢显像通过测定脑肿瘤代谢情况，除了对肿瘤进行诊断和定位外，还可识别肿瘤恶性程度，预测疾病转归。葡萄糖摄取率高意味着糖利用的增强、肿瘤的活跃或复发。也可通过 ^{11}C- 氨基酸（蛋氨酸、酪氨酸等）PET 显像，肿瘤蛋白质合成一般旺盛，可表现为标记氨基酸在肿瘤组织浓聚。

（3）通过亲肿瘤核素或化合物 ^{201}Tl、^{99m}Tc-MIBI、^{67}Ga、^{99m}Tc-GH 等，具有在肿瘤组织浓聚的特性，诊断并定位。

（4）脑肿瘤单克隆抗体及放射性受体显像剂（如 ^{99m}Tc- 奥曲肽等）可在肿瘤部位特异性浓聚的特性，可用来诊断。

六、病例分析

答：（1）^{18}F-FDG PET 显像示左侧颞叶区放射性摄取欠均匀，左侧基底节及丘脑 FDG 摄取明显减低，CT 平扫示病变区密度欠均匀，局部见条索状钙化密度及囊性变，^{11}C-Choline PET 显像可见颞叶局部放射性摄取异常增高灶。

（2）^{18}F-FDG PET/CT 及 ^{11}C-Choline PET/CT 诊断结果为：低度恶性脑肿瘤（首先考虑少突胶质瘤）。诊断依据：① ^{18}F-FDG PET 可提供肿瘤的葡萄糖代谢信息，但对良性胶质瘤或低度恶性胶质瘤及良性病变的鉴别存在不足。由于少突胶质瘤为低度恶性肿瘤，偏良性，因此 ^{18}F-FDG PET 显像可无明显放射性摄取。②正常脑组织 ^{11}C-Choline 摄取量很低，而脑肿瘤的一个重要特征是细胞膜的合成明显增加，因此，脑肿瘤摄取 ^{11}C-Choline 较周围正常脑组织及坏死脑组织高得多，一定程度上弥补了 ^{18}F-FDG PET 的不足。③少突胶质细胞瘤起源于少突胶质细胞，占胶质瘤的 5%～10%，多见于成人，肿瘤常位于大脑皮质或皮质下，生长缓慢，半数以上位于额叶，其次为顶叶与颞叶，无包膜，但与正常脑组织界限清楚，钙化发生率高，为 50%～80%，其中弯曲条带状钙化具有特征性。

（董孟杰）

第十二章
骨 骼 系 统

【学习目标】

1. 掌握　骨显像的基本原理，正常、异常影像表现及主要临床应用。
2. 熟悉　骨显像的常用方法及图像分析。
3. 了解　骨密度的概念及测定骨密度的常用方法；SPECT/CT 断层显像，骨显像与相关影像技术比较及优缺点。

【内容提要】

一、骨显像的原理、方法和图像分析

1. 原理　骨显像的原理是放射性核素标记的骨显像剂与骨骼中的主要无机盐成分羟基磷灰石晶体发生离子交换、化学吸附以及与骨组织中有机成分相结合而沉积入骨组织内，利用显像仪器探测显像剂在骨骼内分布情况而形成全身骨骼影像。

骨骼各部位摄取显像剂的多少与以下因素有关：①骨的局部血流灌注量；②无机盐代谢更新速度；③成骨细胞活跃的程度。

2. 常用的显像剂

（1）用于 SPECT 显像两大类：^{99m}Tc 标记的磷酸盐（PYP，焦磷酸）和膦酸盐（MDP）。

（2）用于 PET 显像：^{18}F- 氟化钠（Na^{18}F）。

3. 显像方法

（1）骨静态显像：包括全身骨显像、局部骨显像。

（2）骨动态显像：也被称为三时相骨显像，是一次静脉注射骨显像剂后分别于不同时间进行显像，获得局部骨及周围组织的血流、血池及延迟骨显像的数据和图像，分别称为"血流相""血池相"及"延迟相"。

（3）骨断层显像。

（4）多模式融合显像。

4. 图像分析

（1）放射性分布浓聚区多见于恶性肿瘤、创伤及炎性病变等。

（2）放射性分布稀疏或缺损：多见于骨囊肿、梗死、缺血性坏死、多发性骨髓瘤、骨转移性肿瘤以及激素治疗或放疗后患者。

（3）超级骨显像（super bone scan）：放射性显像剂在全身骨骼分布呈均匀、对称性的异常浓聚，骨骼影像非常清晰，而双肾常不显影，膀胱不显影或仅轻度显影，软组织内放射性分布极低，称为"超级骨显像"或"过度显像"，其产生机制可能与弥漫的反应性骨形成有关，常见于恶性肿瘤广泛性骨转移（肺癌、乳腺癌及前列腺癌发生骨转移多见）或代谢性骨病（如甲状旁腺功能亢进症）患者。

二、临床应用

1. 转移性骨肿瘤　与其他影像学方法比较优势所在（肺癌、乳腺癌、前列腺癌等）。
2. 原发性骨肿瘤　包括原发性骨恶性肿瘤和骨良性肿瘤。
3. 骨代谢性疾病　包括骨质疏松症、骨软化症、原发性和继发性甲状旁腺功能亢进症、畸形性骨炎（Paget 病）及肾性骨营养不良综合征等。
4. 骨感染性疾病　包括急性化脓性骨髓炎、骨与关节结核。
5. 骨缺血性疾病　包括股骨头缺血性坏死、儿童股骨头骨软骨病。
6. 骨创伤　包括创伤性骨折、应力性骨折等。
7. 骨关节疾病　包括类风湿关节炎、骨关节炎或退行性关节病、人工关节、肺性肥大性骨关节病等。

三、骨密度的测定

1. 原理　目前国内外测定骨密度的基本原理是，测定各种放射源释放的 γ 射线或 X 射线，通过人体后从所剩的射线和被吸收的射线多少计算出骨矿物质的含量，即骨密度。
2. 方法　双能量 X 射线吸收法是应用最多的方法，是以 X 射线高、低两种能量射线对骨骼和软组织进行测定和计算。优点是图像分辨率高、图像清晰度高，检查时间短。
3. 影像因素　检查方法和设备、年龄、性别、体重和身高、运动、其他（如种族、饮食、营养状况、哺乳等）。
4. 临床应用
（1）骨质疏松症的诊断：包括原发性骨质疏松症和继发性骨质疏松症。
（2）骨质疏松性骨折的预测。
（3）随访及对治疗效果的估计。

【习题】

一、名词解释
1. 超级骨显像
2. 三时相骨显像
3. 闪烁现象
4. 应力性骨折
5. 双轨征
6. "炸面圈"样改变
7. 双密度表现
8. 代谢性骨病
9. Paget 病

10. 类风湿关节炎

11. 肺性肥大性骨关节病

12. 原发性骨质疏松症

13. 继发性骨质疏松症

14. 肾性骨营养不良综合征

15. 股骨头缺血性坏死

16. 骨质软化症

17. 原发性甲状旁腺功能亢进症

18. 继发性甲状旁腺功能亢进症

二、中英文互译

1. 骨动态显像

2. 超级骨显像

3. 全身骨显像

4. 闪烁现象

5. 双密度表现

6. 代谢性骨病

7. 骨质疏松症

8. 骨质软化症

9. 甲状旁腺功能亢进症

10. 骨髓炎

11. 无血管性骨坏死

12. 疲劳性骨折

13. 类风湿关节炎

14. 骨样骨瘤

15. 多发性骨髓瘤

16. 双能 X 线吸收法

17. 双光子吸收法

18. radionuclide bone imaging

19. whole body bone static imaging

20. bone tomography imaging

21. metastatic bone tumors

22. double strips sign

23. ischemic osteonecrosis

24. stress fracture

25. osteochondroma

26. osteosarcoma

27. chondrosarcoma

28. Ewing's sarcoma

29. bone mineral content，BMC

30. bone mineral density，BMD

三、填空题

1. 骨组织主要由有机物和无机盐组成,其中无机物的主要成分是_____,其表面积非常大,是骨组织通过_____和_____方式进行物质交换的场所。

2. 骨显像剂在骨骼系统各部位聚集的多少主要与_____、_____、_____等因素有关。

3. 四时相骨显像包括_____、_____、_____、_____。

4. 骨静态显像中,异常图像可表现为_____、_____、_____、_____。

5. 放射性核素骨显像可分为_____、_____、_____、_____。

6. _____、_____、_____常以骨转移为首显症状,故常被称为_____肿瘤。

7. _____是诊断肿瘤骨转移最常用、最有效的检查手段,通常可比 X 射线检查提前_____发现转移病灶。

8. 目前常用的骨显像剂主要有两大类:即 ^{99m}Tc 标记的_____和_____。前者化学结构含_____键,代表显像剂为_____;后者化学结构含_____键,代表显像剂为_____。

9. 急性骨髓炎于 X 射线平片早期很难诊断,一般在发病后_____才能发现,而骨显像在发病后_____即可显示出异常。

10. 对应力性骨折 X 射线检查阳性率较低,一般患者出现症状_____内多为阴性;骨显像早期即可显示异常,三时相骨显像血池相显示局部血流_____,延迟相可见骨折部位呈_____形或_____形放射性浓聚。

11. 一般情况下人工关节假体置入_____之后局部显像剂仍异常浓聚说明存在假体松动或感染。人工关节假体松动骨显像的典型特征为_____,而人工关节感染则表现为_____。

12. 肺性肥大性骨关节病一般认为与组织缺氧感染产生的有毒物质和局部血液循环量增加有关,多继发于胸部疾病,如_____、_____、_____等。

13. "超级骨显像"常见于_____和_____的患者。

14. "闪烁现象"通常是骨_____的表现,而不是_____的结果。

15. 三时相骨显像血流相反映局部血流灌注情况,放射性增高常见于_____、_____;放射性减低见于_____、_____、_____。

16. 三时相骨显像血池相局部放射性增高提示局部软组织或骨骼疾病部位处于充血状态,常见于_____、_____。

17. 多模式融合显像可提供精细解剖信息,提高骨显像的空间分辨率及特异性,对_____、_____、_____、_____具有重要价值。

18. 骨显像放射性浓聚是最常见的异常影像,提示骨代谢旺盛或血流丰富,可见于_____、_____等。

19. 放射性稀疏或缺损多提示骨骼血供减少,如_____、_____、_____,或发生溶骨性改变,如_____、_____等。

20. 骨断层显像经计算机重建处理可获得局部骨骼的_____、_____、_____断层图像,弥补平面显像结构重叠的不足,可改善图像的_____、_____。

21. 三时相骨显像是诊断股骨头缺血性坏死最有价值的检查之一,其特征性表现是_____。

22. 放射性核素骨显像在骨折中主要用于_____、_____。

23. 目前诊断骨质疏松症应用最多的骨密度测量方法是_____,骨密度测定可在一定程度上预测骨质疏松性骨折的危险性，一般认为 BMD 每多降低 1SD，骨折的相对危险性即可增加_____倍。

24. 原发性骨质疏松症包括_____骨质疏松症和_____骨质疏松症。

25. 继发性骨质疏松症最常见于_____、_____、_____、_____等。

四、选择题

【A1型题】

1. 目前最常用的骨显像剂是
   - A. ^{99m}Tc-PYP
   - B. ^{89}Sr
   - C. ^{18}F-FDG
   - D. ^{153}Sm
   - E. ^{99m}Tc-MDP

2. 全身骨显像注射显像剂后多长时间进行上机显像
   - A. 1~2 小时
   - B. 2~3 小时
   - C. 7~9 小时
   - D. 1~2 天
   - E. 72 小时后

3. 放射性核素骨显像通常能较 X 射线检查提前多长时间发现骨转移性瘤
   - A. 3~6 个月
   - B. 1~2 个月
   - C. 7~9 个月
   - D. 6~12 个月
   - E. 1~2 年

4. 全身骨显像使用的探头是
   - A. 高能通用
   - B. 高能高分辨
   - C. 低能高分辨
   - D. 低能低分辨
   - E. 高能低分辨

5. 骨显像中反映软组织内血液分布情况的是
   - A. 血流相
   - B. 血池相
   - C. 延迟相
   - D. 血流相和血池相
   - E. 血池相和延迟相

6. 下列哪种情况在骨显像图像上表现为放射性分布减低
   - A. 原发性骨肿瘤
   - B. 骨梗死
   - C. 急性骨髓炎
   - D. 蜂窝织炎
   - E. 骨质增生

7. 下列**不是**超级骨显像表现的是
   - A. 全身骨骼分布呈均匀、对称性的异常浓聚
   - B. 骨骼影像非常清晰
   - C. 双肾常不显影
   - D. 软组织内放射性分布极低
   - E. 膀胱明显显影

8. 骨显像中混合型影像少见于
   - A. 急性骨髓炎
   - B. 骨无菌性坏死
   - C. 关节感染
   - D. 骨巨细胞瘤
   - E. 骨囊肿

9. 临床上对乳腺癌骨转移诊断最灵敏的检查方法是
   - A. CT 检查
   - B. MRI 检查
   - C. 碱性磷酸酶检测
   - D. 放射性核素全身骨显像
   - E. 钼靶摄片

10. 正常儿童、青少年骨显像与成人有差异,全身骨骼影像较成人普遍增浓,最为明显的部位是

    A. 头颅   B. 关节   C. 骨骺

    D. 骨干   E. 脊柱

11. 骨样骨瘤典型的骨显像表现是

    A. 放射性浓聚   B. "冷区"

    C. "炸面圈"样改变   D. 双密度表现

    E. "穿凿"样改变

12. 下列恶性肿瘤中最易发生骨转移的是

    A. 前列腺癌   B. 肝癌

    C. 甲状腺乳头状癌   D. 肾癌

    E. 胃癌

13. 目前临床上常用的 ^{99m}Tc 标记的膦酸盐类骨显像剂,其分子中含有的化学键是

    A. P—N—P   B. P—C—P   C. P—O—P

    D. N—O—N   E. N—C—N

14. 急性骨髓炎在发病多长时间后核素骨显像便可发现异常

    A. 1~2 周   B. 1~2 小时   C. 3~5 天

    D. 24 小时   E. 1~2 个月

15. 下列骨显像表现**不提示**病灶好转的是

    A. 病灶显影变淡   B. 范围缩小

    C. 数量减少   D. 闪烁现象

    E. 超级骨显像

16. 以下哪项**不是**多发性骨髓瘤常见的影像学表现

    A. 放射性浓聚   B. "冷区"

    C. "炸面圈"样改变   D. 双密度表现

    E. "穿凿"样改变

17. 蜂窝织炎三时相骨显像的影像特点是

    A. 血流相、血池相正常,延迟相放射性明显增加

    B. 血流相、血池相弥漫性放射性增加,且逐渐减低,延迟骨摄取减低

    C. 血流相、血池相局部放射性增加,且消失缓慢,延迟相正常

    D. 血流相放射性明显增加,血池相及延迟相呈放射性降低

    E. 血流相、血池相及延迟相放射性均明显增加

18. 骨显像剂 ^{99m}Tc-MDP 在静脉注射后几小时 50%~60% 集聚在骨表面,其余的则通过肾由泌尿系统排出

    A. 0.5 小时   B. 1 小时   C. 2 小时

    D. 4 小时   E. 6 小时

19. 既能用于骨骼显像又能用于心肌梗死显像的显像剂是

    A. ^{99m}Tc-MDP   B. ^{99m}Tc-PYP   C. ^{89}Sr

    D. ^{99m}Tc-HDP   E. ^{99m}Tc-MIBI

20. 放射性核素骨显像与 X 射线平片比较,其优点是

    A. 可一次性显示全身骨骼的影像

B. 能较早地发现骨骼系统病变(如骨转移性肿瘤)

C. 三时相骨显像对鉴别骨骼系统疾病的良恶性有一定的价值

D. 发现病变的范围可能较X射线平片宽

E. 以上都是

21. 诊断下列哪种疾病,骨显像**不是**首选

A. 骨结核　　　　　　　　　　　　　B. 骨转移

C. 股骨头缺血坏死　　　　　　　　　D. 应力性骨折

E. 骨移植监测

22. 下列哪项**不是**代谢性骨病的共同特征

A. 全身骨骼的放射性分布对称性增浓　　B. 中轴骨显像剂摄取增高

C. 四肢长骨显像剂摄取增高　　　　　　D. 关节放射性分布呈对称性增浓

E. 肋骨软骨连接处有明显的显像剂摄取,呈"串珠样"改变

23. 骨显像显示骨病灶与X射线诊断相比较,其灵敏度和特异性是

A. 灵敏度和特异性均高　　　　　　　B. 灵敏度和特异性均低

C. 灵敏度高而特异性低　　　　　　　D. 灵敏度低而特异性高

E. 灵敏度和特异性均相仿

24. 骨四时相显像的最佳显像时间顺序为

A. 注射前,注射后即刻,2~4小时,18~24小时

B. 注射后即刻,1~5分钟,2~4小时,18~24小时

C. 注射中,2~4小时,24小时,48小时

D. 注射后即刻,1~5分钟,2~4小时,6小时

E. 注射后1~5分钟,2~4小时,6小时,20小时

25. 全身骨静态显像显示骨骼系统多发异常放射性浓聚,双肾及膀胱基本不显影,该影像被称为

A. 影像过载　　　　　　　　　　　　B. 闪烁现象

C. 代谢性骨病影像　　　　　　　　　D. 超级骨显像

E. 骨转移性肿瘤影像

26. 膦酸盐类骨显像剂集聚到骨组织的机制是

A. 离子交换和化学吸附　　　　　　　B. 吞噬作用

C. 主动转运　　　　　　　　　　　　D. 被动扩散

E. 非特异性吸附

27. 肋骨骨折在骨显像图上常表现为

A. 放射性冷区

B. 胸部弥漫性放射性增加

C. 沿着肋骨长轴呈线条状分布的放射性热区

D. 连续多个肋骨上有多处局限性放射性热区

E. 连续多个肋骨上有多处局限性放射性冷区

28. 诊断骨关节系统炎症性病变时,下列显像剂特异性最高的是

A. ^{99m}Tc-MDP　　　　　　　B. ^{201}Tl　　　　　　　C. ^{111}In-WBC

D. ^{99m}Tc-MIBI　　　　　　E. ^{99m}Tc-PYP

29. 临床上用于急性骨髓炎诊断与鉴别诊断最有价值的检查方法是
    A. CT
    B. 全身骨显像
    C. SPECT 骨断层显像
    D. MRI
    E. 三时相骨显像

【A2 型题】

30. 患者男性，26 岁。右侧髋部及大腿上部红肿、发热 1 周，三时相骨显像示血流相、血池相右侧髋部及股骨上段弥漫性放射性增浓，随时间延长软组织影逐渐减淡，延迟相示右髋关节及股骨上段高度放射性浓聚，该患者最可能的诊断是
    A. 骨肉瘤
    B. 骨样骨瘤
    C. 急性骨髓炎
    D. 蜂窝织炎
    E. 股骨头缺血性坏死

31. 患者男性，14 岁。左股骨下端剧痛、肿大 2 个月，局部可见静脉怒张，X 射线片见左股骨下端干骺端骨质呈虫蛀样破坏，密度增高，两侧可见日光放射状影，全身核素骨显像见左股骨下端呈不规则团块状放射性浓聚影。该患者的诊断可能是
    A. 骨髓炎
    B. 骨软骨瘤
    C. 骨肉瘤
    D. 骨巨细胞瘤
    E. 尤文肉瘤

32. 患者女性，51 岁。右侧髋部及股骨疼痛 6 年，全身骨显像示右侧骨盆及股骨变形增宽，呈片状高度放射性浓聚，边界整齐，该患者最可能的诊断是
    A. 骨转移瘤
    B. 骨纤维异常增殖症
    C. 股骨头缺血性坏死
    D. 肺性肥大性骨关节病
    E. 畸形性骨炎

33. 患者女性，56 岁。2 年前因左股骨颈骨折，行三刃钉固定术，后痊愈出院。近 1 个月来，患者走路或活动较多时感左髋部疼痛，遂就诊。为明确诊断最好的检查手段是
    A. X 射线平片检查
    B. CT 检查
    C. 局部骨三时相显像
    D. 放射性核素全身骨显像
    E. 放射性核素局部骨断层显像

34. 关于 ^{18}F-FDG PET 骨骼恶性肿瘤显像说法错误的是
    A. ^{18}F-FDG PET/CT 在骨肉瘤和尤文肉瘤分级、分期、预后判断、疗效评价及监测复发方面有非常重要的价值，但在病灶良恶性诊断方面价值有限
    B. ^{18}F-FDG PET/CT 探测肿瘤淋巴结及远处转移时敏感性高于其他影像学检查，因此在肿瘤分期方面更具优势
    C. ^{18}F-FDG PET/CT 可以探测各种类型（溶骨性、成骨性及混合性）的骨转移瘤，但其探测成骨性骨转移的敏感性更高
    D. ^{18}F-FDG PET/CT 在诊断乳腺癌及肺癌骨转移，敏感性及特异性均高于骨显像
    E. 多发骨髓瘤是一种浆细胞恶性肿瘤，多累及骨髓，^{18}F-FDG PET/CT 主要用于其疗效评价及预后判断

35. 全身骨显像示右侧股骨附近出现局限性放射性热区，随后应采取的最佳处理方式是
    A. 患者脱去该部位衣物，并用肥皂和清水擦洗该部位皮肤后再次采集
    B. 更换针孔型准直器
    C. 进行局部断层显像

D. 进行骨三时相显像

E. 进行骨四时相显像

36. 患者男性，10 岁。右侧大腿红肿、发热 1 周，三时相骨显像示血流相、血池相右侧股骨上段弥漫性放射性增浓，随时间延长逐渐减淡，该患者最可能的诊断是

A. 骨肉瘤   B. 骨样骨瘤

C. 急性骨髓炎   D. 蜂窝织炎

E. 儿童股骨头骨软骨病

【A3/A4 型题】

（37～38 题共用题干）

患者女性，18 岁。大学新生入学军训后右侧小腿疼痛 1 周，查体未见明显红肿、发热，X 射线检查未见明显骨折征象及异常软组织密度影。

37. 该患者最可能的诊断是

A. 骨肉瘤   B. 骨样骨瘤   C. 急性骨髓炎

D. 蜂窝织炎   E. 应力性骨折

38. 该患者下一步最应进行的检查是

A. 超声检查   B. CT

C. MRI   D. 三时相骨显像

E. 全身骨显像

（39～43 题共用题干）

患者女性，76 岁。右肺癌术后 3 年，腰背部疼痛 2 年余，右肩部疼痛进行性加重 2 周。

39. 为排除患者是否具有转移性骨肿瘤，最应该进行的检查是

A. CT   B. MRI   C. X 射线平片

D. 全身骨显像   E. 超声检查

40. 如全身骨显像示右肩关节局部放射性浓聚，腰椎不均匀放射性增浓，为进一步鉴别良、恶性病变，该患者下一步应加做的检查是

A. ^{18}F-FDG PET/CT   B. SPECT/CT 融合显像

C. CT   D. MRI

E. 超声检查

41. 如 SPECT/CT 显像示右侧肩胛骨局部放射性浓聚，同机 CT 示相应位置局部类圆形密度减低，边缘毛糙，伴少许硬化，应首先考虑为

A. 骨髓炎   B. 骨髓瘤   C. 骨转移瘤

D. 肩周炎   E. 骨样骨瘤

42. 如 SPECT/CT 显像示多发腰椎形态欠规整，椎体前缘及两侧多发骨质增生硬化，呈不同程度放射性浓聚，应首先考虑为

A. 腰椎结核   B. 腰椎退行性改变

C. 骨转移瘤   D. 多发骨髓瘤

E. 压缩性骨折

43. 以下哪项**不是**骨断层显像与融合显像较平面骨显像的优势

A. 图像对比度更高   B. 定位更加准确

C. 显像范围更大

D. 提高诊断鉴别诊断准确性

E. 提高深层病变检出率

(44～47题共用题干)

患者女性,65岁。全身多发骨痛3月余,行放射性核素全身骨显像。

44. 如该患者右侧乳腺癌术后2年,全身骨显像示脊柱多发椎体、多发肋骨、骨盆骨多发异常放射性浓聚,应首先考虑

A. 转移性骨肿瘤

B. 多发骨髓瘤

C. 骨质疏松

D. 类风湿关节炎

E. 甲状旁腺功能亢进症

45. 如该患者无原发恶性肿瘤病史,全身骨显像示弥漫性放射性摄取减低,软组织本底增高,伴多发肋骨及个别椎体放射性增浓,应首先考虑

A. 转移性骨肿瘤

B. 多发骨髓瘤

C. 骨质疏松

D. 类风湿关节炎

E. 甲状旁腺功能亢进症

46. 如该患者无原发恶性肿瘤病史,全身骨显像示脊柱、胸骨、骨盆多发点、片状放射性浓聚与稀释缺损区,部分呈"炸面圈"样改变,应首先考虑

A. 转移性骨肿瘤

B. 多发骨髓瘤

C. 骨质疏松

D. 类风湿关节炎

E. 甲状旁腺功能亢进症

47. 如该患者无原发恶性肿瘤病史,全身骨显像示全身骨弥漫性放射性增高,颅骨、下颌骨、胸骨呈高度放射性浓聚,肋骨软骨连接处多发线状放射性浓聚,肾脏几乎不显影,应首先考虑

A. 转移性骨肿瘤

B. 多发骨髓瘤

C. 骨质疏松

D. 类风湿关节炎

E. 甲状旁腺功能亢进症

【B1型题】

(48～50题共用备选答案)

A. 全身骨显像

B. 局部骨显像

C. 三时相骨显像

D. 骨断层显像

E. 多模式融合显像

48. 目前临床最常用的大视野显像方法,用于全身骨骼病灶的寻找及诊断

49. 可用于急性骨髓炎及蜂窝织炎鉴别诊断

50. 可避免平面显像结构重叠的不足,提供三维度轴向图像

(51～53题共用备选答案)

A. 超级骨显像

B. 闪烁现象

C. 双密度表现

D. "炸面圈"样改变

E. "穿凿"样改变

51. 是骨愈合和修复的表现,而不是病情恶化

52. 骨显像病灶中心冷区周边环绕放射性增高的现象

53. 也称为过度显像,常见于恶性肿瘤广泛骨转移或代谢骨病

（54~55 题共用备选答案）

    A. 骨质疏松症   B. 骨软化症

    C. 畸形性骨炎   D. 甲状旁腺功能亢进症

    E. 肾性营养不良综合征

54. 长骨或扁骨呈大片状明显放射性浓聚，边缘整齐，骨外形增宽或弯曲

55. 骨显像示全身骨普遍性放射性摄取减低

（56~58 题共用备选答案）

    A. 急性骨髓炎   B. 蜂窝织炎

    C. 股骨头缺血性坏死   D. 人工关节假体松动

    E. 人工关节感染

56. 骨显像示人工关节假体两端局限性放射性浓聚

57. 三时相均呈局限性放射性浓聚，延迟相最为明显

58. 病变中心放射性稀释缺损区，周边呈环形放射性浓聚

（59~61 题共用备选答案）

    A. 转移性骨肿瘤   B. 骨肉瘤

    C. 多发性骨髓瘤   D. 甲状旁腺功能亢进症

    E. 类风湿关节炎

59. 全身多发关节区对称性放射性浓聚

60. 全身多发、散在的异常放射性浓聚

61. 全身多发点、片状放射性浓聚、"冷区"及"炸面圈"样改变

五、简答题

1. 简述放射性核素骨显像的基本原理。

2. 简述骨骼摄取骨显像剂的多少与哪些因素有关。

3. 简述全身骨静态显像的正常表现。

4. 简述三时相骨显像的定义及临床意义。

5. 简述超级骨显像的影像特征及其临床意义。

6. 简述骨显像异常图像有哪些类型。

7. 简述骨显像的主要临床应用。

8. 简述代谢性骨病骨显像的共同特征。

9. 试述放射性核素骨显像与其他影像学检查的优缺点。

10. 简述世界卫生组织（WHO）关于骨密度测定的诊断标准。

11. 简述放射性核素骨显像在诊断骨转移性肿瘤中的意义。

12. 简述放射性核素骨显像在诊断原发性骨肿瘤中的价值。

13. 简述股骨头缺血性坏死在三时相骨显像的表现。

14. 简述急性骨髓炎和蜂窝织炎在三时相骨显像的表现。

六、病例分析

1. 患者男性，66 岁。长期吸烟，每日 2~3 包，近 2 个月来咳嗽，咳痰，抗感染治疗效果不佳，胸部 CT 示左肺上叶团块影，怀疑为肺癌，手术前行全身骨显像，评估有无骨骼转移。全身骨显像

如图 12-1 所示，患者目前可能的诊断是什么？为明确诊断还应做哪些检查？

2. 患者男性，19 岁。右膝曾受过外伤，3 个月前出现间断性疼痛，逐渐加重，压痛明显，现右膝出现软组织肿块，疼痛剧烈，行全身骨显像示右侧股骨下端不规则团块状放射性浓聚，问该患者最有可能的诊断是什么？进一步确诊需行哪些检查？

3. 患者男性，46 岁。肾功能不全肾移植术后，腰背部疼痛 3 个月，全身骨显像如图 12-2 所示，问该患者最有可能的诊断是什么？进一步确诊需行哪些检查？

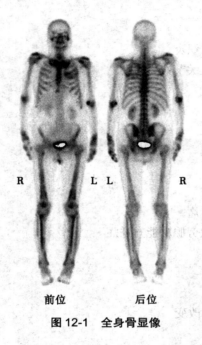

前位　　　　　后位

图 12-1　全身骨显像

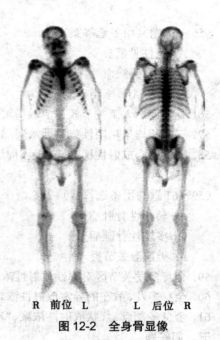

R 前位 L　　　L 后位 R

图 12-2　全身骨显像

4. 患者女性，53 岁。5 年前因乳腺癌行"乳癌根治术"。另外患者有长期服用激素（泼尼松）的病史。近日患者走路时出现跛行，伴腰部、右髋部疼痛。对患者行全身骨显像发现，右侧第 3 前肋、左侧第 7 后肋及 L_4、L_5 椎体异常放射性浓聚，右侧股骨头及髋臼部位放射性分布增多。

（1）对患者目前的情况应做何诊断？

（2）为进一步明确诊断应再行哪些检查？

【参考答案】

一、名词解释

1. 超级骨显像：放射性显像剂在全身骨骼分布呈均匀、对称性异常浓聚，骨骼影像非常清晰，而双肾常不显影，膀胱不显影或仅轻度显影，软组织内放射性分布极低，其产生机制可能与弥漫性反应性骨形成有关，常见于恶性肿瘤广泛骨转移或代谢性骨病（如甲状旁腺功能亢进症）患者。

2. 三时相骨显像：是一次静脉注射骨显像剂后，分别于不同时间进行显像，获得局部骨与周围组织的血流、血池及延迟显像的数据和图像，分别称为"血流相""血池相""延迟相"。

3. 闪烁现象：指部分恶性肿瘤骨转移患者在接受外照射治疗、放射性核素治疗或化疗等治疗后，骨转移病灶一过性放射性摄取增高的现象，其并不代表病情的恶化，而是骨愈合和修复的表现，应在治疗后 6 个月左右再进行评价。

4. 应力性骨折：又称疲劳性骨折或行军性骨折，常发生于军事训练、运动或劳动过程中，是一种超负重引起的骨折，好发于胫骨和腓骨干、股骨颈、耻骨支等部位。骨显像的特征性变化是血流相和血池相显示病变部位血流增加，延迟相病变部位表现为卵圆形或梭形的放射性增强区。

5. 双轨征：某些疾病如肺性肥大性骨关节病、肾性骨营养不良的骨显像可表现为管状骨骨皮质显像剂摄取对称性增浓，形似"双轨"，即为"双轨征"改变。多见于肘以下的前臂骨和下肢骨。

6. "炸面圈"样改变：指在骨显像图上病灶中心呈放射性减低区（或冷区），而其周边却表现为放射性增高的现象。常见于骨缺血性病变（如股骨头缺血性坏死）的中晚期，其机制是由于病变部位的中心血供减少，呈放射性"冷区"，而周边由于血管的再生修复，成骨作用加强，致显像剂的摄取增加，形成"炸面圈"样改变。

7. 双密度表现：骨显像中病变部位显示为边界清楚的放射性浓聚，其周围可见弥漫性放射性摄取增加，是骨样骨瘤骨显像的典型表现。

8. 代谢性骨病：是一组以骨代谢异常为主要表现的疾病，如骨质疏松症、骨软化症、原发性和继发性甲状旁腺功能亢进症、畸形性骨炎（Paget 病）及肾性营养不良综合征等。当营养缺乏、内分泌失调、酸碱失衡、肾脏疾病或遗传缺陷等发生时，都可引起骨代谢的紊乱，造成弥漫性骨骼病变。

9. Paget 病：即畸形性骨炎（osteitis deformans），是一种病因不明的、慢性进行性的、局灶性骨代谢异常疾病。早期病变多局限于单骨，随着病程发展大多累及多骨，累及最多的部位是骨盆骨，其次是股骨、肱骨、胸腰椎等。该病病因不清，可能与病毒感染有关，是于 1877 年由 Paget 首先报道，故以其名进行命名。

10. 类风湿关节炎：是一种自身免疫性疾病，主要表现为周围对称性的多关节慢性炎症性疾病，可伴有关节外的系统性损害。

11. 肺性肥大性骨关节病：为多发性和对称性四肢长骨骨膜下新骨增生，以骨干远端最为明显，小腿和前臂最常受累，发生机制不明，一般认为与组织缺氧感染产生的有毒物质和局部血液循环量增加有关，多继发于胸部疾病，如慢性感染、良性或恶性肿瘤、先天性心脏病等。

12. 原发性骨质疏松症：指机体和骨干本身生理性退变引起的骨质疏松症，主要指老年性骨质疏松症，尤其妇女绝经后由于雌激素减少导致的骨质疏松症。

13. 继发性骨质疏松症：指由于某些原因（药物或疾病等）而导致的骨质疏松症，引起继发性骨质疏松症的原因很多，可为内分泌性、营养性、血液性、药物性、缺乏运动或骨性等。最常见于甲状腺功能亢进症、甲状旁腺功能亢进症、糖尿病和长期服用激素或卵巢切除术后等。

14. 肾性骨营养不良综合征：由于慢性肾衰竭、钙磷代谢障碍和维生素 D 代谢障碍等导致的骨代谢功能紊乱，病理改变主要为骨样组织增生而矿化不良，出现广泛骨质疏松、骨质软化，可出现对称性假性骨折，多见于颅骨、骨盆及脊柱。

15. 股骨头缺血性坏死：又称无菌性坏死，是成年人最常见的一种骨坏死，其确切发病机制尚不清楚，凡使股骨头产生血液循环障碍的因素，如外伤性股骨颈骨折、髋关节脱位、长期服用大剂量糖皮质激素和过度酗酒等均可导致股骨头缺血性坏死。

16. 骨质软化症：新形成的骨基质（类骨质）不能以正常形式进行矿化的一种代谢性骨病，常常发生假性骨折。

17. 原发性甲状旁腺功能亢进症：由于甲状旁腺本身病变（肿瘤或增生）引起的甲状旁腺激素（PTH）合成与分泌过多导致的一系列改变，通过其对骨与肾的作用，导致高钙血症、低磷血症。

18. 继发性甲状旁腺功能亢进症：由于各种原因导致的低钙血症，刺激甲状旁腺使之增生肥大，分泌过多的甲状旁腺激素，常见于肾功能不全、骨质软化症等。

二、中英文互译

1. 骨动态显像：bone dynamic imaging
2. 超级骨显像：super bone scan
3. 全身骨显像：whole body bone imaging
4. 闪烁现象：flare sign
5. 双密度表现：double-density sign
6. 代谢性骨病：metabolic bone disease
7. 骨质疏松症：osteoporosis
8. 骨质软化症：osteomalacia
9. 甲状旁腺功能亢进症：hyperparathyroidism
10. 骨髓炎：osteomyelitis
11. 无血管性骨坏死：avascular osteonecrosis
12. 疲劳性骨折：fatigue fracture
13. 类风湿关节炎：rheumatoid arthritis，RA
14. 骨样骨瘤：osteoid osteoma
15. 多发性骨髓瘤：multiple myeloma
16. 双能 X 线吸收法：dual energy X-ray absorptiometry，DEXA
17. 双光子吸收法：dual photon absorptiometry，DPA
18. radionuclide bone imaging：放射性核素骨显像
19. whole body bone static imaging：全身骨静态显像
20. bone tomography imaging：骨断层显像
21. metastatic bone tumors：骨转移瘤
22. double strips sign：双轨征
23. ischemic osteonecrosis：缺血性骨坏死
24. stress fracture：应力性骨折
25. osteochondroma：骨软骨瘤
26. osteosarcoma：骨肉瘤
27. chondrosarcoma：软骨肉瘤
28. Ewing's sarcoma：尤文肉瘤
29. bone mineral content，BMC：骨矿物质含量
30. bone mineral density，BMD：骨密度

三、填空题

1. 羟基磷灰石　离子交换　化学吸附
2. 骨的局部血流灌注量　无机盐代谢更新速度　成骨细胞的活跃程度
3. 血流相　血池相　延迟相　24 小时静态影像
4. 放射性异常浓聚　放射性稀疏或缺损　"超级骨显像"　显像剂分布呈"混合型"
5. 骨静态显像　骨动态显像　骨断层显像　骨多模式融合显像
6. 乳腺癌　肺癌　前列腺癌　亲骨性
7. 放射性核素骨显像　3～6 个月
8. 磷酸盐　膦酸盐　P—O—P　^{99m}Tc-PYP　P—C—P　^{99m}Tc-MDP

9. 1～2周　24小时内

10. 6周　增加　卵圆　梭

11. 6～9个月　假体两端局限性放射性浓聚　假体周围弥漫性放射性浓聚

12. 慢性感染　良性或恶性肿瘤　先天性心脏病

13. 恶性肿瘤广泛骨转移　代谢性骨病

14. 愈合和修复　病情恶化

15. 原发性骨肿瘤　急性骨髓炎　股骨头缺血性坏死　骨梗死　良性骨骼疾病

16. 急性骨髓炎　蜂窝织炎

17. 肿瘤定位诊断　指导肿瘤放疗计划　选择活检部位　监测疗效

18. 恶性肿瘤　创伤　炎症病变

19. 骨囊肿　梗死　缺血性坏死　多发性骨髓瘤　骨转移瘤　激素治疗或放疗后

20. 横断面　矢状面　冠状面　对比度　分辨率

21. "炸面圈"样改变

22. X射线难以发现的细小骨折或隐蔽部位骨折的诊断　监测和评价骨折的修复和愈合过程　对新发骨折和陈旧性骨折的鉴别

23. 双能X射线吸收法　1.5～3

24. 绝经后　老年性

25. 甲状腺功能亢进症　甲状旁腺功能亢进症　糖尿病　长期服用激素或卵巢切除术后

四、选择题

【A1型题】

1. E　2. B　3. A　4. C　5. B　6. B　7. E　8. E　9. D　10. C

11. D　12. A　13. B　14. D　15. E　16. E　17. C　18. C　19. B　20. E

21. A　22. D　23. C　24. B　25. D　26. A　27. D　28. C　29. E

【A2型题】

30. C　31. C　32. E　33. C　34. C　35. A　36. D

【A3/A4型题】

37. E　38. D　39. D　40. B　41. C　42. B　43. C　44. A　45. C　46. B

47. E

【B1型题】

48. A　49. C　50. D　51. B　52. D　53. A　54. C　55. A　56. D　57. A

58. C　59. E　60. A　61. C

五、简答题

1. 简述放射性核素骨显像的基本原理。

答：将放射性核素标记的特定骨显像剂（如 ^{99m}Tc 标记的膦酸盐），经静脉注射后，随血流到达全身骨骼，与骨的主要无机盐成分羟基磷灰石晶体发生离子交换、化学吸附以及与骨组织中有机成分相结合而沉积于骨组织内，利用放射性核素显像仪器（γ照相机、SPECT 等）探测放射性核素显像剂在骨骼内的分布情况而形成全身骨骼的影像。

2. 简述骨骼摄取骨显像剂的多少与哪些因素有关。

答：骨骼摄取骨显像剂的多少与以下因素有关：①骨局部血流灌注量；②无机盐代谢的更新速度；③成骨细胞增生活跃程度等。

3. 简述全身骨静态显像的正常表现。

答：全身骨静态显像的正常表现：①正常成人全身骨骼显影清晰，放射性分布左右基本对称。由于不同部位的骨骼在结构、代谢活跃程度及血流灌注等方面可能存在差异，通常密质骨或长骨（如四肢骨）的骨干放射性分布相对较低，而松质骨或扁骨如颅骨、肋骨、椎骨、骨盆及长骨的骨骺端等放射性摄取则相对较多。正常骨显像时双肾及膀胱影显示。②正常儿童、青少年由于处于生长发育期，成骨细胞代谢活跃，且骨骺未愈合，骨骺的生长区血流灌注量和无机盐代谢更新速度快，因此骨显像与成人有差异，全身骨骼影像较成人普遍增浓，尤以骨骺部位明显。

4. 简述三时相骨显像的定义及临床意义。

答：三时相骨显像（three-phase bone scan），是指一次静脉注射骨显像剂后分别于不同时间进行显像，获得局部骨及周围组织的血流、血池及延迟骨显像的数据和图像，分别称为"血流相""血池相"及"延迟相"。血流相所反映的是较大血管的血流灌注和通畅情况，血池相反映的是软组织的血液分布情况，延迟相（也即静态像）反映的是局部骨骼的代谢状况。

5. 简述超级骨显像的影像特征及其临床意义。

答："超级骨显像"是指放射性显像剂在全身骨骼分布呈均匀、对称性的异常浓聚，骨骼影像非常清晰，而双肾常不显影，膀胱不显影或仅轻度显影，软组织内放射性分布极低，也称作"过度显像"，其产生机制可能与弥漫的反应性骨形成有关，常见于恶性肿瘤广泛性骨转移（肺癌、乳腺癌及前列腺癌发生骨转移时多见）或代谢性骨病（如甲状旁腺功能亢进症）患者。

6. 简述骨显像异常图像有哪些类型。

答：骨显像异常图像有：①放射性异常浓聚：是骨显像图中最常见的异常影像，表现为病灶部位显像剂浓聚明显高于正常骨骼，呈放射性"热区"。②放射性稀疏或缺损：表现为病变部位放射性分布明显减低或缺失，呈放射性"冷区"。③"超级骨显像"（super bone scan）：放射性显像剂在全身骨骼分布呈均匀、对称性的异常浓聚，骨骼影像非常清晰，而双肾常不显影，膀胱不显影或仅轻度显影，软组织内放射性分布极低。④显像剂分布呈"混合型"：骨显像图上病灶中心显像剂分布稀疏或缺损，呈明显的"冷区"改变，而环绕冷区的周围则出现显像剂分布异常浓聚的"热区"改变，即呈现"冷区"和"热区"同时存在的混合型图像。

7. 简述骨显像的主要临床应用。

答：骨显像的主要临床应用有：①转移性骨肿瘤的诊断；②原发性骨肿瘤的诊断；③骨代谢性疾病的诊断；④骨感染性疾病的诊断；⑤缺血性骨坏死的诊断；⑥骨创伤的诊断；⑦骨关节疾病的诊断及治疗后评价。

8. 简述代谢性骨病骨显像的共同特征。

答：代谢性骨病的放射性核素骨显像常有下列共同特征：①全身骨骼的放射性分布对称性增浓；②中轴骨显像剂摄取增高；③四肢长骨显像剂摄取增高；④颅骨显影明显，形成"头盔征"；⑤关节周围组织显像剂摄取增高；⑥胸骨显影明显，呈"领带征"样的放射性积聚；⑦肋骨软骨连接处有明显的显像剂摄取，呈"串珠样"改变；⑧肾显影不清晰或不显影，呈"超级骨显像"表现。

9. 试述放射性核素骨显像与其他影像学检查的优缺点。

答：骨显像反映的是局部骨的血流和骨盐代谢情况，这些变化使得骨显像往往在发生病变的早期（反应期）即可显示异常。通常比 X 射线平片早 3～6 个月发现病灶。X 射线平片在骨疾病的早期往往是阴性的，骨显像可以早期诊断骨疾病，如早期诊断股骨头缺血坏死、感染性骨病及代谢性骨病等。CT 可以发现骨转移病灶的骨质改变及破坏，断层显示可避免重叠干扰，较平片显示更加清晰、全面。MRI 可清晰显示骨髓的情况及软组织病变。^{18}F-FDG PET/CT 显像诊断骨肿瘤的敏感性及特异性均高于骨显像，能更早期发现骨病灶。在评价骨转移瘤疗效方面，较 CT 及骨显像更早显示病灶对于治疗的反应；与骨显像相比，PET/CT 的另一个优势是还可显示骨外组织的病变。^{18}F-NaF PET/CT 骨显像的骨骼影像质量明显优于单光子骨显像，图像分辨率高，对于骨骼病变的诊断价值也明显优于后者。

10. 简述世界卫生组织（WHO）关于骨密度测定的诊断标准。

答：世界卫生组织（WHO）的诊断标准：以 T 值作为诊断标准，T 值指测得的骨密度（BMD）与同性别健康年轻人平均值进行比较的差别，单位以标准差（SD）表示。T 值 >−1SD 为正常；T 值 −2.5SD~−1SD 为骨量减低；T 值 ≤−2.5SD 为骨质疏松症；T 值 ≤−2.5SD 且伴有脆性骨折为严重骨质疏松症。

11. 简述放射性核素骨显像在诊断骨转移性肿瘤中的意义。

答：诊断意义有：①放射性核素骨显像被认为是诊断肿瘤骨转移最常用并最有效的一种检查手段，它可以较 X 线检查提前 3~6 个月发现转移病灶，且可以发现 CT 及 MRI 等检查范围以外的病灶，目前已成为早期诊断恶性肿瘤骨转移的首选方法。② SPECT/CT 融合显像对单发异常放射性浓聚灶良、恶性鉴别具有重要价值。③放射性核素骨显像对于评价骨转移病灶治疗后疗效、预后判断等也有重要价值。治疗过程中全身骨显像提示病灶显影变淡、范围缩小、数量减少等均是病情改善的表现。部分患者在接受外放疗、放射性核素靶向治疗或化疗等后，病灶可呈一过性放射性摄取增加的显像，即所谓的"闪烁现象"（flare sign），并不代表患者病情恶化，是骨愈合和修复的表现。

12. 简述放射性核素骨显像在诊断原发性骨肿瘤中的价值。

答：骨显像对于原发性骨肿瘤的诊断、良恶性鉴别等并非首选方法，其意义在于：①可以早期检出病变；②可准确显示原发性肿瘤的累及范围；③全身骨显像有利于发现原发病灶以外的骨转移病灶；④有助于手术或其他治疗后疗效的监测与随访。

13. 简述股骨头缺血性坏死在三时相骨显像的表现。

答：股骨头缺血坏死的患者常进行三时相骨显像，其影像表现与病程有关。①疾病早期（无症状期或发病 1 个月左右）因局部血供减少或完全中断，三时相骨显像的血流相、血池相及延迟相均表现为局部放射性减低，周围无浓聚反应，但此期改变一般在临床上较少检出。②随着病程进展，因股骨头与髋臼表面的损伤、骨膜炎症反应、血管再生与修复等因素，在股骨头放射性稀疏缺损区（坏死区）的周边可出现放射性浓聚影，形成典型的"炸面圈"样改变，此征为本病的特征性表现。③疾病的中后期，股骨头周围的成骨反应更为活跃，平面显像显示整个股骨头和髋臼部位呈异常放射性浓聚，但此时行断层显像仍可能显示"炸面圈"样改变。

14. 简述急性骨髓炎和蜂窝织炎在三时相骨显像的表现。

答：急性骨髓炎病变部位在骨骼，三时相骨显像在血流相、血池相、延迟相均可见局限性骨髓病变部位异常放射性浓聚，并随时间延长放射性浓聚更加明显；而蜂窝织炎病变部位在软组织，三时相骨显像在血流相、血池相表现为病变区弥漫性放射性增强，随时间延长而逐渐减低，延迟相仅见弥漫性软组织放射性摄取增高，骨的摄取很少，甚至根本看不到骨的影像。

六、病例分析

1. 答：图 12-1 全身骨显像示双下肢长骨皮质对称性放射性增浓，并可见"双轨征"，左侧第 3~4 前肋放射性增浓。根据年龄、病史及现有检查资料考虑该患者最可能的临床诊断是肺癌伴肺性肥大性骨关节病。左侧第 3~4 前肋骨代谢增强，局部受累不除外，可行 SPECT/CT 断层显像或增强 CT 进一步明确；左肺上叶团块可经支气管镜或胸部 CT 引导下穿刺活检＋病理诊断。

2. 答：全身骨显像示右侧股骨远端局部高度放射性浓聚，最有可能的诊断是原发性骨恶性肿瘤（骨肉瘤首先考虑），进一步确诊需行 CT 或 MRI 检查，穿刺活检＋病理诊断。

3. 答：图 12-2 全身骨显像示颅骨、双侧多发肋骨、双侧骶髂关节、右侧股骨中下段局部放射性浓聚，双肾及膀胱未见明显显影，符合"超级骨显像"，结合病史考虑肾功能不全引发的代谢性骨病可能性大，继发性甲状旁腺功能亢进症可能。需进一步检查血钙、血磷、甲状旁腺激素水平，甲状旁腺超声及放射性核素甲状旁腺显像。右侧股骨中下段局部骨代谢增强需询问有无外伤史，必要时可进行 CT 或 MRI 检查。

4. 答：（1）患者有乳腺癌病史，而乳腺癌属"亲骨性肿瘤"，容易发生骨转移。患者全身骨显像发现骨骼系统出现多个异常放射性浓聚病灶，诊断方面首先要考虑这些病灶为肿瘤骨转移灶。

（2）因患者有长期服用激素的病史，不能排除患者存在严重骨质疏松，伴多发骨折的可能。可安排患者行骨密度测定，了解有无骨质疏松的存在。另外可安排患者行 X 射线、CT 等其他影像学检查，了解病变骨有无骨质破坏、腰椎有无压缩性改变等，以帮助明确诊断。如判断仍有困难，可建议患者定期随访，观察病灶放射性变化情况，如病灶放射性强度逐渐降低，患者疼痛有所改善，要考虑病灶为骨折的可能，如病灶放射性强度不减弱，甚至有增强，或伴发放射性冷区，并有新病灶出现，则有肿瘤骨转移性可能。对于髋臼及股骨头部位放射性增多，一方面要考虑肿瘤骨转移的可能，另一方面还要考虑有无股骨头缺血性坏死。可安排患者行骨局部断层显像，如发现其股骨头中心呈放射性减低（"冷区"），而周边放射性增高，即呈"炸面圈"样改变，应考虑股骨头缺血性坏死；如骨断层显像发现整个股骨头呈放射性弥漫性增高，则应考虑肿瘤骨转移可能性大。

（郑玉民）

第十三章
内分泌系统

【学习目标】

1. 掌握　甲状腺功能测定的临床意义；甲状腺与甲状旁腺显像的原理及临床意义。
2. 熟悉　甲状腺功能体外检测项目；甲状腺功能体内试验的方法及结果分析；甲状腺静态显像方法和影像表现；甲状腺旁腺显像方法和影像表现与适应证。
3. 了解　甲状腺功能测定方法；肾上腺髓质显像的原理与临床应用。

【内容提要】

甲状腺、甲状旁腺、肾上腺等是人体重要的内分泌器官，当疾病导致其功能异常时，会产生各种临床表现。应用核医学功能测定和显像的方法可以为内分泌系统疾病的诊断与治疗提供有效帮助，对研究相关疾病的发生、发展以及其病理、生理变化等也具有重要的价值。

一、甲状腺体外功能测定

甲状腺功能体外测定包括甲状腺激素、促甲状腺激素、甲状腺球蛋白、甲状腺球蛋白抗体、促甲状腺激素受体抗体的测定。上述功能测定对于诊断或鉴别诊断甲状腺功能亢进或减退、亚急性甲状腺炎、自身免疫性甲状腺疾病，指导甲状腺疾病药物治疗、甲状腺癌的随访有重要的作用。

二、甲状腺功能的体内测试

甲状腺摄 ^{131}I 试验可评价甲状腺的功能状态，用于常见甲状腺疾病的辅助诊断、^{131}I 治疗甲亢前计算投药剂量和有效半衰期。

过氯酸盐释放试验用于判断是否存在甲状腺碘有机化障碍及高碘性甲状腺肿的辅助诊断，前者常见于先天性甲状腺过氧化物酶缺乏和结构缺陷、克汀病、慢性淋巴细胞性甲状腺炎等。

甲状腺激素抑制试验主要检测下丘脑 - 垂体 - 甲状腺轴的反馈调节是否遭到破坏；当正常抑制时，说明垂体 - 甲状腺轴存在着正常的调节关系，可以排除甲亢；不抑制时，表示垂体 - 甲状腺轴正常的调节关系遭到破坏，可诊断甲亢。

三、甲状腺显像

甲状腺显像基于正常甲状腺组织能特异地摄取和浓聚碘离子用以合成甲状腺激素的原理，将一种进入人体后能被甲状腺细胞选择性摄取的放射性药物（显像剂）如 ^{131}I-NaI 或 $^{99m}TcO_4^-$ 等引入患者体内。一定时间后用特定的核医学显像仪器,如 SPECT、γ 照相机等,探测甲状腺内放射性核素衰变时所发出的 γ 射线,即可得到反映甲状腺部位、形态、大小及功能等信息的甲状腺影像,来判别甲状腺病变。异常图像包括位置、大小、形态、显像剂分布的异常。

甲状腺显像常用于异位甲状腺的诊断、甲状腺结节的功能及性质的判定、寻找功能性甲状腺癌转移灶、判断颈部甲状腺肿块与甲状腺的关系、甲状腺炎的辅助诊断、Graves 病 ^{131}I 治疗前估算甲状腺重量。

四、甲状旁腺显像

甲状旁腺显像的显像剂 ^{99m}Tc-MIBI 和 ^{201}Tl 除了被心肌细胞摄取外,可聚集于功能亢进的甲状旁腺组织,其机制与病变组织血流增加及细胞代谢活跃有关,但这些显像剂同时也可被正常甲状腺组织所摄取。^{99m}TcO$_4^-$ 只被正常甲状腺摄取而不被甲状旁腺摄取,因此,通过图像相减技术,将 ^{99m}Tc-MIBI 或 ^{201}Tl 影像与 ^{99m}TcO$_4^-$ 影像相减,即可得到甲状旁腺影像。此外,根据 ^{99m}Tc-MIBI 从功能亢进的甲状旁腺的洗出速度较周围正常甲状腺组织缓慢,通过双时相法,将早期显像和延迟显像进行比较,可获得功能亢进的甲状旁腺的影像。

甲状旁腺功能正常时甲状旁腺不显影,双时相法仅见甲状腺显影,颈部无异常浓聚灶。甲状旁腺功能亢进时即可显影。甲状旁腺腺瘤、增生、癌等可在其病变位置出现显像剂浓聚区。

甲状腺旁腺显像临床应用包括:甲状旁腺功能亢进症的诊断与术前定位、异位甲状旁腺的定位等。

五、肾上腺髓质显像

肾上腺髓质能合成和分泌肾上腺素和去甲肾上腺素,分泌后的去甲肾上腺素在酶的作用下可以通过再摄取方式进入肾上腺髓质嗜铬细胞的胞囊中储藏。^{131}I 或 ^{123}I 标记的间位碘代苄胍(MIBG)是去甲肾上腺素的类似物,静脉注入体内后通过钠离子和能量依赖性摄取机制被嗜铬细胞摄取。因此,用 ^{131}I 或 ^{123}I 标记的 MIBG 可使富含肾上腺素能受体的肾上腺髓质显影。在体外用 γ 照相机或 SPECT 即可进行肾上腺髓质显像。

正常人肾上腺髓质多不显影。异常图像:①双侧肾上腺髓质明显显影:提示双侧肾上腺髓质功能增强,常见于增生;②单侧肾上腺髓质明显显影:提示为嗜铬细胞瘤;③异位显像剂浓聚:为异位嗜铬细胞瘤或恶性嗜铬细胞瘤转移灶。对于小儿患者,若在腹部或骨骼处有异常显影,应高度怀疑为神经母细胞瘤。

肾上腺髓质显像的适应证和临床应用包括:①嗜铬细胞瘤的定位诊断;②确定恶性嗜铬细胞瘤转移灶的部位及范围;③嗜铬细胞瘤术后残留病灶或复发病灶的探测;④恶性嗜铬细胞瘤 ^{131}I-MIBG 治疗后随访观察;⑤神经母细胞瘤、副神经节细胞瘤及其转移灶的辅助诊断。

【习题】

一、名词解释

1. 甲状腺摄 ^{131}I 试验
2. 过氯酸盐释放试验
3. 甲状腺静态显像
4. 甲状腺血流灌注显像

5. 甲状腺"热结节"

6. 甲状腺"冷结节"

7. 甲状旁腺减影显像

8. 甲状旁腺双时相显像

9. 肾上腺髓质显像

二、中英文互译

1. 促甲状腺激素

2. 甲状腺静态显像

3. 热结节

4. 甲状腺功能亢进症

5. 亚急性甲状腺炎

6. 原发性甲状旁腺功能亢进症

7. ^{131}I thyroid uptake test

8. perchlorate discharge test

9. thyroid blood flow perfusion imaging

10. parathyroid double phase study

11. adrenal medullary imaging

12. hypothyroidism

13. pheochromocytoma

三、填空题

1. 甲状腺的主要功能是_____甲状腺激素。甲状腺激素的主要功能是_____。

2. 在血液中存在三种甲状腺激素，它们分别是_____、_____、_____。

3. 甲状腺合成和分泌甲状腺激素的过程包括_____、_____、_____、_____。

4. 过氯酸盐释放试验的释放率大于_____，提示碘有机化功能明显障碍。

5. 甲状腺功能体内试验的方法包括_____、_____、_____。

6. 甲状腺摄^{131}I率降低，而 T_3、T_4 增高可作为_____的诊断参考。

7. 甲状腺激素抑制试验的诊断标准是：抑制率_____为甲状腺功能亢进，抑制率_____为甲状腺功能正常。

8. 甲状腺显像显示甲状腺的_____、_____、_____及_____，从而帮助诊断某些甲状腺疾病，代表了核医学的特点为_____显像。

9. 甲状腺显像最常使用的显像剂是_____。

10. 寻找异位甲状腺需要使用的显像剂是_____。

11. 四类甲状腺结节影像的特征为与邻近正常甲状腺组织比较，其放射性分布表现为："热结节"_____，"温结节"_____，"凉结节"_____，"冷结节"_____。

12. 自主功能性甲状腺瘤，甲状腺显像多表现为"_____"。

13. 甲状腺显像临床应用于_____、_____、_____、_____。

14. 甲状旁腺显像，在甲状旁腺功能正常时甲状旁腺_____，功能亢进时甲状旁腺_____；临床应用于_____和_____。

15. 肾上腺髓质显像常用显像剂为＿＿＿＿＿＿＿，是＿＿＿＿＿＿＿定位诊断的首选方法。

16. 嗜铬细胞瘤最常见发生部位是＿＿＿＿＿＿＿，最主要的症状为＿＿＿＿＿＿＿。

四、选择题

【A1 型题】

1. 甲状腺细胞摄取碘通过
   - A. 主动转运
   - B. 易化扩散
   - C. 单纯扩散
   - D. 入胞作用
   - E. 出胞作用

2. 甲状腺功能亢进症患者血清甲状腺激素浓度高于正常，血清 TSH 浓度常为
   - A. 增高
   - B. 变化无规律
   - C. 正常
   - D. 减低
   - E. 明显增高

3. Graves 病核医学检查**没有**下列哪种表现
   - A. 甲状腺吸 ^{131}I 率增高
   - B. FT_3、FT_4 增高
   - C. 吸 ^{131}I 率高峰前移
   - D. 血清 TSH 增高
   - E. TRH 兴奋试验呈低反应

4. 亚临床型甲状腺功能低下时，血清 T_3、T_4 浓度常为正常，但 TSH 浓度常为
   - A. 正常
   - B. 升高
   - C. 降低
   - D. TRH 兴奋后增高
   - E. 明显降低

5. 原发性甲状腺功能低下的核医学诊断**错误**的是
   - A. 甲状腺吸 ^{131}I 减低
   - B. rT_3 减低
   - C. T_3 减低
   - D. TSH 减低
   - E. T_4 减低

6. 继发性甲状腺功能减退
   - A. TSH 正常
   - B. TSH 升高
   - C. TSH 降低
   - D. TSH 可升高亦可降低
   - E. 以上都不正确

7. 甲状腺自身抗体 TGAb 和 TMAb 强阳性常见于
   - A. 亚急性甲状腺炎
   - B. 甲状腺髓样癌
   - C. 甲状腺囊肿
   - D. 急性甲状腺炎
   - E. 慢性淋巴细胞性甲状腺炎

8. **不受**血中甲状腺激素结合球蛋白浓度异常影响的甲状腺功能指标是
   - A. PRL
   - B. TT_3
   - C. TT_4
   - D. LH
   - E. FT_3 和 FT_4

9. 初诊甲状腺功能亢进的患者（未用过甲状腺功能亢进药物治疗前），其甲状腺摄 ^{131}I 率的典型特征是
   - A. 在服 ^{131}I 后第 24 小时的摄 ^{131}I 率明显升高，峰时位于第 24 小时
   - B. 在服 ^{131}I 后第 24 小时的摄 ^{131}I 率低于正常范围
   - C. 在服 ^{131}I 后第 3～6 小时的摄 ^{131}I 率低于正常范围
   - D. 在服 ^{131}I 后第 24 小时的摄 ^{131}I 率高于正常范围且伴速度增快
   - E. 以上都不对

10. 甲状腺摄碘率高峰前移常见于
    - A. 甲状腺腺瘤
    - B. 亚急性甲状腺炎

    C. 桥本甲状腺炎   D. Graves 病

    E. 甲状腺功能减退症

11. 下列**无**甲状腺摄 ^{131}I 率减低表现的疾病是

    A. 原发性甲状腺功能减退   B. 继发性甲状腺功能减退

    C. 外源性甲状腺激素摄入过多   D. 先天性甲状腺过氧化物酶缺陷

    E. 亚急性甲状腺炎

12. 甲状腺摄 ^{131}I 功能测定,若最高摄碘率高于当地正常值上限,摄 ^{131}I 率高峰提前出现,2 小时或 3 小时与 24 小时摄 ^{131}I 率之比 > 0.8 则提示

    A. 单纯性甲状腺肿   B. 甲亢

    C. 甲减   D. 甲状腺炎

    E. 甲状腺囊肿

13. 甲状腺摄 ^{131}I 率试验当前最有价值的用途是

    A. 甲状腺功能亢进的诊断   B. 甲状腺功能低下的诊断

    C. 甲状腺炎的诊断   D. 甲状腺肿瘤的诊断

    E. 甲状腺功能亢进 ^{131}I 治疗时指导给药剂量

14. 过氯酸钾释放试验的诊断标准是释放率多少为明显障碍

    A. 释放率 > 20%   B. 释放率 > 40%   C. 释放率 > 50%

    D. 释放率 < 40%   E. 释放率 < 50%

15. 过氯酸钾释放试验对哪种疾病的诊断有较高的临床价值

    A. 甲状腺髓样癌   B. 功能自主性甲状腺瘤

    C. 与甲状腺内的有机化障碍有关的疾病   D. 亚急性甲状腺炎

    E. Graves 甲亢

16. 甲状腺激素抑制试验主要用于

    A. 鉴别诊断甲亢   B. 鉴别诊断甲低

    C. 了解有无碘的有机化障碍   D. 诊断亚急性甲状腺炎

    E. 诊断地方性甲状腺肿

17. 甲状腺激素抑制试验的抑制率是多少即为明显抑制,可排除甲亢

    A. < 25%   B. < 25%~50%   C. < 50%

    D. > 50%   E. < 10%

18. 亚急性甲状腺炎在急性发作期时,在核医学检查中最典型的表现是

    A. 血清 T_3、T_4 下降和 TSH 升高

    B. 甲状腺自身抗体(TgAb、TMAb)升高

    C. 血清 T_3、T_4 浓度增高伴甲状腺摄 ^{131}I 降低

    D. 血清 T_3、T_4 浓度降低伴甲状腺摄 ^{131}I 升高

    E. 血清 T_3、T_4 浓度增高伴甲状腺摄 ^{131}I 升高

19. 甲状腺显像"热结节"的临床意义为

    A. 甲状腺功能亢进   B. 甲状腺炎症

    C. 可能良性病变   D. 甲状腺囊肿

    E. 甲状腺癌

20. 甲状腺显像中**不呈现**"冷结节"的情况是

A. 囊肿 　　　　　　　B. 高功能腺瘤 　　　　　　　C. 腺瘤退行性变

D. 亚急性甲状腺炎 　　　　E. 局部出血

21. 甲状腺静态显像提示"冷结节"，甲状腺动态显像示结节血运丰富，则结节很可能是

A. 甲状腺囊肿 　　　　　　B. 甲状旁腺癌 　　　　　　　C. 甲状腺癌

D. 甲状腺内出血 　　　　　E. 甲状腺囊腺瘤

22. 甲状腺静态显像主要作用**不包括**以下哪项

A. 甲状腺形态、位置、大小与重量的估计　　B. 甲状腺结节功能判断

C. 异位甲状腺诊断　　　　　　　　　　　D. 亚甲炎、桥本甲状腺炎的辅助诊断

E. 甲状腺结节良恶性鉴别

23. 目前甲状腺显像最常用下列哪种显像剂

A. $^{99m}TcO_4^-$ 　　　　　　B. ^{123}I 　　　　　　　C. ^{131}I

D. ^{18}F-FDG 　　　　　　E. ^{201}Tl

24. 寻找分化型甲状腺癌转移灶显像常用下列哪种显像剂

A. $^{99m}TcO_4^-$ 　　　　　　B. ^{123}I 　　　　　　　C. ^{131}I

D. ^{18}F-FDG 　　　　　　E. ^{201}Tl

25. 诊断异位甲状腺最可靠的影像学手段是

A. 超声 　　　　　　　　　B. CT 　　　　　　　　　　C. MRI

D. 甲状腺静态显像 　　　　E. PET/CT

26. 以下关于甲状腺显像描述**不正确**的是

A. 正常甲状腺组织具有选择性摄取和浓集碘的功能

B. 正常甲状腺组织具有选择性摄取和浓集锝的功能

C. 由于 ^{99m}Tc 物理性能良好，目前国内最常使用 $^{99m}TcO_4^-$ 甲状腺显像

D. $^{99m}TcO_4^-$ 甲状腺显像可以反映合成甲状腺激素的能力

E. ^{131}I 甲状腺显像可以反映合成甲状腺激素的能力

27. 下列哪项**不是**甲状腺静态显像的临床应用

A. 异位甲状腺的诊断　　　　　　　B. 甲状腺结节功能的判断

C. 甲状腺癌转移灶的诊断　　　　　D. 甲状腺肿瘤恶性程度的判断

E. 甲状腺重量的估算

28. 以下关于异位甲状腺描述正确的是

A. 常见的异位部位是舌根部、颌下及胸骨后

B. 异位的甲状腺不具备合成甲状腺激素的能力

C. 一旦诊断异位甲状腺时，应予以手术切除

D. 异位甲状腺常引起甲状腺功能亢进

E. 诊断异位甲状腺时颈部正常部位应无甲状腺组织

29. 以下关于 $^{99m}TcO_4^-$ 甲状腺静态显像中"冷结节"的描述**不正确**的是

A. 结节部位的放射性摄取低于正常甲状腺组织

B. 结节部位表现为放射性稀疏缺损区

C. 结节部位的摄锝功能减低

D. 该结节多为恶性病变

E. 多发"冷结节"常见于结节性甲状腺肿患者

30. 以下关于 $^{99m}TcO_4^-$ 甲状腺静态显像中"热结节"的描述**不正确**的是
    A. 结节部位放射性摄取高于正常甲状腺组织
    B. 结节表现为放射性浓聚区
    C. 该结节具有合成甲状腺激素的功能
    D. 结节以外的甲状腺组织可以被抑制而显影浅淡
    E. "热结节"可以引起临床甲亢表现

31. 以下哪种影像表现提示甲状腺恶性病变的可能性较大
    A. $^{99m}TcO_4^-$ 甲状腺显像"热结节"，^{99m}Tc-MIBI 显像仍为"热结节"
    B. $^{99m}TcO_4^-$ 甲状腺显像"热结节"，^{99m}Tc-MIBI 显像该结节摄取显像剂与正常甲状腺相似
    C. $^{99m}TcO_4^-$ 甲状腺显像"冷结节"，^{99m}Tc-MIBI 显像该结节摄取显像剂与正常甲状腺相似
    D. $^{99m}TcO_4^-$ 甲状腺显像"冷结节"，^{99m}Tc-MIBI 显像仍为"冷结节"
    E. $^{99m}TcO_4^-$ 甲状腺显像"冷结节"，^{99m}Tc-MIBI 显像为"热结节"

32. 典型的 Plummer 病的 $^{99m}TcO_4^-$ 显像特征是
    A. 单个"热结节"伴其余甲状腺组织功能受抑制
    B. 单个"热结节"，其余甲状腺组织功能不受抑制
    C. 单个"热结节"，其功能受 TSH 调节
    D. 单个"冷结节"
    E. 单个"温结节"

33. 甲状腺激素中，无生理活性的激素是
    A. TT_3 B. FT_3 C. rT_3
    D. TT_4 E. FT_4

34. 甲状腺功能的重要调节系统是
    A. 下丘脑 - 垂体 - 甲状腺   B. 交感神经系统
    C. 副交感神经系统   D. 中枢神经系统
    E. 激素负反馈调节

35. 有关甲状腺显像的原理，以下哪项是**错误**的
    A. 临床上多使用 $^{99m}TcO_4^-$ 进行甲状腺显像
    B. $^{99m}TcO_4^-$ 和 ^{131}I 都能被甲状腺组织摄取和浓集
    C. $^{99m}TcO_4^-$ 和 ^{131}I 显像都可以反映甲状腺组织对碘的摄取能力
    D. $^{99m}TcO_4^-$ 和 ^{131}I 显像都可以反映甲状腺组织合成甲状腺激素的能力
    E. $^{99m}TcO_4^-$ 显像特异性不如 ^{131}I 显像

36. 对甲状旁腺的描述，**错误**的是
    A. 甲状旁腺一般位于甲状腺侧叶的后面和甲状腺囊之间
    B. 正常成人甲状旁腺一般有四个
    C. 甲状旁腺的位置及数目变异较小
    D. 上对甲状旁腺位于甲状腺上极后方
    E. 下对甲状旁腺位于甲状腺下极后外方

37. 与甲状旁腺显像**无关**的显像剂是
    A. ^{99m}Tc-MIBI   B. $^{99m}TcO_4^-$ C. ^{201}Tl
    D. ^{131}I-MIBG   E. ^{131}I- 甲苯胺蓝

38. 对原发性甲状旁腺功能亢进症病理生理的描述中，**错误**的是
    A. 高血钙
    B. 低血磷
    C. 骨转换增加
    D. 骨骼病灶中多核破骨细胞增多
    E. 骨骼病灶中成骨细胞增多

39. 甲状旁腺激素的主要生理作用是
    A. 调节血压
    B. 促进机体的生长发育
    C. 调节钙磷代谢
    D. 促进细胞分裂增殖
    E. 调节糖代谢

40. 对甲状旁腺显像原理的描述中，**错误**的是
    A. 功能亢进或增生的甲状旁腺组织聚集 ^{201}Tl
    B. 功能亢进或增生的甲状旁腺组织聚集 $^{99m}TcO_4^-$
    C. 功能亢进或增生的甲状旁腺组织聚集 $^{99m}Tc-MIBI$
    D. 功能亢进或增生的甲状旁腺组织聚集 $^{131}I-$ 甲苯胺蓝
    E. 功能亢进或增生的甲状旁腺组织聚集 $^{131}I-Cs$

41. 原发性甲状旁腺功能亢进症的最常见病因是
    A. 增生
    B. 腺瘤
    C. 炎症
    D. 腺癌
    E. 家族性多发性内分泌腺瘤病

42. 诊断嗜铬细胞瘤目前最常见的显像剂是
    A. $^{99m}Tc-$ 红细胞
    B. $^{131}I-$ 间位碘代苄胍（$^{131}I-MIBG$）
    C. $^{99m}Tc-$ 间位碘代苄胍（$^{99m}Tc-MIBG$）
    D. $^{131}I-$ 碘代胆固醇
    E. $Na^{131}I$

43. 嗜铬细胞瘤的诊断和定位最有价值的显像是
    A. 肾上腺皮质显像
    B. 肾上腺髓质显像
    C. PET-CT 正电子显像
    D. 肾上腺皮质双核素显像
    E. 肾上腺髓质双核素显像

44. 相对于 CT、MR 检查，$^{131}I-MIBG$ 显像应用于嗜铬细胞瘤的最大优势是
    A. 判断嗜铬细胞瘤的良恶性
    B. 确定嗜铬细胞瘤的大小和位置
    C. 发现微小的嗜铬细胞瘤
    D. 诊断异位嗜铬细胞瘤
    E. 观察嗜铬细胞瘤与周围组织的关系

【A2 型题】

45. 患者女性，32 岁，怕热多汗，多食易饥，消瘦乏力 3 个月就诊。查体突眼，甲状腺Ⅱ度肿大，心率 120 次 / 分，双手颤抖；血 FT_3、FT_4 增高，TSH 降低；$^{99m}TcO_4^-$ 甲状腺静态显像示双叶增大，放射性分布均匀，摄锝功能增高。该患者最可能的诊断是
    A. 病毒感染
    B. 心肌炎
    C. 亚急性甲状腺炎
    D. 甲状腺功能亢进症
    E. 甲状旁腺功能亢进

46. 患者男性，56 岁，发现颈部肿物 2 月余。查体：甲状腺左叶增大，扪及 2.5cm×2.0cm 结节，质硬，无压痛，活动度差。甲状腺功能提示 FT_3、FT_4 及 TSH 均正常，颈部超声提示甲状腺左叶增大，下叶见低回声性结节伴钙化，甲状腺静态显像提示左叶下极"冷结节"。首先考虑以下哪项诊断

　　A. 亚急性甲状腺炎　　　　　　　　　　B. 结节性甲状腺肿
　　C. 高功能甲状腺腺瘤　　　　　　　　　D. 慢性淋巴细胞性甲状腺炎
　　E. 甲状腺癌

47. 患者女性,44 岁,颈部增粗 10 年,伴活动后气急 1 月就诊。查体:甲状腺Ⅲ度肿大,质中,结节状。甲状腺功能 FT₃、FT₄ 及 TSH 均正常,颈部超声检查提示甲状腺两叶弥漫性增大,内部回声不均,伴多发囊实性、实性结节;甲状腺静态显像提示甲状腺增大,多发放射性分布稀疏伴不均匀。首先考虑以下哪项诊断

　　A. 亚急性甲状腺炎　　　　　　　　　　B. 结节性甲状腺肿
　　C. 甲状腺功能亢进　　　　　　　　　　D. 慢性淋巴细胞性甲状腺炎
　　E. 甲状腺癌

48. 患者女性,28 岁,心慌、多汗 1 月余就诊,FT₃、FT₄ 增高,TSH 降低,体检甲状腺Ⅱ度肿大,甲状腺显像示甲状腺弥漫性肿大,摄锝功能增强。最可能的诊断是

　　A. 亚急性甲状腺炎　　　　　　　　　　B. 结节性甲状腺肿
　　C. 桥本甲状腺炎　　　　　　　　　　　D. 甲状腺腺瘤
　　E. Graves 病

49. 患者男性,24 岁。心悸、手抖、乏力、消瘦 3 月,血清 FT₃、FT₄ 增高,TSH 降低,甲状腺静态显像提示两叶增大,放射性摄取增多,摄锝功能增强。临床初步诊断为 Graves 病,下列哪项检查有助于确诊

　　A. 甲状腺摄 ^{131}I 率增高　　　　　　　B. 甲状腺摄 ^{131}I 率正常
　　C. 甲状腺摄 ^{131}I 率降低　　　　　　　D. 超声提示甲状腺弥漫性增大
　　E. TGAb、TPOAb 增高

50. 患儿 6 岁,发现颌下肿物 2 周,$^{99m}TcO_4^-$ 甲状腺显像提示正常部位可见甲状腺显影,该肿物不摄取示踪剂,为进一步除外异位甲状腺,应进行的检查是

　　A. CT　　　　　　　　　　　　　　　　B. MR
　　C. ^{131}I 显像　　　　　　　　　　　　D. ^{18}F-FDG PET/CT
　　E. ^{99m}Tc-MIBI 显像

51. 患者男性,55 岁,胸部 CT 发现前上纵隔肿物,^{131}I 甲状腺显像示该肿物与甲状腺影像相连,并可见示踪剂摄取,考虑的诊断为

　　A. 淋巴瘤　　　　　　　　　　　　　　B. 胸骨后甲状腺肿
　　C. 胸腺瘤　　　　　　　　　　　　　　D. 甲状腺癌
　　E. 结节性甲状腺肿

52. 患者女性,45 岁,心悸、多汗伴体重减轻 3 个月,查体发现甲状腺右叶一约 4.0cm×5.0cm 的肿物。甲状腺显像中该肿物高度摄取放射性,而正常甲状腺双叶结构未显示,应考首先考虑诊断为

　　A. 甲状腺左叶缺如,右叶代偿性增大　　B. 甲状腺右叶巨大甲状旁腺腺瘤
　　C. 甲状腺右叶自主功能性甲状腺腺瘤　　D. 甲状腺癌
　　E. 结节性甲状腺肿

53. 患者男性,50 岁,体检发现左叶甲状腺肿物,$^{99m}TcO_4^-$ 甲状腺显像提示左叶"冷结节",^{201}Tl 显像提示该结节基本不摄取示踪剂,则该患者的诊断考虑

　　A. 甲状腺炎　　　　　　　　　　　　　B. 自主功能性甲状腺腺瘤

C. 非自主功能性甲状腺腺瘤　　　　　　　　D. 甲状腺癌

E. 甲状腺囊肿

54. 患者男性，60 岁，$^{99m}TcO_4^-$ 甲状腺静态显像发现左叶下极一个直径 2.0cm 的"冷结节"，在甲状腺动态灌注显像中局部放射性增浓，应该考虑的诊断为

A. 结节性甲状腺肿　　　　　　　　　　　　B. 自主功能性甲状腺腺瘤

C. 甲状腺脓肿　　　　　　　　　　　　　　D. 甲状腺癌

E. 甲状腺囊肿

55. 患者女性，23 岁，低热、颈痛、心悸 1 周就诊。查体：甲状腺轻度肿大伴压痛，心率 108 次 / 分；实验室检查：白细胞 8.2×10^9/L，血沉 65mm/h，FT_3、FT_4 轻度增高，TSH 降低，$^{99m}TcO_4^-$ 甲状腺静态显像见两叶放射性分布稀疏。首先考虑下列哪项诊断

A. 甲状腺功能亢进症　　　　　　　　　　　B. 甲状腺功能减低症

C. 单纯性甲状腺肿　　　　　　　　　　　　D. 甲状旁腺功能亢进症

E. 亚急性甲状腺炎

56. 患儿女性，7 岁，因发育滞后就诊。查体发现颈部颌下 1.5cm×2.0cm 肿物，血 FT_3、FT_4 减低，TSH 增高，B 超检查颈部未见甲状腺组织；拟诊"异位甲状腺"。为明确诊断，应首先选择以下哪项检查为妥

A. 甲状腺摄 ^{131}I 率测定　　　　　　　　　B. $^{99m}TcO_4^-$ 甲状腺静态显像

C. ^{131}I 甲状腺静态显像　　　　　　　　　D. ^{131}I 全身显像

E. ^{18}F-FDG 全身显像

57. 患者女性，36 岁，体检发现颈部结节 4 月余，血清 FT_3、FT_4 及 TSH 均正常，颈部超声提示甲状腺增大，右叶见类圆形实性结节，为明确甲状腺结节性质行 $^{99m}TcO_4^-$ 甲状腺显像。以下检查方法哪项是**错误**的

A. 静脉注射 $^{99m}TcO_4^-$ 185MBq（5mCi）　B. 注射显像剂后 20 分钟显像

C. 患者取仰卧位行颈部前位显像　　　　　　D. 选择高能针孔型准直器

E. 定位应结合超声检查

58. 患者女性，45 岁，既往体健，查体发现血清钙和 PTH 增高，无明显临床表现，最可能的诊断为

A. 甲旁减　　　　　　B. 继发性甲旁亢　　　　　　C. 原发性甲旁亢

D. 三发性甲旁亢　　　E. 假性甲旁亢

59. 患者女性，40 岁，肾衰，血透 8 年，血清钙降低，PTH 增高，最可能的诊断是

A. 甲旁减　　　　　　B. 继发性甲旁亢　　　　　　C. 原发性甲旁亢

D. 三发性甲旁亢　　　E. 假性甲旁亢

60. 患者女性，45 岁，既往体健，查体发现血清钙和 PTH 增高，常感腰背部疼痛，拟行甲状旁腺显像。对显像方法描述**错误**的是

A. ^{99m}Tc-MIBI/$^{99m}TcO_4^-$ 减影法　　　　B. ^{201}Tl/$^{99m}TcO_4^-$ 减影法

C. ^{201}Tl/^{99m}Tc-MIBI 减影法　　　　　　D. ^{99m}Tc-MIBI/^{123}I 减影法

E. ^{99m}Tc-MIBI 双时相法

61. 患者男性，65 岁，体检发现碱性磷酸酶升高 1 周。实验室检查 PTH、血钙增高，血磷降低，B 超示甲状腺左叶后方占位，首先考虑甲状旁腺来源。为明确诊断，应选择以下哪项检查

A. 颈部 MRI　　　　　　　　　　　　　　　B. $^{99m}TcO_4^-$ 双时相甲状旁腺显像

C. ^{99m}Tc-MIBI 双时相甲状旁腺显像　　　　D. 超声引导细针穿刺

E. ^{18}F-FDG 显像

62. 患者男性，46 岁；骨痛 7 年，恶心、呕吐、乏力 2 年；血生化检查提示血钙及 PTH 明显升高，血磷降低；B 超示甲状腺左叶上极后方占位；^{99m}Tc-MIBI 双时相甲状旁腺显像 + 全身显像示：①相当于甲状腺左叶上极水平见异常放射性浓聚区；②左股骨中段及胫骨中段、胫骨下端、右股骨中段多发异常放射性增高区。该患者最可能的诊断是

　A. 甲状腺癌伴左股骨、胫骨、右股骨骨转移

　B. 甲状旁腺癌伴左股骨、胫骨、右股骨骨转移

　C. 甲状腺腺瘤伴左股骨、胫骨、右股骨"棕色瘤"

　D. 甲状旁腺腺瘤伴左股骨、胫骨、右股骨"棕色瘤"

　E. 甲状旁腺癌伴左股骨、胫骨、右股骨"棕色瘤"

63. 患者诊断为"右叶甲状腺乳头状癌"，行全甲状腺切除 + 中央区淋巴结清扫术，组织病理学结果示：甲状腺右叶乳头状癌伴淋巴结转移。拟行 ^{131}I 治疗，治疗前后以下哪项是**错误**的

　A. 治疗前测定 Tg、TSH

　B. 治疗前测定甲状腺摄 ^{131}I 率

　C. 服 ^{131}I 后 5～7 天行 ^{131}I 全身扫描

　D. 治疗前低碘饮食，停服含碘药物、甲状腺相关激素等

　E. 服 ^{131}I 后行 ^{99m}TcO$_4^-$ 甲状腺显像

64. 患者女性，45 岁，反复头痛、心悸、多汗、血压升高 2 年，查体 T 37.0℃，心率 100 次/min，血压 180/110mmHg。腹部增强 CT 示：右肾上腺区结节影，有明显强化，直径 2.2cm；初步诊断为"嗜铬细胞瘤"。临床应选择以下哪项检查帮助确诊

　A. 肾上腺皮质显像　　　　　　　　B. 肾上腺髓质显像

　C. 甲状腺显像　　　　　　　　　　D. 甲状旁腺显像

　E. 正电子显像

65. 患者男性，38 岁，腰部酸痛多年。既往有高血压多年。24 小时尿儿茶酚胺升高。CT 示腹膜后占位。临床初步诊断为肾上腺"嗜铬细胞瘤"，应选择以下哪项检查

　A. ^{131}I 显像　　　　　　　　　　B. ^{131}I-MIBG 显像

　C. ^{131}I-胆固醇显像　　　　　　　D. ^{18}F-FDG 显像

　E. ^{99m}Tc-MIBI 显像

66. 患者男性，7 岁，因左肾上腺肿物行手术切除，病理示神经母细胞瘤。近期感全身疼痛，24 小时尿儿茶酚胺明显升高。为明确全身情况行肾上腺髓质显像。检查所见：相当于颅骨、脊柱、骨盆、右肩、双侧股骨和胫骨等处可见多发大小不等的类圆形异常放射性浓影区。以下描述**错误**的是

　A. 该病例诊断为神经母细胞瘤伴多发骨转移

　B. 神经母细胞瘤好发于 3 岁以下儿童

　C. 神经母细胞瘤主要起源于肾上腺

　D. 原发于中枢神经系统的神经母细胞瘤极少见

　E. ^{99m}Tc-MDP 骨显像的敏感性优于 ^{131}I-MIBG 显像

67. 患者女性，40 岁，恶性嗜铬细胞瘤术后 1 年，行 ^{131}I-MIBG 全身显像示右上腹部团状浓聚灶，不除外胆囊生理性浓聚，选择以下哪种方法鉴别

A. MRI   B. 超声

C. CT   D. 肝胆显像

E. ^{131}I-MIBG SPECT/CT 显像

68. 患者男性，16 岁，阵发性高血压，尿儿茶酚胺水平增高，MR 检查双侧肾上腺未见占位病变，行 ^{131}I-MIBG 显像示腹主动脉旁团状浓聚灶，该患者最可能的诊断是

    A. 异位嗜铬细胞瘤   B. 神经母细胞瘤

    C. 神经纤维瘤   D. 神经鞘瘤

    E. 淋巴瘤

69. 患者女性，38 岁，发现颈部肿物 4 月，增大伴疼痛 3 天就诊。查体：甲状腺左叶Ⅱ度肿大，扪及 2.5cm×2.0cm 结节，伴压痛，活动好。甲状腺功能 FT$_3$、FT$_4$ 及 TSH 均正常，颈部超声检查提示甲状腺左叶增大，见一低回声结节，包膜完整，内有液平。甲状腺静态显像提示左叶"冷结节"。据此首先考虑以下哪项诊断

    A. 亚急性甲状腺炎   B. 结节性甲状腺肿

    C. 甲状腺高功能腺瘤   D. 甲状腺腺瘤伴出血

    E. 甲状腺癌

70. 患者男性，37 岁，因体检发现右叶甲状腺结节就诊。超声检查示 1.5cm×1.5cm×1.3cm 结节，TI-RADS 4 级。行"全甲状腺切除＋中央区淋巴结清扫术"，病理结果示甲状腺右叶乳头状癌。术后 2 次行 ^{131}I 清甲治疗。应首选以下何种方法评估清甲效果

    A. ^{99m}TcO$_4^-$ 甲状腺显像   B. ^{99m}TcO$_4^-$ 全身显像

    C. ^{131}I 全身显像   D. ^{131}I 甲状腺显像

    E. ^{99m}Tc-MDP 全身显像

71. 患者女性，53 岁，骨痛 4 年，加重伴乏力半年。血生化检查提示血钙及甲状旁腺激素水平明显升高；腰椎 X 线片提示骨质疏松；颈部超声提示甲状腺左叶下后方实性占位，首先考虑甲状旁腺来源，初步诊断为甲状旁腺功能亢进。为明确病因进行甲状旁腺显像，其显像原理**不包括**

    A. 正常的甲状腺可以摄取 ^{201}Tl 和 ^{99m}Tc-MIBI

    B. 功能亢进或增生的甲状旁腺可以摄取 ^{201}Tl 和 ^{99m}Tc-MIBI

    C. 正常的甲状旁腺组织摄取 ^{201}Tl 和 ^{99m}Tc-MIBI 极低

    D. ^{99m}TcO$_4^-$ 只能被甲状腺组织摄取

    E. ^{99m}TcO$_4^-$ 只能被甲状旁腺摄取

72. 患者女性，40 岁，肾衰，血透 8 年，血清钙降低，PTH 增高，B 超发现甲状腺右叶上极后方 1.0cm×1.0cm 结节，包膜完整。拟行 ^{99m}Tc-MIBI 双时相甲状旁腺显像，对显像原理的描述**错误**的是

    A. 甲状旁腺的主要显像剂之一是 ^{99m}Tc-MIBI

    B. ^{99m}Tc-MIBI 能被正常甲状腺组织摄取

    C. ^{99m}Tc-MIBI 能在功能亢进的甲状旁腺组织聚集

    D. 病变组织血流丰富与 ^{99m}Tc-MIBI 聚集有关

    E. 病变组织 Na$^+$-K$^+$-ATP 酶活性增高与 ^{99m}Tc-MIBI 聚集无关

【A3/A4 型题】

（73～75 题共用题干）

患者女性，18 岁，心悸、烦躁、多汗、食欲亢进、消瘦 3 年，加重 1 月；查体：心率 128 次/分，血压 140/70mmHg，轻度突眼，甲状腺Ⅱ度肿大，质软无压痛，可闻及血管杂音，双手颤抖（+）。

73．该患者临床初步诊断首先考虑为

    A．亚急性甲状腺炎　　　　　　　　B．甲状腺功能亢进症

    C．结节性甲状腺肿　　　　　　　　D．单纯性甲状腺肿

    E．心肌炎

74．下列哪项实验室检查可帮助确诊

    A．FT_3、FT_4、TSH　　　　　　　B．TgAb、TPOAb

    C．PTH　　　　　　　　　　　　D．TRAb

    E．Tg

75．下列哪项检查有助于诊断

    A．^{99m}Tc-MIBI 显像　　　　　　B．^{131}I-MIBG 显像

    C．^{99m}Tc-DMSA 显像　　　　　　D．^{18}F-FDG PET/CT 显像

    E．甲状腺摄 ^{131}I 试验

（76～77 题共用题干）

    患者女性，27 岁，发现颈部肿物半年。查体：心率 74 次 / 分，血压 128/85mmHg。甲状腺Ⅱ度肿大，质软，左叶触及结节，直径约 2cm，随吞咽活动，颈部双侧未见肿大淋巴结。

76．该患者甲状腺显像示左叶"冷结节"，超声提示左叶实性结节，伴沙砾样钙化，此时最有诊断价值的检查为

    A．血清甲状腺球蛋白检测　　　　　B．颈部 MRI

    C．^{201}Tl 甲状腺显像　　　　　　D．^{18}F-FDG PET 显像

    E．甲状腺细针穿刺细胞学检查

77．以下哪项检查对结节的良恶性鉴别有意义

    A．甲状腺摄 ^{131}I 试验　　　　　　B．^{99m}Tc-MIBI 显像

    C．^{131}I-MIBG 显像　　　　　　D．^{99m}Tc-DMSA 显像

    E．^{131}I 甲状腺显像

（78～79 题共用题干）

女性，28 岁，已婚。因消瘦、乏力、多汗、心悸 3 个月就诊。近 2 年应用口服避孕药。

78．下述最有诊断意义的体征是

    A．心动过速　　　　　　　　　　　B．双手震颤

    C．双眼裂增宽　　　　　　　　　　D．皮肤潮润

    E．甲状腺Ⅱ度肿大，双上极可闻及血管杂音

79．对患者诊断最有意义的检查是

    A．TT_3、TT_4、TSH 测定　　　　　B．FT_3、FT_4、TSH 测定

    C．甲状腺吸碘率测定　　　　　　　D．TSH 受体抗体测定

    E．TGAb、TPOAb 测定

（80～82 题共用题干）

    患者临床及血清学检查提示甲减，而 ^{99m}TcO$_4^-$ 显像中见双叶甲状腺肿大，显像剂摄取弥漫性增强。

80. 该患者最可能存在的问题是
    A. 甲状腺激素合成中碘的有机化障碍
    B. 甲状腺激素合成中锝的有机化障碍
    C. 甲状腺摄碘能力障碍
    D. 甲状腺摄锝能力障碍
    E. 甲状腺摄碘及摄锝功能障碍

81. 上述改变可能见于哪种疾病
    A. 自主功能性甲状腺腺瘤
    B. Graves 病
    C. 亚急性甲状腺炎
    D. 缺碘性甲状腺肿
    E. 慢性淋巴细胞性甲状腺炎

82. 应选用何种检查进一步明确诊断
    A. 甲状腺激素抑制试验
    B. TSH 兴奋试验
    C. TRH 兴奋试验
    D. 过氯酸盐释放试验
    E. ^{99m}Tc-MIBI 显像

（83～84 题共用题干）

患者女性, 55 岁, 1 月前上呼吸道感染, 1 周前开始出现心慌、手抖, 颈部疼痛。甲状腺功能提示 FT_3 及 FT_4 增高, TSH 减低, $^{99m}TcO_4^-$ 甲状腺显像示双叶甲状腺显影不清晰, 周围本底组织摄取示踪剂明显增高。

83. 该患者最可能的诊断是
    A. Plummer 病
    B. 结节性甲状腺肿
    C. Graves 病
    D. 亚急性甲状腺炎
    E. 慢性淋巴细胞性甲状腺炎

84. 关于出现该现象原因的描述**不准确**的是
    A. 与病毒感染关系密切
    B. 甲状腺滤泡细胞破坏, 使得滤泡内贮存的甲状腺激素释放入血
    C. 负反馈使 TSH 分泌减少, 抑制甲状腺摄碘
    D. 炎症过程直接破坏和抑制甲状腺细胞摄碘
    E. 炎症过程造成甲状腺激素合成中碘的有机化障碍

（85～86 题共用题干）

患者女性, 50 岁, 1 年前发现左侧颈部肿物, 未予重视; 近期肿物增大, 直径约 5.0cm, 并出现心慌、手抖。甲状腺激素测定结果显示: FT_3 及 FT_4 增高, TSH 减低, $^{99m}TcO_4^-$ 甲状腺显像中该肿物高度摄取放射性, 而正常甲状腺双叶结构未显示。

85. 该患者最可能的诊断是
    A. 甲状腺形态变异
    B. 巨大甲状旁腺腺瘤
    C. 自主功能性甲状腺腺瘤
    D. 甲状腺癌
    E. Graves 病

86. 为与先天性一叶甲状腺缺如鉴别, 以下哪项检查方法最有帮助
    A. 甲状腺断层显像
    B. 甲状腺动脉灌注显像
    C. ^{131}I 显像
    D. ^{99m}Tc-MIBI 显像
    E. 甲状腺斜位显像

（87～89 题共用题干）

患儿男性，8 岁，发现颌下正中肿物 1 月余，甲状腺功能提示 FT_3、FT_4 正常，TSH 略增高。

87. 患儿行 $^{99m}TcO_4^-$ 甲状腺平面显像，结果显示该肿物可见示踪剂摄取，颈部正常位置未见甲状腺显影，应该考虑的诊断为

    A. 颈部淋巴结肿大   B. 甲状腺舌管囊肿

    C. 颈部恶性肿瘤   D. 颈部蜂窝织炎

    E. 异位甲状腺

88. 为进一步明确该肿物是否为异位甲状腺，下一步应进行何种检查

    A. SPECT/CT 显像   B. 甲状腺断层显像

    C. 甲状腺动脉灌注显像   D. ^{99m}Tc-MIBI 显像

    E. ^{131}I 显像

89. 为进一步精确定位异位甲状腺位置，下一步应行何种检查

    A. SPECT/CT 显像   B. 甲状腺断层显像

    C. 甲状腺动脉灌注显像   D. ^{99m}Tc-MIBI 显像

    E. ^{131}I 显像

（90～92 题共用题干）

患者女性，45 岁，既往体健，查体发现血清钙和 PTH 增高，血磷降低，无明显临床表现。

90. 最可能的临床诊断是

    A. 高钙血症   B. 继发性甲旁亢   C. 原发性甲旁亢

    D. 三发性甲旁亢   E. 假性甲旁亢

91. 患者拟行甲状旁腺显像，与甲状旁腺显像**无关**的显像剂是

    A. ^{99m}Tc-MIBI   B. $^{99m}TcO_4^-$ C. ^{201}Tl

    D. ^{131}I-MIBG   E. ^{131}I- 甲苯胺蓝

92. 对甲状旁腺显像方法描述**错误**的是

    A. ^{99m}Tc-MIBI/$^{99m}TcO_4^-$ 减影法   B. ^{201}Tl/$^{99m}TcO_4^-$ 减影法

    C. ^{201}Tl/^{99m}Tc-MIBI 减影法   D. ^{99m}Tc-MIBI/^{123}I 减影法

    E. ^{99m}Tc-MIBI 双时相法

（93～95 题共用题干）

患者，男性，55 岁，既往体健，查体发现血清钙和 PTH 增高，血磷降低，常感腰背部疼痛，拟行核医学检查。

93. 应首选的检查是

    A. 甲状腺显像   B. 脑显像

    C. ^{18}F-FDG 肿瘤显像   D. 甲状旁腺显像

    E. 肾上腺显像

94. 拟行 ^{201}Tl/$^{99m}TcO_4^-$ 减影法甲状旁腺显像，对甲状旁腺显像原理描述**错误**的是

    A. 甲状旁腺的主要显像剂之一是 ^{201}Tl

    B. ^{201}Tl 能被正常甲状腺组织少量摄取

    C. ^{201}Tl 能在功能亢进的甲状旁腺组织聚集

D. 病变组织血流丰富与 ^{201}Tl 聚集有关

E. 病变组织细胞内线粒体丰富与 ^{201}Tl 聚集有关

95. 对 ^{201}Tl/^{99m}TcO$_4^-$ 减影法甲状旁腺显像方法描述**错误**的是

A. 静脉注射 ^{201}Tl 5～10 分钟后行甲状腺显像

B. 显像视野包括颈部和上纵隔

C. ^{201}Tl 显像之后，静脉注射 ^{99m}TcO$_4^-$ 15 分钟后保持同一体位再次显像

D. 由 ^{99m}TcO$_4^-$ 甲状腺影像减去 ^{201}Tl 影像得到甲状旁腺影像

E. 为避免体位移动也可以进行 ^{201}Tl/^{99m}TcO$_4^-$ 双核素采集

（96～98 题共用题干）

患者女性，53 岁，因骨痛 10 年，加重伴活动受限 1 年入院。查体发现皮肤偏干燥，左颈前触及直径 2cm 包块，质软，无压痛。心率 90 次/分。胸廓挤压痛、脊柱压痛阳性，左第二掌骨骨性隆起。辅助检查：血清钙 3.2mmol/L。

96. 最可能的诊断是

A. 甲状腺功能亢进症　　　　　　　　B. 肿瘤骨转移

C. 甲状旁腺功能亢进症　　　　　　　D. 骨质疏松症

E. 骨关节炎

97. 下列具有确诊依据的检查是

A. 血 PTH　　　　　　B. 骨 X 线片　　　　　　C. 甲状腺超声

D. 甲状腺功能检查　　　E. 骨 ECT 显像

98. 如 PTH 升高，应首选何种治疗

A. 甲状旁腺手术　　　　B. 双磷酸盐　　　　　　C. 降钙素

D. 观察　　　　　　　　E. 镇痛治疗

（99～100 题共用题干）

患者女性，40 岁，肾衰，血透 8 年，血清钙降低，PTH 增高，B 超发现甲状腺右叶上极后方 1.0cm×1.0cm 结节，包膜完整。

99. 最可能的诊断是

A. 甲旁减　　　　　　　B. 继发性甲旁亢　　　　C. 原发性甲旁亢

D. 散发性甲旁亢　　　　E. 假性甲旁亢

100. 对甲状旁腺显像作用的描述，**错误**的是

A. 提供甲状旁腺腺瘤的大小　　　　　B. 提供甲状旁腺腺瘤的位置

C. 提供甲状旁腺腺瘤的功能　　　　　D. 鉴别甲状旁腺腺瘤与甲状旁腺癌

E. 发现异位甲状旁腺腺瘤

（101～104 题共用题干）

患者，男性，42 岁，发作性头晕头痛、视物不清 1 年，发现血压升高，最高可达 200/130mmHg，血压升高时查血、尿儿茶酚胺水平明显升高。

101. 患者最有可能的诊断是

A. 原发性高血压　　　　　　　　　　B. 肾血管性高血压

C. 原发性醛固酮增多症 　　　　　　　D. 嗜铬细胞瘤

E. 皮质醇增多症

102. 为明确诊断,首选的核医学检查为

A. 肾动态显像 　　　　　　　　　　　B. 肾上腺皮质显像

C. 肾上腺髓质显像 　　　　　　　　　D. 亲肿瘤显像

E. 葡萄糖代谢显像

103. 进行该显像,所使用的显像剂是

A. ^{18}F-FDG 　　　　　　B. ^{99m}Tc-MIBI 　　　　　　C. ^{131}I- 碘代胆固醇

D. ^{99m}Tc-DTPA 　　　　E. ^{131}I-MIBG

104. 所用显像剂的显像机制是

A. 代谢通路 　　　　　　　B. 选择性排泄 　　　　　　　C. 微血管全塞

D. 特异性结合 　　　　　　E. 特殊价态物质摄取

【B1 型题】

(105～106 题共用备选答案)

A. 高锝[^{99m}Tc]酸盐离子 　　　　　　B. ^{99m}Tc-HMPAO

C. ^{99m}Tc-MIBI 　　　　　　　　　　D. ^{99m}Tc-DMSA

E. ^{131}I-MIBG

105. 被甲状腺、唾液腺以及消化腺摄取,可用于甲状腺功能测定和甲状腺显像的是

106. 可用于嗜铬细胞瘤定位诊断的是

(107～109 题共用备选答案)

A. TT_3、FT_3 升高,TT_4、FT_4 正常,TSH 低于正常

B. TT_3、FT_3 低于正常,TT_4、FT_4 正常,TSH 正常,rT_3 升高

C. TT_4 升高,FT_4 正常,TT_3、FT_3 正常,TSH 正常

D. TT_3、FT_3 正常,TT_4、FT_4 正常,TSH 升高

E. 吸碘率高于正常,甲状腺素抑制试验正常

107. 亚临床甲减的检查结果是

108. T_3 型甲亢的检查结果是

109. 低 T_3 综合征的检查结果是

(110～111 题共用备选答案)

A. ^{131}I-OIH 　　　　　　B. ^{131}I/^{123}I- 胆固醇 　　　　　　C. ^{131}I/^{123}I-MIBG

D. ^{131}I-NaI 　　　　　　E. ^{131}I-FAU

110. 可用于嗜铬细胞瘤、神经内分泌肿瘤诊断的放射性药物是

111. 用于异位甲状腺显像的放射性药物是

(112～116 题共用备选答案)

A. ^{131}I 全身显像 　　　　　　　　　B. ^{99m}TcO$_4^-$ 甲状腺显像

C. ^{99m}Tc- 奥曲肽显像 　　　　　　　D. 甲状腺吸碘率测定

E. 甲状腺激素抑制试验

112. 用于寻找异位甲状腺的是

113. 可用于诊断甲状腺髓样癌的是

114. 用于鉴别急性甲状腺炎辅助诊断的是

115. 用于鉴别单纯性甲状腺肿与 Graves 病的是

116. 用于甲状腺功能自主性腺瘤诊断的是

（117～118 题共用备选答案）

A. ^{99m}Tc-MIBI 两日法　　　　　　B. ^{201}Tl/^{99m}TcO$_4^-$ 显像减影法

C. ^{99m}Tc-MIBI/^{18}F-FDG 双核素法　　D. ^{99m}TcO$_4^-$ 显像

E. ^{99m}Tc-（V）DMSA

117. 甲状旁腺显像使用的方法是

118. 甲状腺显像使用的显像方法是

五、简答题

1. 简述甲状腺摄 ^{131}I 试验的原理及临床意义。

2. 简述甲状腺激素抑制试验的原理及结果分析。

3. 简述甲状腺功能测定的临床应用。

4. 简述甲状腺静态显像的原理及图像分析。

5. 简述甲状腺静态显像的临床应用。

6. 简述甲状旁腺显像的原理及临床应用。

7. 简述肾上腺髓质显像的原理及临床意义。

8. 甲状腺的核医学检查方法有哪几类？并举例说明。

9. 试述甲状腺静态显像对甲状腺结节的分类及其影像表现，有何临床意义。

六、病例分析

患者女性，55 岁，发现颈部肿块一周就诊。体检：体温 36.5℃，心率 80 次 / 分，血压 125/80mmHg，甲状腺左叶Ⅱ度肿大，甲状腺左叶中下部触及结节，随吞咽移动，质硬，无触痛，大小约 3.0cm×2.5cm，颈部淋巴结未触及。血 FT$_3$、FT$_4$、TSH 未见异常。超声检查示甲状腺左叶实性结节，大小约 2.9cm×2.4cm，伴沙砾样钙化，TI-RADS 4 级。入院后行 ^{99m}TcO$_4^-$ 甲状腺显像和 ^{99m}Tc-MIBI 甲状腺显像（见文末彩图 13-1、图 13-2）。

（1）试述该患者甲状腺显像的表现。

（2）最可能的诊断是什么？诊断依据是什么？

【参考答案】

一、名词解释

1. 甲状腺摄 ^{131}I 试验：^{131}I 与无机碘在机体内具有相同的生物学性质，口服一定量的 ^{131}I 后，在不同的时间点分别用甲状腺功能测量仪在颈前测定甲状腺部位的放射性计数，可获得不同时间点的甲状腺摄 ^{131}I 率，并据此判断甲状腺的功能状态。

2. 过氯酸盐释放试验：过氯酸盐和卤族元素在体内的生物学行为相似，容易被甲状腺摄取，并能竞争抑制甲状腺对碘离子的摄取，促使甲状腺内未被有机化的碘离子释放入血液。正常人无机碘离子进入甲状腺后在过氧化物酶作用下迅速被氧化为碘分子并被有机化（即酪氨酸碘化），因此腺体内无机碘离子很少。当甲状腺过氧化物酶缺陷时，细胞内的碘离子可被过氯酸钾置换释放出来。通过测量口服过氯酸钾前后甲状腺摄 ^{131}I 率的变化，以判定甲状腺有无碘的有机化障碍。

3. 甲状腺静态显像：将一种进入人体后能被甲状腺细胞选择性摄取的放射性药物（显像剂）如 ^{131}I-NaI 或 ^{99m}TcO$_4^-$ 等引入患者体内，一定时间后用特定的核医学显像仪器，如 SPECT、γ 照相机等，探测甲状腺内放射性核素衰变时所发出的 γ 射线，即可得到反映甲状腺部位、形态、大小及功能等信息的甲状腺影像。

4. 甲状腺血流灌注显像：也称甲状腺动态显像，是将 ^{99m}TcO$_4^-$ 经静脉"弹丸式"注射引入患者体内随静脉血回心进入甲状腺动脉及甲状腺组织。用特定的核医学显像仪器（如 SPECT、γ 照相机等）连续记录显像剂流经甲状腺动脉及被甲状腺摄取的动态变化影像，从而了解甲状腺或其内病灶的血供及功能情况。

5. 甲状腺"热结节"：甲状腺结节部位的放射性浓聚程度高于周围正常甲状腺组织的放射性浓聚程度，或周围正常甲状腺组织的放射性活性缺乏或稀疏。"热结节"恶性概率约为 1%，多见于功能自主性甲状腺瘤。

6. 甲状腺"冷结节"：甲状腺结节部位的放射性浓聚程度低于周围正常甲状腺组织，或结节部位根本无放射性分布。甲状腺冷结节见于甲状腺囊肿、甲状腺腺瘤囊性变、甲状腺结节内出血或钙化以及甲状腺癌。甲状腺单发"冷结节"为恶性病变的概率约为 20%，多发"冷结节"恶性病变的概率为 0～18%。

7. 甲状旁腺减影显像：利用 ^{201}Tl 或 ^{99m}Tc-MIBI 显影所得到甲状旁腺和甲状腺两个腺体的合影减去 ^{99m}TcO$_4^-$ 显像所得甲状腺影像即为甲状旁腺的影像，称为甲状旁腺减影显像。

8. 甲状旁腺双时相显像：根据 ^{99m}Tc-MIBI 从功能亢进的甲状旁腺的洗出速度较周围正常甲状腺组织缓慢，通过双时相法，将早期显像和延迟显像进行比较，可获得功能亢进的甲状旁腺的影像。

9. 肾上腺髓质显像：放射性核素碘标记的间位碘代苄胍（MIBG）化学结构类似于去甲肾上腺素，注入体内后也能被再摄取进入胞质中并储存在胞囊内，但其不会产生类似去甲肾上腺素的药理作用。利用显像仪可使肾上腺髓质及富含肾上腺能神经的组织或病灶特异性显影。

二、中英文互译

1. 促甲状腺激素：thyroid stimulating hormone

2. 甲状腺静态显像：thyroid static imaging

3. 热结节：hot nodule

4. 甲状腺功能亢进症：hyperthyroidism

5. 亚急性甲状腺炎：subacute thyroiditis

6. 原发性甲状旁腺功能亢进症：primary hyperparathyroidism

7. ^{131}I thyroid uptake test：甲状腺摄 ^{131}I 试验

8. perchlorate discharge test：过氯酸盐释放试验

9. thyroid blood flow perfusion imaging：甲状腺血流灌注显像

10. parathyroid double phase study：甲状旁腺双时相显像

11. adrenal medullary imaging：肾上腺髓质显像

12. hypothyroidism：甲状腺功能减退症

13. pheochromocytoma：嗜铬细胞瘤

三、填空题

1. 合成与释放　调节人体的代谢和产热

2. 甲状腺素（T_4）　三碘甲状腺原氨酸（T_3）　反式三碘甲状腺原氨酸（rT_3）

3. 碘摄取　碘的有机化（碘化）　偶联　甲状腺激素的释放

4. 50%

5. 甲状腺摄 ^{131}I 试验　过氯酸盐释放试验　甲状腺激素抑制试验

6. 亚急性甲状腺炎

7. <25%　>50%

8. 位置　形态　大小　功能　放射性分布　功能

9. $^{99m}TcO_4^-$（高锝酸盐）

10. ^{131}I

11. 放射性增高　放射性相似　放射性减低　放射性缺损

12. 热结节

13. 异位甲状腺的诊断　甲状腺结节功能的判断　肿块与甲状腺关系的判断　甲状腺癌转移灶的定位　甲状腺大小和重量的估计

14. 不显影　显影　甲状旁腺功能亢进的诊断与术前定位　异位甲状旁腺的诊断

15. ^{131}I-间位碘代苄胍（^{131}I-MIBG）　嗜铬细胞瘤

16. 肾上腺　高血压

四、选择题

【A1 型题】

1. A　2. D　3. D　4. B　5. D　6. C　7. E　8. E　9. D　10. D
11. D　12. B　13. E　14. C　15. C　16. A　17. D　18. C　19. C　20. B
21. C　22. E　23. A　24. C　25. D　26. D　27. D　28. A　29. D　30. C
31. C　32. A　33. C　34. A　35. C　36. C　37. D　38. C　39. C　40. B
41. B　42. B　43. B　44. D

【A2 型题】

45. D　46. E　47. B　48. E　49. A　50. C　51. B　52. C　53. E　54. D
55. E　56. B　57. D　58. C　59. B　60. C　61. C　62. D　63. E　64. B
65. B　66. E　67. B　68. A　69. D　70. C　71. E　72. E

【A3/A4 型题】

73. B　74. A　75. B　76. C　77. B　78. D　79. B　80. D　81. E　82. B
83. D　84. E　85. C　86. B　87. E　88. E　89. A　90. C　91. D　92. C
93. D　94. B　95. D　96. C　97. A　98. A　99. B　100. D　101. D　102. C
103. E　104. D

【B1 型题】

105. A　106. E　107. D　108. A　109. B　110. C　111. D　112. A　113. C　114. D
115. E　116. B　117. B　118. D

五、简答题

1. 简述甲状腺摄 ^{131}I 试验的原理及临床意义。

答：(1)甲状腺摄 ^{131}I 试验的原理：碘是甲状腺合成甲状腺激素的主要原料，故 ^{131}I 能被甲状腺摄取和浓集。甲状腺摄取 ^{131}I 的量和速度与甲状腺的功能有关。^{131}I 能发出 γ 射线，用甲状腺功能测定仪可测得甲状腺在不同时间对 ^{131}I 的吸收情况，以判断甲状腺的功能状态。

（2）临床意义：①作为甲状腺疾病的辅助诊断指标。甲亢：甲状腺摄 ^{131}I 率增高，高峰前移。甲减：甲状腺摄 ^{131}I 率降低。甲状腺肿：甲状腺摄 ^{131}I 率增高，但无高峰前移。急性/亚急性甲状腺炎：甲状腺摄 ^{131}I 率降低，而 T_3、T_4 升高——"分离现象"。②用于甲亢患者准备 ^{131}I 治疗时计算 ^{131}I 投药剂量。③有效半衰期（Teff）的测定。

2. 简述甲状腺激素抑制试验的原理及结果分析。

答：（1）甲状腺激素抑制试验的原理：正常情况下，甲状腺摄 ^{131}I 率受腺垂体分泌的促甲状腺激素调控和血中 T_3、T_4 反馈调节。当口服甲状腺激素后，血液中 T_3、T_4 水平升高，通过负反馈作用，抑制腺垂体分泌 TSH，甲状腺摄 ^{131}I 率随之明显降低。但甲亢时，由于存在非垂体的病理性甲状腺刺激因素，导致甲状腺对碘的摄取不再受 TSH 调节，所以甲状腺摄 ^{131}I 功能不受抑制而仍然增高。

（2）结果分析：正常人抑制率 >50%；抑制率 25%～50% 为轻度抑制，需进一步检查或可考虑抗甲状腺药物试验性治疗；抑制率 <25% 或无抑制者提示甲亢。

3. 简述甲状腺功能测定的临床应用。

答：临床应用有：①甲状腺功能亢进症和甲状腺功能减低症的辅助诊断。②亚急性甲状腺炎或慢性淋巴细胞性甲状腺炎的辅助诊断。③甲亢与缺碘性甲状腺肿的鉴别诊断。④甲状腺轴反馈调节功能的研究。⑤甲状腺功能亢进症 ^{131}I 治疗前治疗剂量的计算。

4. 简述甲状腺静态显像的原理及图像分析。

答：（1）甲状腺静态显像的原理：正常甲状腺具有摄取和浓聚放射性 ^{131}I、^{123}I 的能力，其被甲状腺摄取的速度和量与甲状腺功能有关，因此应用核素显像仪可使甲状腺显像，了解甲状腺位置、形态、大小、有无占位性病变以及病变部位的功能状态，利用 ^{131}I 全身显像，可使分化较好的有功能的甲状腺癌转移灶及异位甲状腺显影。

（2）甲状腺静态显像的图像分析：①正常图像：平面显像：正常甲状腺位于颈前正中、气管两侧，呈蝴蝶状，分左右两叶。两叶内显像剂分布基本均匀，边缘及峡部显像剂分布较淡，峡部或一叶的上方有时可见显像剂分布较低的锥体叶影。断层影像上，横断面两叶多近似圆点状，相当于峡部影像可相连也可分开，冠状断面影像与平面像类似；矢状面两叶图像近似甲状腺侧位影像。在 ^{99m}TcO$_4^-$ 作为显像剂时，除甲状腺显影外，还可见颌下腺、腮腺及口鼻腔黏膜等组织显影。②异常图像：包括位置异常、形态异常、大小异常、显像剂分布异常。

5. 简述甲状腺静态显像的临床应用。

答：临床应用有：①诊断异位甲状腺；②甲状腺结节的诊断和鉴别诊断；③寻找功能性甲状腺癌转移灶；④鉴别颈部肿块的性质以及判断甲状腺的大小、形态及位置；⑤急性、亚急性、慢性淋巴细胞性甲状腺炎的辅助诊断；⑥Graves 病 ^{131}I 治疗前估算甲状腺重量。

6. 简述甲状旁腺显像的原理及临床应用。

答：（1）甲状旁腺显像的原理：甲状旁腺显像的显像剂 ^{99m}Tc-MIBI 和 ^{201}Tl 除了被心肌细胞摄取外，可聚集于功能亢进的甲状旁腺组织，这些显像剂同时也可被正常甲状腺组织所摄取。^{99m}TcO$_4^-$ 只被正常甲状腺摄取而不被甲状旁腺摄取，因此，通过图像相减技术，将 ^{99m}Tc-MIBI 或 ^{201}Tl 影像与 ^{99m}TcO$_4^-$ 影像相减，即减影法可得到甲状旁腺影像。此外，根据 ^{99m}Tc-MIBI 从功能亢进的甲状旁腺的洗出速度较周围正常甲状腺组织缓慢，通过双时相法，将早期显像和延迟显像进行比较，可获得功能亢进的甲状旁腺的影像。

（2）临床应用：功能亢进的甲状旁腺腺瘤和增生；甲状旁腺腺癌的诊断和定位；异位甲状旁腺的定位。

7. 简述肾上腺髓质显像的原理及临床意义。

答：(1) 肾上腺髓质显像的原理：肾上腺髓质能合成和分泌肾上腺素和去甲肾上腺素，分泌后的去甲肾上腺素在酶的作用下可以通过再摄取方式进入肾上腺髓质嗜铬细胞的胞囊中储藏。^{131}I 或 ^{123}I 标记的间位碘代苄胍（MIBG）是去甲肾上腺素的类似物，静脉注入体内后通过钠离子和能量依赖性摄取机制被嗜铬细胞摄取。因此，用 ^{131}I 或 ^{123}I 标记的 MIBG 可使富含肾上腺素能受体的肾上腺髓质显影，在体外用 γ 照相机或 SPECT 即获得肾上腺髓质影像。

(2) 肾上腺髓质显像的临床意义：①嗜铬细胞瘤的定位诊断；②恶性嗜铬细胞瘤转移灶、术后残留灶或复发灶的探测；③交感神经节细胞瘤和交感神经母细胞瘤的诊断；④恶性嗜铬细胞瘤和其他神经细胞瘤的内照射治疗；⑤双侧肾上腺髓质增生的诊断；⑥对 CT、MRI 或超声影像疑有肾上腺病变者，可进一步提供病变性质和功能状态。

8. 甲状腺的核医学检查方法有哪几类？并举例说明。

答：甲状腺的核医学检查方法有 4 类：

(1) 反映甲状腺摄取无机碘，有机化合成，分泌甲状腺激素等过程的方法，如甲状腺摄 ^{131}I 率的测定、甲状腺显像的检查。

(2) 反映循环血液中激素水平的方法，如血清游离甲状腺激素浓度测定。

(3) 反映下丘脑、腺垂体、甲状腺相互关系的诊断指标，如血清促甲状腺激素浓度的测定、促甲状腺释放激素浓度的测定。

(4) 反映甲状腺免疫功能状态的诊断指标，如甲状腺球蛋白抗体测定、甲状腺微粒体抗体的测定。

9. 试述甲状腺静态显像对甲状腺结节的分类及其影像表现，有何临床意义。

答：(1) 甲状腺静态显像上甲状腺结节有四种类型：分别为"热结节""温结节""凉结节"和"冷结节"。根据甲状腺内放射性分布与邻近正常甲状腺组织比较，影像表现为：结节部位放射性高于正常甲状腺组织，或仅结节显影，或结节周围有不同程度的显影，为"热结节"；结节部位放射性等于或接近周围正常甲状腺组织，为"温结节"；结节部位放射性低于正常甲状腺组织为"凉结节"；结节部位呈放射性缺损区为"冷结节"。

(2) 四类结节的临床意义：①"热结节"：常见于自主功能性甲状腺腺瘤、结节性甲状腺肿、局部甲状腺组织增生增厚，极少数分化较好的滤泡型甲状腺癌也可呈现为"热结节"。②"温结节"：多见于甲状腺瘤，少数结节性甲状腺肿或慢性淋巴性甲状腺炎也可表现为"温结节"。③"凉结节"和"冷结节"：多见甲状腺癌、甲状腺腺瘤囊性变、退行性变（出血、纤维化、钙化等）、结节性甲状腺肿、慢性淋巴细胞性甲状腺炎；单发"冷结节"中约有 20% 为恶性病变。

六、病例分析

答：(1) ^{99m}TcO$_4^-$ 甲状腺显像示甲状腺左叶增大，甲状腺左叶中下部见结节样摄取显像剂的能力低于周围正常组织或不摄取显像剂，呈"冷结节"改变，甲状腺右叶显像未见明显异常；^{99m}Tc-MIBI 甲状腺显像示原 ^{99m}TcO$_4^-$ 甲状腺显像左叶"冷结节"充填 ^{99m}Tc-MIBI 亲肿瘤显像剂，摄取增高，呈"热结节"改变，甲状腺右叶及左叶余部未见显像剂异常摄取。

(2) 该患者最可能的诊断是甲状腺癌。诊断依据：超声检查示左叶实性结节，伴沙砾样钙化，TI-RADS 4 级；^{99m}TcO$_4^-$ 甲状腺显像"冷结节"，且单发"冷结节"，^{99m}Tc-MIBI 亲肿瘤显像为"热结节"，依此诊断为甲状腺癌可能性大。

（季仲友）

第十四章

泌 尿 系 统

【学习目标】

1. 掌握 肾动态显像的原理及其临床应用；肾图测定的原理、结果分析和临床应用。
2. 熟悉 正常肾动态显像的图像分析；肾小球滤过率（GFR）和肾有效血浆流量（ERPF）测定的原理。
3. 了解 卡托普利介入试验及利尿介入试验的原理，肾静态显像的原理和临床应用。

【内容提要】

目前放射性核素肾显像与肾功能测定已成为临床上评价泌尿系统疾病病理生理变化的常用检查，本章重点讲述肾动态显像、肾功能测定及肾静态显像的原理、方法及其主要临床应用。

肾动态显像和肾功能测定的基本原理均是通过采集肾脏滤过（或分泌）显像剂，以及显像剂通过肾小管、集合管、肾盏肾盂、输尿管进入膀胱的动态过程，因此两者主要用来评价肾脏的血供、功能和上尿路引流的情况，两者可以结合在一起学习。

一、肾动态显像

1. 原理与方法 肾动态显像是经肘静脉"弹丸"式注射经肾小球滤过或肾小管上皮细胞摄取、分泌，而不被再吸收的显像剂后，启动 γ 照相机或 SPECT 进行连续动态采集，可获得显像剂经过腹主动脉、肾动脉灌注，迅速浓聚于肾实质，然后随尿液流经肾盏、肾盂、输尿管并进入膀胱的系列影像。通过肾动态显像可以获得双肾血供、实质功能（GFR 和 EGFR 等）和上尿路通畅等信息。

2. 介入试验 泌尿系统介入实验包括利尿剂介入试验和卡托普利介入试验。前者用于上尿路机械性与非机械性梗阻的鉴别诊断；后者用于是否由于肾动脉狭窄引起的高血压的鉴别。

二、肾功能测定

1. 肾图 肾图是最常用的泌尿系统体内非显像核素诊断技术。常见的异常肾图包括 7 种，分别为急剧上升型、高水平延长线型、抛物线型、低水平延长线型、低水平递降型、阶梯状下降型、单侧小肾图型。

2. 肾小球滤过率测定 是指单位时间内经肾小球滤过的血浆容量，它是反映肾功能的重要指标之一。

3. 肾有效血浆流量测定　是指单位时间内流经肾单位的血浆容量,它同样是判断肾功能的重要指标之一。

三、肾动态显像及肾功能测定临床应用

肾动态显像和肾功能测定主要用于判断肾实质和分肾实质功能、移植肾的监测、上尿路梗阻的诊断与鉴别诊断、诊断肾性高血压等疾病。

四、肾静态显像

肾静态显像主要利用能被正常肾实质摄取而病变组织不能摄取(或摄取减少)的显像剂来获取影像,其实质就是反映正常肾组织的分布,因此主要用来评价肾局部组织受损的程度以及占位性病变的诊断。

【习题】

一、名词解释

1. 肾图
2. 小肾图
3. 肾动态显像
4. 利尿剂介入试验
5. 卡托普利介入试验

二、中英文互译

1. 机械性梗阻
2. 急性肾小管坏死
3. 肾有效血浆流量
4. 肾脏指数
5. 肾静态显像
6. 肾血流灌注显像
7. radiorenogram
8. diuresis intervention test
9. renovascular hypertension,RVH
10. captopril intervention test
11. glomerular filtration rate,GFR
12. dynamic renography

三、填空题

1. 正常肾图分为＿＿＿＿＿＿＿(a 段)、＿＿＿＿·＿＿＿＿(b 段)、＿＿＿＿＿＿＿(c 段)。
2. 肾图评价尿路通畅时肾功能的指标有＿＿＿＿＿＿＿＿＿、＿＿＿＿＿＿＿＿＿、＿＿＿＿＿＿＿＿＿。
3. 七种异常肾图曲线是＿＿＿＿＿＿＿＿＿、＿＿＿＿＿＿＿＿＿、＿＿＿＿＿＿＿＿＿、＿＿＿＿＿＿＿＿＿、＿＿＿＿＿＿＿＿＿、＿＿＿＿＿＿＿＿＿和＿＿＿＿＿＿＿＿＿。
4. 鉴别机械性上尿路梗阻与非梗阻型尿路扩张的介入试验为＿＿＿＿＿＿＿＿＿＿＿＿＿＿＿。
5. 协助诊断肾血管性高血压的介入试验为＿＿＿＿＿＿＿＿＿＿＿＿＿＿＿＿＿＿＿＿＿＿。

6. 一侧小肾图常见于＿＿＿＿＿＿＿或＿＿＿＿＿＿＿。急性上尿路完全性梗阻时,患者肾图常表现为＿＿＿＿＿＿＿。

7. 用于肾移植术后监测的常用肾图指标是＿＿＿＿＿＿＿＿＿＿。

8. 肾动态显像包括＿＿＿＿＿＿＿＿和＿＿＿＿＿＿＿＿两部分。

9. 常用肾显像剂类型包括＿＿＿＿＿＿＿＿和＿＿＿＿＿＿＿＿。

10. 肾脏正常动态影像包括＿＿＿＿＿＿＿、＿＿＿＿＿＿＿和＿＿＿＿＿＿＿。

11. 肾脏动态显像的临床应用包括＿＿＿＿＿＿＿、＿＿＿＿＿＿＿、＿＿＿＿＿＿＿、＿＿＿＿＿＿＿等。

12. 肾图用以评价分肾的＿＿＿＿＿＿＿、＿＿＿＿＿＿＿和＿＿＿＿＿＿＿。

13. 正常肾图的 b 段主要与＿＿＿＿＿＿＿和＿＿＿＿＿＿＿有关。在尿路通畅的情况下,c 段能反映＿＿＿＿＿＿＿和＿＿＿＿＿＿＿。

14. 肾脏指数是评价＿＿＿＿＿＿＿的可靠指标。正常人 RI >＿＿＿＿＿＿＿。

15. 肾图的临床应用包括＿＿＿＿＿＿＿、＿＿＿＿＿＿＿、＿＿＿＿＿＿＿和＿＿＿＿＿＿＿。

16. 肾静态显像(static renography)又称为＿＿＿＿＿＿＿。

17. 肾静态显像的临床应用包括＿＿＿＿＿＿＿、＿＿＿＿＿＿＿和＿＿＿＿＿＿＿。

四、选择题

【A1 型题】

1. 以下哪项**不是**肾图的适应证
   A. 了解肾功能状态　　　　　　　　B. 肾输尿管术后疗效的随访
   C. 占位性病变的诊断　　　　　　　D. 移植肾的监护
   E. 观察尿路通畅情况

2. 有关肾图检查方法**错误**的是
   A. 正常饮食
   B. 检查前 30 分钟饮水 300～500ml
   C. 经肘部静脉弹丸式注射
   D. 可通过利尿剂介入试验进行血管性高血压的鉴别
   E. 必要时双肾可采取超声定位

3. 以下哪项**不是**反映尿路通畅时肾功能的肾图指标
   A. 峰时　　　　　　　B. 半排时间　　　　　　　C. 肾脏指数
   D. 15 分钟残留率　　　E. 峰值差

4. 关于肾动态显像的正常血流灌注相,以下说法**错误**的是
   A. 是反映肾内小动脉和毛细血管床的灌注影像
   B. 双肾影形态完整,肾内灌注基本均匀
   C. 两侧肾影出现的时差 <1～2 秒
   D. 双肾影峰值差小于 25%
   E. 仅反映肾内小动脉的灌注影像

5. 肾静态显像**无法**评估
   A. 肾结石　　　　　　　　　　　　B. 肾盂肾炎
   C. 肾占位　　　　　　　　　　　　D. 肾先天性畸形
   E. 肾盂肾炎治疗后效果评价

6. 肾图在移植肾的监测中所起到的意义是

    A. 移植后不可多次进行肾图检查,以防移植肾受损

    B. 移植后连续多次肾图检查,有助于了解移植肾成活与否

    C. 如移植后短期内肾图呈低水平递降型,常提示急性排异或缺血

    D. 移植后 C 段持续上升而膀胱区无显像剂出现,多提示尿路梗阻或肾小管坏死

    E. B+C+D

7. 有关肾图适应证的描述,正确的是

    A. 双肾位置、形态、血供及功能   B. 筛查血管性高血压

    C. 提供分肾功能   D. 肾移植供体评价

    E. 以上都是

8. 有关利尿肾图说法**错误**的是

    A. 可以鉴别机械性上尿路梗阻与非梗阻型尿路扩张

    B. 应用利尿剂后出现 c 段或原有 c 段下降增快提示为机械性梗阻

    C. 应用利尿剂后出现 c 段或原有 c 段下降增快提示为非梗阻型尿路扩张

    D. 肾功能受损时可影响利尿肾图的判定

    E. 常常在常规肾图检查结果提示为排出不良型肾图时应用

9. 有关卡托普利试验说法**错误**的是

    A. 卡托普利试验阳性,支持肾血管性高血压的诊断

    B. 肾功能严重受损时,可出现假阴性结果

    C. 正常肾血管对卡托普利的降压效果常常有反应

    D. 口服卡托普利前后应该监测血压

    E. 卡托普利是一种血管紧张素Ⅱ转化酶抑制剂

10. 以下判断肾功能较为灵敏的检测为

    A. X 线静脉造影   B. 肾动态显像

    C. 血尿素氮   D. 肾静态显像

    E. 肾脏 CT 检查

11. 以下有关单侧肾血管性高血压的影像表现**错误**的是

    A. 患侧肾动脉灌注减少而延迟

    B. 实质影像小而显像剂分布少

    C. 后期可出现患侧肾较健侧肾影大而浓的"倒相"

    D. 可出现肾功能受损的影像

    E. 利尿试验可提高阳性检出率

12. 有关肾静态显像的说法,正确的是

    A. 单肾不显影提示先天性肾缺如或肾功能丧失

    B. 肾占位性病变通常表现为病灶放射性浓聚区

    C. 可通过 GFR 的测定来评价肾功能

    D. 能进行占位性病变良恶性的鉴别诊断

    E. 多囊肾影像表现为多发、大小不等的显像剂浓聚区

13. ^{131}I-OIH 肾图检查方法的优势

    A. 判定分肾功能   B. 了解下尿路通畅情况

C. 不适用于碘过敏者　　　　　　　D. 病因诊断

E. 占位性病变的诊断

14. 测定 GFR 应选用的放射性药物是

A. ^{131}I-OIH　　　　　　B. ^{99m}Tc-DTPA　　　　　　C. ^{99m}Tc-DMSA

D. ^{99m}Tc-EC　　　　　　E. ^{99m}Tc-MAG$_3$

15. 肾静态显像示肾影随体位变动而改变是哪种疾病的特征性影像

A. 异位肾　　　　　　B. 马蹄肾　　　　　　C. 多囊肾

D. 肾下垂　　　　　　E. 肾缺如

16. 泌尿系感染的鉴别诊断可选择

A. 肾静态显像　　　　　　B. 肾动态显像　　　　　　C. 肾图检查

D. 肾动脉造影　　　　　　E. 以上都可以

17. 低水平递降型肾图曲线见于

A. 肾脏无功能或肾缺如　　　　　　B. 肾脏功能正常

C. 先天小肾　　　　　　D. 肾盂肾炎使肾功轻度受损

E. 以上都不对

18. 功能性及机械性尿路扩张的鉴别应行的核医学检查是

A. 卡托普利介入肾图检查　　　　　　B. 肾静态检查

C. 利尿剂介入试验肾图检查　　　　　　D. 单次肾动态显像

E. 膀胱显像

19. 急性上尿路梗阻的典型肾图是

A. 小肾图　　　　　　B. 低水平递降型

C. 低水平延长线型　　　　　　D. 持续上升型

E. 抛物线型

20. 正常移植肾肾图曲线的膀胱/肾(B/K)比值应

A. <2　　　　　　B. <1　　　　　　C. =1

D. >1　　　　　　E. >2

21. 对肾静态显像的描述错误的是

A. 常用显像剂是 ^{99m}Tc-DMSA

B. 受检者正常进食，在检查前 30 分钟饮水 200～300ml 并排空膀胱

C. IVP 肾脏不显影的患者，肾静态显像仍然可以显影

D. 视野范围应包括全腹部及盆腔

E. 静脉注射显像剂 1～2 小时后进行显像

22. 有关肾图 b 段的描述正确的是

A. 为示踪剂的聚集段

B. 是 a 段之后曲线缓慢上升直到达高峰的线段

C. 上升的斜率和高度与示踪剂剂量无关

D. 上升的斜率和高度与肾有效血浆流量有关

E. 以上都对

23. 机械梗阻性肾盂积水和非机械梗阻性肾盂积水的鉴别要点，在于前者

A. 利尿试验肾图曲线无下降甚至继续上升　　B. 肾脏影像增大

  C. 肾图呈持续上升曲线   D. 伴肾功能损害

  E. B/K > 1

24. 下列哪项**不会**造成利尿肾图的准确性下降

  A. 肾盂输尿管连接部狭窄或高位连接 B. 肾功能明显受损

  C. 肾动脉狭窄   D. 神经性膀胱

  E. 输尿管鹿角样结石

25. 出现排出不良型肾图,应选用哪项检查进行鉴别诊断

  A. 肾静态显像   B. 肾血流灌注显像

  C. 肾有效血浆流量测定   D. 放射性核素膀胱显像

  E. 肾动态显像

26. 肾静态显像的瘢痕征**不可能**出现的表现是

  A. 瘢痕征大部分在肾上、下极近边缘处 B. 皮质局部放射性减低

  C. 皮质局部放射性增浓   D. 肾影变小

  E. B超、X线肾检查未见明显异常

27. 下列可以同时得到肾图曲线的肾显像是

  A. 肾静态显像   B. 肾动态显像

  C. 肾断层显像   D. 肾血流灌注显像

  E. 肾血管显像

28. 下列哪项**不是**经过肾小管分泌排泄的肾动态显像剂

  A. ^{131}I-OIH   B. ^{99m}Tc-DTPA   C. ^{99m}Tc-MAG$_3$

  D. ^{99m}Tc-EC   E. ^{99m}Tc-DMSA

29. 理想的 GFR 和 ERPF 显像剂应共同具备的条件是

  A. 经肾小球滤过   B. 经肾小管分泌

  C. 经肾小管重吸收   D. 不参与代谢

  E. 不经肾小管分泌

30. 肾静态显像指征**不包括**

  A. 先天性肾脏发育异常   B. 肾脏占位性病变

  C. 异位肾   D. 上尿路梗阻

  E. 炎症性肾脏病变

31. 肾动态显像时患侧肾动脉狭窄的表现是

  A. 肾影缩小   B. 肾影增大

  C. 肾脏显影提前   D. 肾脏放射性消退正常

  E. 肾脏放射性分布未见异常

32. 在肾静态显像中,**不出现**放射性缺损的是

  A. 肾囊肿   B. 肾脓肿   C. 肾肿瘤

  D. 急性肾炎   E. 肾梗死

33. 肾功能受损的肾动态显像可能出现下列哪种表现

  A. 肾影增浓   B. GFR 增高

  C. 肾实质影像显影和消除增快 D. 肾摄取显像剂降低

  E. 放射性滞留在肾实质中,迟迟不向肾盂集中

34. 肾血流灌注显像,主要适用于下列哪种临床情况
    A. 了解肾脏形态、位置和大小　　　　　B. 对比两侧肾功能
    C. 肾实质病变主要累及部位的探讨　　　D. 了解双肾的血供情况
    E. 急性肾衰竭的病变部位鉴别

35. 放射性核素肾显像的适应证包括
    A. 评价移植肾的血流量　　　　　　　　B. 对碘造影剂过敏患者
    C. 评价自身肾功能　　　　　　　　　　D. 评价肾内占位性病变
    E. 以上全是

36. 诊断肾动脉狭窄的金标准是
    A. CTA　　　　　　　　B. 肾动态显像　　　　　　　C. 超声
    D. 肾动脉造影　　　　　E. MRA

37. 单侧肾动脉狭窄的肾图常表现为
    A. 高水平延长线型　　　　　　　　　　B. 单侧小肾图
    C. 持续上升型　　　　　　　　　　　　D. 抛物线型
    E. 阶梯下降型

38. 下列哪项**不是**单侧肾血管性高血压的影像表现
    A. 患侧肾实质影像偏小　　　　　　　　B. 患侧肾血流灌注减低
    C. 肾图曲线呈小肾图　　　　　　　　　D. 患侧肾多有不同程度的功能受损
    E. 利尿试验可以提高阳性检出率

【A2 型题】

39. 患者男性,40 岁,肾移植后出现急性肾小管坏死时,基础肾显像异常表现**不包括**
    A. 峰时延长　　　　　　　　　　　　　B. 半排时间延长
    C. 排泄功能指数及 ERPF 降低　　　　　D. 皮质放射性滞留
    E. 30 分钟时 B/K > 4

40. 患者急性过敏性休克,无尿状态,血肌酐和尿素氮急骤升高,此患者可能的典型肾图为
    A. 抛物线型　　　　　　　　　　　　　B. 低水平延长线型
    C. 阶梯状下降型　　　　　　　　　　　D. 急剧上升型
    E. 小肾图

41. 患者男性,54 岁,因其子重度肾衰,拟行肾移植术,配型成功,为分析肾功能,应采用下列哪项检查
    A. 血肾功能　　　　　　B. 肾脏 B 超　　　　　　　C. 肾脏静脉造影
    D. 肾动态显像　　　　　E. 肾脏 CT

42. 患者男性,45 岁,血压 200/130mmHg,肾动脉造影提示左侧肾动脉狭窄,其肾图检查的典型图形为
    A. 持续上升型　　　　　　B. 高水平延长型　　　　　C. 单侧小肾图
    D. 阶梯状下降型　　　　　E. 抛物线型

43. 患者男性,左侧腰部胀痛,B 超提示左侧肾脏体积增大,皮质变薄,实质内大小不等液性暗区,血 Cr 80μmol/L,以下首选的检查是
    A. 肾静态显像　　　　　　B. 肾动态显像　　　　　　C. FDG 肾脏显像
    D. 肾动脉造影　　　　　　E. MRI

44. 患者右侧腰区疼痛伴血尿 3 天，常规肾动态显像给予呋塞米后，患者肾盏处仍有显像剂积聚，可能是

    A. 肾功能差　　　　　　　　B. 肾动脉阻塞　　　　　　　　C. 肾梗死

    D. 集合系统梗阻　　　　　　E. 尿路感染

45. 女性，持续性高血压。舒张压高于 120mmHg，降压药物治疗效果不佳，为判断高血压与肾动脉关系，可行的检查是

    A. 卡托普利介入肾图检查　　　　　　B. 肾静态检查

    C. 利尿介入肾图检查　　　　　　　　D. 肾动态显像

    E. 以上都可以

46. 患者男性，77 岁，B 超示双肾中度积水，双侧输尿管扩张。血肾功能 BUN 21.3nmol/L，Ccr 640.4μmol/L，拟行肾动态显像，选择该显像的目的是

    A. 确定梗阻部位　　　　　　　　B. 确定前列腺病变

    C. 排除膀胱病变　　　　　　　　D. 了解肾积水程度

    E. 了解分肾功能

【B1 型题】

（47～48 题共用备选答案）

    A. ^{99m}Tc-DTPA　　　　　　B. ^{99m}Tc-DMSA　　　　　　C. ^{131}I-OIH

    D. ^{99m}Tc-EC　　　　　　　E. ^{99m}Tc-MAG$_3$

47. 肾静态显像剂是

48. 肾小球滤过型肾动态显像剂是

（49～53 题共用备选答案）

    A. <4 分钟　　　　　　　　B. <1 分钟　　　　　　　　C. <30%

    D. >40%　　　　　　　　　E. >50%

49. 肾动态显像常用的参考值为峰时

50. 两肾峰时差

51. 两肾峰值差

52. 20 分钟清除率 ^{99m}Tc-EC

53. 20 分钟清除率 ^{99m}Tc-DTPA

五、简答题

1. 简述正常典型肾图三段的名称及其生理意义。

2. 简述常见的异常肾图图形特点及其临床意义。

3. 简述肾动态显像的异常影像及其临床意义。

4. 简述单侧肾动脉狭窄的肾动态影像、肾静态影像和肾图的特点。

5. 简述判断肾功能常用指标的比较。

6. 简述利尿试验的原理和临床意义。

7. 简述卡托普利试验的原理和临床意义。

8. 简述肾动态显像与超声、CT、MRI、血生化肾功能指标的比较。

六、病例分析

1. 患者男性，26 岁，自觉左腰背部酸痛，并逐渐加重，以夜间为著，无发热、血尿、尿频和尿急

等症状,腹软,肝脾未及,左肾区叩击痛(+),拟诊"左肾积水"。

(1)试描述肾积水的肾动态影像特征。

(2)如需要鉴别机械性上尿路梗阻与非梗阻型尿路扩张,如何选择核医学的介入方法?

2.患者女性,32岁。患者于4年前出现头晕,眼花,无力,脉搏消失,且逐渐加剧。近3个月出现头痛,血压升高(200/140mmHg),并晕厥一次,持续约1分钟,但无大小便失禁,动脉造影提示左肾动脉开口段狭窄,狭窄程度75%。

(1)请描述肾动脉狭窄的肾动态影像特征。

(2)如该患者肾动态影像不典型,需要行何种介入试验进一步诊断?

3.患者,男性,38岁,右侧腰酸就诊,肾动态显像和肾图如图14-1所示。

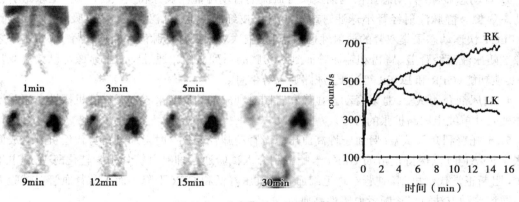

图 14-1 患者肾动态显像和肾图

(1)此肾图为何种类型的肾图?分析其常见原因。

(2)为进一步鉴别是梗阻性质,可选择何种介入试验?

4.患者,男性,58岁,因"间断性肉眼血尿1个月"入院。双肾B超示:左肾外形增大,皮质菲薄,考虑为左肾重度积水。血 Cr 280μmol/L,BUN 57.0nmol/L。

(1)为评估准确的肾功能,首选何种核医学检查,该检查的典型影像学表现是什么?

(2)试比较该检查与其他评估肾功能检查的优缺点。

5.患者女性,65岁,血压165/105mmHg,行肾动态显像,影像如图14-2所示。

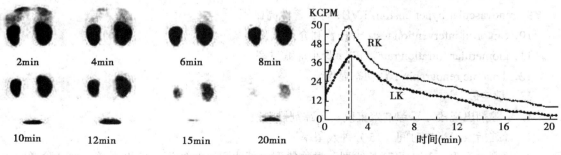

图 14-2 患者肾动态显像和肾图

(1)此患者诊断可考虑为何种疾病?

(2)若要排除高血压与此疾病有关,需要行何种检查?为什么?

【参考答案】

一、名词解释

1. 肾图：静脉注射由肾小管上皮细胞分泌而不被重吸收的放射性示踪剂，立即启动专用的肾图仪连续记录示踪剂到达双肾，被肾脏浓聚和排出的全过程，并以时间 - 放射性曲线表示，称为放射性肾图，简称肾图，用以评价肾的血供、实质功能和上尿路通畅性。

2. 小肾图：肾图幅度明显低于对侧，但图形保持正常，常见于一侧肾动脉狭窄或先天性一肾发育不良。

3. 肾动态显像：肾动态显像包括反映肾血流的肾动脉灌注显像和反映肾功能、上尿路引流的肾动态显像。静脉注射经肾小球滤过或肾小管上皮细胞摄取、分泌，而不被再吸收的显像剂后，用 SPECT 快速动态采集双肾的放射性影像，可以依次观察到肾动脉灌注影像和肾实质影像，之后显像剂随尿液流经肾盏、肾盂和输尿管而到达膀胱的系列影像。通过肾动态显像可以获得双肾血供、实质功能（GFR 和 EGFR 等）和上尿路通畅等信息。

4. 利尿剂介入试验：是以肾动态显像和肾图对利尿剂的反应来鉴别明显的机械性上尿路梗阻和非梗阻性单纯上尿路扩张的方法。

5. 卡托普利介入试验：肾血管性高血压患者肾动脉轻度狭窄时可通过自身代偿机制生成血管紧张素Ⅱ（ATⅡ）以保持正常的 GFR，卡托普利介入试验通过抑制血管紧张素转化酶使 ATⅡ生成减少，阻断正常代偿机制，使肾小球毛细血管滤过压降低和 GFR 下降。而正常肾血管对试验无反应。通过这种方法可以诊断肾血管性高血压。

二、中英文互译

1. 机械性梗阻：mechanical obstruction

2. 急性肾小管坏死：acute tubular necrosis，ATN

3. 肾有效血浆流量：effective renal plasma flow，ERPF

4. 肾脏指数：renal index，RI

5. 肾静态显像：static renal imaging

6. 肾血流灌注显像：renal blood flow imaging

7. radiorenogram：放射性肾图

8. diuresis intervention test：利尿剂介入试验

9. renovascular hypertension，RVH：肾血管性高血压

10. captopril intervention test：卡托普利介入试验

11. glomerular filtration rate，GFR：肾小球滤过率

12. dynamic renography：肾动态显像

三、填空题

1. 示踪剂出现段　示踪剂聚集段　示踪剂排泄段

2. 肾脏指数　半排时间　15 分钟残留率

3. 急剧上升型　高水平延长线型　抛物线型　低水平延长线型　低水平递降型　阶梯状下降型　单侧小肾图

4. 利尿剂介入试验

5. 卡托普利介入试验（或者：血管紧张素转化酶抑制剂介入试验）

6. 单侧肾动脉狭窄　先天性小肾脏　急剧上升型

7. B/K 比值

8. 肾血流灌注显像　肾实质功能动态

9. 肾小球滤过型　肾小管分泌型

10. 灌注相　滤过或分泌相　排泄相

11. 判断肾实质功能　上尿路梗阻的诊断与鉴别诊断　诊断肾血管性高血压　移植肾的监测

12. 血供　实质功能　上尿路通畅性

13. 肾有效血浆流量　肾小管分泌功能　肾血流量　肾功能

14. 尿路通畅时肾功能　45%

15. 判断分肾功能　尿路梗阻的诊断　肾血管性高血压的诊断　移植肾的监测

16. 肾皮质显像

17. 肾脏先天性异常的诊断　急性肾盂肾炎的诊断　肾脏占位病变

四、选择题

【A1 型题】

1. C　2. D　3. E　4. E　5. A　6. E　7. E　8. B　9. C　10. B

11. E　12. A　13. A　14. B　15. D　16. A　17. A　18. E　19. D　20. D

21. B　22. E　23. A　24. C　25. E　26. C　27. E　28. C　29. E　30. D

31. A　32. D　33. D　34. D　35. E　36. E　37. E　38. E

【A2 型题】

39. D　40. D　41. D　42. C　43. B　44. D　45. A　46. E

【B1 型题】

47. B　48. A　49. A　50. B　51. C　52. D　53. E

五、简答题

1. 简述正常典型肾图三段的名称及其生理意义。

答：正常肾图三段分为：①示踪剂出现段：反映肾动脉的血流灌注；②示踪剂聚集段：其上升斜率和高度与肾血流量、肾小球滤过功能和肾小管上皮细胞摄取、分泌功能有关，直接反映肾小球和肾小管功能；③排泄段：评价上尿路通畅程度和尿流量的大小。

2. 简述常见的异常肾图图形特点及其临床意义。

答：常见的异常肾图有：①急剧上升型：单侧多见于急性上尿路梗阻，双侧多见于急性肾性肾衰和继发于下尿路梗阻的上尿路引流障碍；②高水平延长线型：多见于上尿路不全梗阻和肾盂积水伴肾功能受损；③抛物线型：主要见于脱水、肾缺血、肾功能损害和上尿路引流不畅伴轻中度肾盂积水；④低水平延长线型：肾功能严重受损、慢性上尿路严重梗阻、急性肾前性肾衰；⑤低水平递降型：肾脏无功能、肾功能极差和先天性肾缺如、肾摘除等；⑥阶梯状下降型：尿反流和上尿路不稳定痉挛；⑦小肾图：单侧肾动脉狭窄或先天性小肾脏等。

3. 简述肾动态显像的异常影像及其临床意义。

答：异常影像包括血流灌注异常和功能动态影像异常。其临床意义有：①肾实质功能、分肾功能测定；②上尿路梗阻的诊断和鉴别诊断；③诊断肾血管性高血压；④移植肾的监测。

4. 简述单侧肾动脉狭窄的肾动态影像、肾静态影像和肾图的特点。

答：肾动态影像：血流灌注相可见患侧肾血流灌注减低，动态功能相则表现为形态偏小，影迹偏淡。肾静态影像：肾形态偏小，摄取显像剂较对侧减低。肾图：呈小肾图。

5. 简述判断肾功能常用指标的比较。

答：判断肾功能常用指标的比较如下：①血生化尿素肌酐指标：优点是简单方便，缺点是受高肌酐饮食、恶病质体质等影响，无法提供分肾功能，灵敏度差；②肌酐清除率：优点是金标准，缺点是饮食影响大，操作繁琐，同样无法提供分肾功能；③静脉肾盂造影：优点是了解泌尿道排泄情况，以及梗阻引起的肾功能损伤，缺点是精确度差，辐射大；④肾动态显像：优点是简单方便、灵敏度高，可提供肾功能评估，辐射小，缺点是费用贵。

6. 简述利尿试验的原理和临床意义。

答：原理：当肾盂、输尿管肌肉松弛、结构异常或尿路感染等非梗阻性因素引起上尿路扩张时，因其局部容积增加，尿流动力学发生改变，尿液流速率减慢，尿液潴留于扩张尿路的时间延长。动态显像及肾图检查显示上尿路放射性持续滞留的假性梗阻征象。应用利尿剂后，短时间内由于尿量明显增多，尿流速率加快，通过加速排出淤积在扩张尿路中的示踪剂。而机械性梗阻所致的尿路扩张应用利尿剂后虽然尿流速率增加，但由于梗阻未解除，示踪剂不能有效排出。

临床意义：利尿剂介入试验是鉴别上尿路机械性梗阻与非梗阻性尿路扩张的可靠方法，能够明确诊断约85%的可疑性尿路梗阻，为临床正确制定处置方案及客观判断疗效提供依据。本法可用于定期随访部分性梗阻患者的肾功能变化。

7. 简述卡托普利试验的原理和临床意义。

答：当RVH患者的肾动脉轻度狭窄时，肾血流灌注减低，刺激患侧肾脏的近球小体释放肾素增加，促进肝脏产生的血管紧张素原（angiotensinogen）转化为血管紧张素Ⅰ（angiotonin Ⅰ，AT Ⅰ），AT Ⅰ在肺部经血管紧张素转化酶催化生成血管紧张素Ⅱ（angiotonin Ⅱ，ATⅡ）。ATⅡ通过收缩出球小动脉，维持肾小球毛细血管滤过压，以保持GFR正常。因此，常规肾动态显像与肾图可表现为正常或轻微异常。卡托普利通过抑制血管紧张素转化酶使ATⅡ生成减少，阻断正常代偿机制，解除出球小动脉的收缩，使肾小球毛细血管滤过压降低和GFR下降，而正常肾血管对卡托普利则无反应。因此，应用卡托普利后，患侧肾动态影像和肾图曲线出现异常或原有异常加剧，从而提高对RVH诊断的敏感性和准确性。

临床意义：卡托普利介入试验假阳性结果极少，为临床实施肾动脉成形术等治疗提供可靠的依据，同时能客观地预测RVH的手术疗效和评价其治疗效果。卡托普利介入试验能有效地区别单纯性肾动脉狭窄，避免不必要的无创性检查或手术。此外，在指导ACEI的应用方面具有同样重要的作用。

8. 简述肾动态显像与超声、CT、MRI、血生化肾功能指标的比较。

答：①肾动态显像：简单方便、灵敏度高，可提供肾功能评估，辐射小，缺点是费用贵；②超声：解剖诊断、分辨率高、费用廉价，缺点是无法评估肾功能；③CT、MR同样为解剖诊断、用于占位性病变诊断，无法评估肾功能；④血生化尿素肌酐指标：优点简单方便，缺点是受高肌酐饮食、恶病质体质等影响，无法提供肾功能，灵敏度差。

六、病例分析

1. 答：(1) 皮质功能相：患侧肾实质清晰显影，并随时间逐渐消退；肾盏和（或）肾盂及梗阻部位上段输尿管影像明显扩张，放射性影滞留且消退延缓；TAC呈持续性上升型。肾内梗阻则表现为皮质高峰显影时间延迟、肾实质影减弱、清除明显减慢，肾盏和（或）肾盂明显示踪剂滞留，TAC大多呈缓慢上升型。

(2) 利尿剂介入试验。

2. 答：(1) 患侧肾脏显影延迟，影像减弱，肾实质影消退明显延缓，GFR降低；患侧肾图曲线显示峰值降低、峰时后延和排泄段下降缓慢。

（2）卡托普利（captopril）介入肾显像。

3. 答：（1）右肾肾图呈急剧上升型，出现在单侧者多见于急性上尿路梗阻；同时出现在双侧者，多见于急性肾性肾衰竭和继发于下尿路梗阻所致的上尿路引流障碍。

（2）利尿剂介入试验。利尿肾图是以肾动态显像和肾图对利尿剂的反应来鉴别明显的机械性上尿路梗阻和非梗阻性单纯上尿路扩张的方法。单纯上尿路扩张时，注射利尿剂后，短时间内尿量明显增加，使淤积在扩张的上尿路内的显像剂加速排出，原扩张部位的影像减淡缩小，肾图曲线下降明显改善。机械性梗阻所致的上尿路扩张，虽然注射利尿剂后尿量增加，但因有梗阻存在，滞留在扩张部位的显像剂仍不能排出，影像无明显变化，肾图曲线无改善。

4. 答：（1）肾动态显像及 GFR 测定。典型影像学表现为：肾功能受损程度不同，在血流灌注和功能动态影像上有不同的表现。轻度受损者可仅表现为肾功能定量指标的异常；随着损伤程度的加重，肾血流灌注及皮质摄取显像剂逐渐减低，影像可缩小，肾实质影消退延缓，甚至整个肾脏不显影。

（2）评估肾功能检查的比较：①超声：优点是简单方便，价格低廉，解剖清晰；缺点是无法评估肾脏功能受损。② CT、MR：同样是解剖显像，梗阻原因诊断，无法评估肾功能。③静脉肾盂造影：受肾功能影像较多。④生化检查：仅能评估肾功能。⑤肾动态显像：不仅诊断积水还能评估分肾功能。

5. 答：（1）肾动脉狭窄。

（2）卡托普利介入试验：卡托普利是血管紧张素转化酶抑制剂，可以降低肾小球毛细血管滤过压，使 GFR 减低，患侧肾动态影像和肾图曲线出现异常或原有异常加剧，因此可以通过服药前后肾动态显像比较来评估肾动脉的病变。

（吕中伟）

第十五章

消 化 系 统

【学习目标】

1. 掌握 消化道出血显像、异位胃黏膜显像、肝胆动态显像及唾液腺显像的临床应用。
2. 熟悉 消化道出血显像、异位胃黏膜显像、放射性核素肝胆动态显像及唾液腺显像、胃肠道动力学显像、肝血流灌注与肝血池显像及胃幽门螺杆菌检测的原理及图像分析。
3. 了解 消化系统各种显像的方法、显像剂种类及患者准备。

【内容提要】

核医学显像在消化系统疾病的诊断中仍具有重要的临床价值。特别是在判断肝胆功能与胆汁排泄、下消化道出血、食管、胃及其唾液腺的功能检查等方面,核素检查具有独特优势。

一、放射性核素肝胆动态显像

1. 原理 肝细胞自血液中选择性摄取放射性肝胆显像剂,通过近似于处理胆红素的过程,将其分泌入胆汁,经肝胆系统排泄至肠道。应用肝胆显像可观察药物被肝摄取、分泌、排出至胆道的过程,取得一系列肝胆动态图像。通过对肝胆系统形态及显像时相分析,评价其功能。

2. 显像剂 常用的放射性药物具有肝脏摄取率高、肝内排泄速度快、胆管系统显影清晰并受血清胆红素浓度影响小的优点,主要有两大类:^{99m}Tc 标记的乙酰苯胺亚氨二醋酸类化合物和 ^{99m}Tc 标记的吡哆氨基类化合物。

3. 正常图像常分为肝实质相、胆管排泄相、肠道排泄相三个时相。

4. 适应证 包括鉴别诊断先天性胆道闭锁和新生儿肝炎;诊断胆总管囊肿等先天性胆道异常;肝胆系手术、支架植入后的疗效观察和随访、胆汁漏的诊断;异位胆囊和肝胆功能的诊断;诊断十二指肠-胃反流。

二、消化道出血显像

静脉注射 ^{99m}Tc 标记的不能透过血管壁的显像剂使腹部大血管及肝、脾富血供脏器显影,肠壁因血供不如肝、脾丰富,一般不显影。当胃肠道管壁破裂、出血,显像剂从出血部位不断进入胃肠道,并在胃肠道持续聚集。应用 SPECT 显像可作出胃肠道活动性出血的诊断并判断出血程度。常用的显像剂有两类:^{99m}Tc 标记红细胞;^{99m}Tc-胶体。前者能较长时间存在血液循环中,可进行多次延迟显像,用于慢性、间歇性胃肠道出血。后者用于急性活动性出血,但不能进行延迟显像,不适用于间歇性出血。

三、异位胃黏膜显像

1. 梅克尔憩室显像 异位胃黏膜细胞同正常胃黏膜一样也可以从血液中摄取 $^{99m}TcO_4^-$ 并分泌入胃肠道。梅克尔憩室（Meckel 憩室）多发生于回肠末端，距回盲瓣约 60cm 处，是最常见的胃黏膜小肠异位症。静脉注射 $^{99m}TcO_4^-$ 后，异位胃黏膜很快聚集 $^{99m}TcO_4^-$ 而呈现放射性浓聚影像，据此可特异性诊断 Meckel 憩室的存在。正常情况下，腹部胃以外其他部位呈低放射性分布。本方法是目前诊断 Meckel 憩室最简便、最有效的方法，但阴性结果并不能完全排除诊断。

2. Barrett 食管显像 慢性胃食管反流可引起远端食管的鳞状上皮被化生的柱状上皮所取代。当静脉注射 $^{99m}TcO_4^-$ 后，被病变局部的异位胃黏膜所摄取，故可做出 Barrett 食管的诊断，该浓聚灶随时间可增强，且饮水后不会消失。

四、消化道动力学研究

胃肠动力障碍性疾病主要指因胃肠动力功能紊乱引起的各种消化道症状为临床表现的疾病。可因消化系统本身的动力障碍性疾病或消化系统以外的疾病累及消化道所致。核医学胃肠动力学显像方法是在人体的正常生理状态下观察胃肠道功能活动，具有无创、无痛、无需插管的特点，患者易于接受并可重复应用。包括食管通过显像诊断食管贲门失迟缓症；胃食管反流显像用于成人反流性食管炎的诊断、胃大部切除术后观察以及儿童胃食管反流的诊断；胃排空显像诊断胃动力障碍（金标准）；十二指肠 - 胃反流显像诊断肠 - 胃反流；小肠通过显像了解小肠运动功能。

五、唾液腺显像

唾液腺的间叶导管上皮细胞能够将血液中的 $^{99m}TcO_4^-$ 主动摄取到细胞内，而后逐渐分泌到管腔内并随腺泡分泌的唾液一起进入口腔。通过静脉注射 $^{99m}TcO_4^-$，可获得唾液腺放射性核素影像和时间 - 放射性活度曲线，其反映了唾液腺细胞对 $^{99m}TcO_4^-$ 的摄取、分泌和排泄，可对唾液腺位置、大小、形态和功能进行全面观察。可用于评价多种疾病的唾液腺功能，包括干燥综合征、唾液腺肿瘤、阻塞性唾液腺疾病及放疗后的放射性损伤等。

六、肝血流灌注和肝血池显像

肝脏具有双重血供系统，经静脉注射显像剂 ^{99m}Tc-RBC 后，显像剂在肝血池中浓聚，分别采集肝血流灌注相、血池相和延迟相。达到平衡后，根据病变区血容量多少来鉴别肝内占位性病变的性质。

七、消化系统功能检测

包括 ^{13}C 或 ^{14}C- 尿素呼气试验诊断幽门螺杆菌感染；^{14}C- 氨基比林呼气试验评价肝功能。

【习题】

一、名词解释
1. 肝胆动态显像
2. 消化道出血显像

3. 异位胃黏膜显像

4. 十二指肠 - 胃反流显像

5. 唾液腺显像

6. ^{14}C- 尿素呼气试验

7. 肝血池显像剂过度充填

二、中英文互译

1. 肝胆动态显像

2. 食管通过显像

3. 十二指肠 - 胃胆汁反流显像

4. 消化道出血显像

5. gallbladder ejection fraction

6. gastric emptying imaging

7. *Helicobacter pylori*

三、填空题

1. 肝胆动态显像剂被_____摄取后,通过_____排泄到肠道。

2. 按动态显像顺序,正常肝胆显像常分为三个时相:_____、_____、_____。

3. 先天性胆道闭锁患者的肝胆动态显像特点是:肝脏显影清晰,24 小时后肝脏仍显影,胆道系统和肠道_____。

4. 胃肠道出血显像如未能显示出血病灶,需在 2、4、6 或 24 小时内进行_____。

5. 异位胃黏膜常见于_____、_____、_____三种疾病。

6. 食管通过时间测定是指放射性食团初次进入食管至 90% 放射性被_____的时间。

7. 胃食管反流显像是利用放射性试餐进入_____以后,成人常规腹部加压。如_____出现_____,为胃食管反流的典型表现。

8. 胃排空试验是用 SPECT 连续记录食团通过_____,分析不同时间胃内的_____,计算胃排空时间,以反映胃的运动功能。

9. 肝血池显像时病变部位放射性与周围正常肝组织相比较,可有高于、等于、低于正常肝组织水平三种情况,分别为血池显像剂_____、_____、_____。

10. 胃幽门螺杆菌能产生_____酶,将_____分解成_____和_____。

四、选择题

【A1 型题】

1. 消化道出血显像的目的是

    A. 确定出血部位   B. 了解出血原因

    C. 测定胃肠出血的量   D. 判断预后情况

    E. 完全替代创伤性的 X 线胃肠动脉造影检查

2. 检测间歇性消化道出血最好使用的显像剂是

    A. ^{99m}Tc- 硫胶体   B. $^{99m}TcO_4^-$ C. ^{99m}Tc-RBC

    D. ^{99m}Tc-EHIDA   E. ^{99m}Tc-ECD

3. 急性活动性出血,进行出血灶定位显像的显像剂最好用

    A. ^{99m}Tc- 硫胶体   B. $^{99m}TcO_4^-$ C. ^{99m}Tc-RBC

    D. ^{99m}Tc-EHIDA   E. ^{99m}Tc-ECD

4. ^{99m}Tc-RBC 消化道出血显像,在正常情况下观察**不到**的是
   A. 肝脏影像   B. 脾脏影像   C. 大血管影像
   D. 肾脏影像   E. 肠道影像

5. 关于消化道出血显像,下面叙述**不正确**的是
   A. 用于检出活动性出血
   B. 为提高诊断的灵敏性,应在检查前停用止血药
   C. 正常时胃肠道含血量较低,基本不显影
   D. 常用的显像剂为 ^{99m}Tc-RBC
   E. 主要用于检出陈旧性胃肠壁出血灶

6. 消化道出血显像正确的说法是
   A. 显像剂必须采用 ^{99m}Tc-RBC
   B. 腹部异常放射浓聚位置固定无移动
   C. 胃肠道出血经常是间歇的,检查时需要多时相摄片
   D. 本检查仅适用于成年人
   E. 出血部位局限性浓聚并不可移动

7. 下列哪种显像检查**不能**服用过氯酸钾
   A. 肝胆动态显像   B. 消化道出血显像
   C. 肝血池显像   D. 异位胃黏膜显像
   E. 肝脾胶体显像

8. 异位胃黏膜显像,其显像剂是
   A. ^{99m}Tc-硫胶体   B. ^{99m}TcO$_4^-$ C. ^{99m}Tc-RBC
   D. ^{99m}Tc-EHIDA   E. ^{99m}Tc-DTPA

9. Barrett 食管显像应用哪种体位采集
   A. 右侧位   B. 左侧位   C. 左前斜
   D. 右前斜   E. 直立位

10. 儿童消化道出血病灶定位诊断时,首选的无创检查方法是
    A. 十二指肠-胃反流显像   B. 异位胃黏膜显像
    C. 胃肠动力学显像   D. 胃肠道 X 线动脉造影
    E. ^{51}Cr-RBC 胃肠道出血显像

11. 异位胃黏膜显像诊断梅克尔憩室患者需要准备的项目是
    A. 清洁口腔   B. 服用抗生素
    C. 灌肠作肠道准备   D. 禁食 4 小时
    E. 口服甲氧氯普胺

12. 胃食管反流指数至少超过多少判断为胃食管反流
    A. 1%   B. 2%   C. 3%
    D. 4%   E. 5%

13. 固体和液体食物的胃排空开始时间是
    A. 固体和液体食物进入胃后开始
    B. 固体和液体食物进入胃后均延迟一段时间
    C. 液体食物延迟一段时间,固体食物立刻开始

D. 固体食物延迟一段时间，液体食物立刻开始

E. 没有一定规律

14. 诊断胃轻瘫首选的放射性标记物试餐是

A. 固体食物　　　　　　　　B. 液体食物　　　　　　　　C. 混合性食物

D. 胶体类食物　　　　　　　E. 固体或液体食物

15. 机械性胃梗阻在胃排空功能测定中表现为

A. 固体食物排空时间延长

B. 液体食物排空时间延长

C. 固体和液体食物排空时间都延长

D. 固体食物排空时间延长，液体食物排空时间正常

E. 固体食物排空时间正常，液体食物排空时间延长

16. 功能性胃梗阻在胃排空功能测定表现为

A. 固体食物排空时间延长

B. 液体食物排空时间延长

C. 固体和液体食物排空时间都延长

D. 固体食物排空时间延长，液体食物排空时间正常

E. 固体食物排空时间正常，液体食物排空时间延长

17. 放射性核素食管通过显像常用的显像剂是放射性核素标记的

A. 固体食物　　　　　　　　B. 液体食物　　　　　　　　C. 混合性食物

D. 胶体类食物　　　　　　　E. 仅为少许显像剂

18. 十二指肠 - 胃反流显像常用的显像剂为

A. ^{99m}Tc- 硫胶体　　　　　　B. ^{99m}Tc-RBC　　　　　　C. ^{99m}Tc-EHIDA

D. ^{99m}Tc-DTPA　　　　　　E. ^{99m}TcO$_4^-$

19. 正常唾液腺显像口服维生素 C 后可见

A. 唾液腺影像减低，口腔内显像剂分布减低

B. 唾液腺影像不变，口腔内显像剂分布增加

C. 唾液腺影像减低，口腔内显像剂分布增加

D. 唾液腺影像不变，口腔内显像剂分布减低

E. 唾液腺影像不变，口腔内显影剂分布不变

20. ^{14}C- 尿素呼气试验是基于下列哪项原理

A. 人体产生 CO_2　　　　　　　　　　B. 胃能分解尿素

C. 肠道内含有尿素酶　　　　　　　　　D. 细菌含有尿素酶

E. 胃内含有尿素酶

21. 静脉注射肝胆动态显像剂后可被肝内何种细胞摄取

A. 肝单核吞噬细胞　　　　　　　　　　B. 胆管细胞

C. 血管上皮细胞　　　　　　　　　　　D. 肝细胞

E. 转移性肿瘤细胞

22. 肝胆动态显像剂**不包括**

A. ^{99m}Tc-HIDA　　　　　　B. ^{99m}Tc-EHIDA　　　　　　C. ^{99m}Tc-PMT

D. ^{99m}Tc-DISIDA　　　　　E. ^{99m}Tc- 植酸盐

23. 与 ^{99m}Tc-IDA 结构最为相似的生理物质是

    A. 球蛋白   B. 胆汁酸   C. 维生素 B_{12}

    D. 胆红素   E. 葡萄糖醛酸

24. 放射性核素肝胆动态显像患者应至少禁食

    A. 1 小时   B. 2 小时   C. 3 小时

    D. 4 小时   E. 5 小时

25. 肝胆动态显像诊断先天性胆管闭锁一般以显像后多长时间肠道无放射性为准

    A. 1 小时   B. 4 小时   C. 6 小时

    D. 12 小时   E. 24 小时

26. 在放射性核素肝胆动态显像诊断先天性胆道闭锁时,为提高诊断的准确性,应使用的药物是

    A. 促胆囊收缩素   B. 辛卡利特   C. 吗啡

    D. 苯巴比妥   E. 阿司匹林

27. 先天性胆道闭锁的肝胆动态显像影像特点是

    A. 肝胆影像出现和消退延缓   B. 肠道内放射性出现延迟

    C. 胆囊显影明显延缓   D. 胆系和肠道内始终不出现放射性

    E. 肝脏和胆囊影像始终不出现

28. 肝胆动态显像时进食脂肪餐的目的是

    A. 改善胆道影像质量   B. 不使泌尿系统显影

    C. 了解胆囊收缩功能   D. 黄疸的鉴别诊断

    E. 防止肝脏摄取放射性过多而影响胆道显影效果

29. 慢性胆囊炎肝胆动态显像的表现是

    A. 胆囊显影延迟,肠道显影早于胆囊

    B. 胆囊始终不显影,但肝、肝管、胆总管及肠道影像正常

    C. 胆囊影像增浓,肠道影像延迟

    D. 胆囊显影时间提前,肝、肝管、胆总管及肠道影像正常

    E. 胆囊影像增大,胆囊内可见占位性病变

30. 肝脏的血液供应,主要来自

    A. 肝动脉   B. 肝静脉   C. 肝小叶中央静脉

    D. 门静脉   E. 肠系膜上动脉

31. 肝动脉灌注显像的正常影像是

    A. 肝脏影像较双肾影先出现   B. 肝脏影像较脾脏影先出现

    C. 肝脏影像与双肾影同时出现   D. 肝脏影像与脾脏影同时出现

    E. 肝脏影像迟于双肾影出现

32. 肝癌肝血池显像的典型表现为病灶处放射性较周围肝组织

    A. 增高   B. 相似   C. 稍低

    D. 减低   E. 明显减低

33. 肝脏海绵状血管瘤典型的核医学影像表现是

    A. 肝血池显像呈部分填充   B. 肝血池显像未见填充

    C. 肝血池显像呈过度填充   D. 肝脾胶体显像呈放射性分布浓聚

    E. 肝脏肿瘤阳性显像呈放射性浓聚

34. 肝血流灌注和血池显像，下面描述**不正确**的是
   A. 主要用于发现肝内占位性病变
   B. 主要用于肝内占位性病变性质的鉴别诊断
   C. 正常时，在腹主动脉和脾、肾血管床显影时（称动脉相），肝影不明显
   D. 肝恶性病变在动脉相即可见到病变局部有放射性充盈（动脉灌注阳性）
   E. 血池影像各部位放射性高低反映局部血容量的多少

35. 肝胆动态显像最常用于诊断
   A. 婴儿持续性黄疸鉴别   B. 急性胆囊炎
   C. 胆结石   D. 胆总管梗阻
   E. 十二指肠 - 胃反流

36. 肝细胞黄疸患者作肝胆动态显像，一般**不可能**出现的是
   A. 心前区放射性增高   B. 肝显影差
   C. 肾脏血池增加   D. 肝胆系统显影不佳
   E. 肠道持续无放射性

【A2 型题】

37. 患者女性，36 岁，间歇性、节律性上腹痛 3 年，大便隐血试验（+），考虑下消化道出血，内镜检查阴性，下列哪项检查可作为首选
   A. 腹部 MR 显像   B. X 线小肠钡餐
   C. CT 小肠造影   D. 放射性核素消化道出血显像
   E. CT 血管造影

38. 患儿女，3 月，黄疸 2 月余，大便淡黄色，尿色深黄。总胆红素和直接胆红素升高，转氨酶轻度升高，考虑婴儿肝炎综合征，建议行肝胆动态显像。下列哪种显像剂**不合适**
   A. ^{99m}Tc-HIDA   B. ^{99m}Tc-EDTMP
   C. ^{99m}Tc-PMT   D. ^{99m}Tc-DISIDA
   E. ^{99m}Tc-mebrofenin

39. 患者女性，54 岁，反复无明显诱因的持续性右上腹疼痛数年，腹胀、嗳气、厌食，腹部超声提示：非结石性胆囊炎。建议进一步行肝胆动态显像。检查前至少需要禁食
   A. 4～12 小时   B. 12～24 小时   C. 6～24 小时
   D. 8～12 小时   E. 8～24 小时

40. 患儿男，2 岁，突发右下腹痛并便血一周，大便呈暗红色，且频繁呕吐。查体：腹部见肠型，肠鸣音亢进。首选下列哪项检查
   A. 腹部超声   B. 腹部 CT
   C. 内镜检查   D. 异位胃黏膜显像
   E. 钡灌肠检查

41. 患者女性，38 岁，因"甲状腺乳头状癌并肺转移"先后行三次 ^{131}I 清灶治疗，口服 ^{131}I 剂量达 600mCi。半年来出现口干，唾液减少，考虑核素治疗后唾液腺受损，为明确诊断，建议进行下列哪项检查
   A. 甲状腺显像   B. 胸部 CT
   C. 亲肿瘤显像   D. 唾液腺显像
   E. ^{18}F-FDG PET/CT 显像

42. 患者女性，64 岁，胃癌术后两年，近半年自觉反复餐后上腹部饱胀、食欲减退，时有嗳气，反酸，考虑术后胃动力障碍，建议做胃排空显像。影响胃排空的主要因素**不包括**

    A. 试餐的种类   B. 患者的体位   C. 患者的性别

    D. 患者的体重   E. 试餐的体积

【A3/A4 型题】

(43~45 题共用题干)

患儿男，2 月，出生后一周开始出现黄疸，持续不退，并进行性加重。大便呈淡黄色。体检：血常规正常；肝功能：TB 123μmol/ml，DB 92.4μmol/ml，ALT 78U/L，AST 132U/L。

43. 该病可能的诊断有

    A. 婴儿肝炎综合征或新生儿胆道闭锁   B. 生理性黄疸

    C. 新生儿溶血   D. 胆石症

    E. 血液系统疾病

44. 对上述诊断最有鉴别价值的检查项目是

    A. 超声   B. CT   C. MRI

    D. 肝胆动态显像   E. 腹部 X 片

45. 如果检查中肠道内持续未见放射性，为了与新生儿肝炎鉴别可以采用什么方法

    A. 超声

    B. 血液检查

    C. 口服苯巴比妥，连续 7~10 天，然后再行动态肝胆显像

    D. MRI

    E. ERCP

(46~48 题共用题干)

患儿女，3 岁。间断性腹痛半年，黑便 3 天。半年前出现不明原因的腹痛，未引起家长重视。4 天前患儿再次出现腹痛，伴柏油样便，时有恶心，无明显呕吐、发热。入院查体：T 37.4℃，心率、血压正常。腹部无明显压痛、反跳痛，无明显包块。血液检查：WBC $8.7×10^9$/L，N 70%，RBC $3.6×10^{12}$/L，HB 80g/L。大便隐血试验（+）。

46. 该患儿最可能患的疾病是

    A. 急性肠炎   B. 急性胃炎   C. 急性阑尾炎

    D. 胆道蛔虫   E. 消化道出血

47. 为了病灶定位最好做哪项核医学检查

    A. 首次通过心血池显像   B. 唾液腺显像

    C. 消化道出血显像   D. 肝胆动态显像

    E. 脾脏显像

48. 最好选用哪一种显像剂

    A. ^{99m}Tc-RBC   B. ^{99m}Tc-DTPA   C. ^{99m}Tc- 胶体

    D. ^{201}Tl   E. ^{99m}Tc-MIBI

【B1 型题】

(49~53 题共用备选答案)

    A. ^{99m}Tc-RBC   B. ^{99m}Tc- 胶体   C. Na^{99m}TcO$_4$

D. ^{99m}Tc-EHIDA   E. ^{99m}Tc-MAA

有关消化系统放射性显像剂的选择：

49. 用于异位胃黏膜显像的是

50. 用于活动性出血及患者身体状况极不稳定的急诊患者诊断消化道出血的是

51. 用于慢性、小量、活动性出血患者诊断消化道出血的是

52. 用于肝血流灌注显像的是

53. 用于放射性核素肝胆动态显像的是

（54～57题共用备选答案）

A. ^{99m}Tc-EHIDA   B. ^{99m}Tc-PMT   C. ^{99m}TcO$_4^-$

D. ^{99m}Tc-DTPA   E. ^{99m}Tc-RBC

54. 唾液腺显像常用的显像剂是

55. 食管通过显像可以用的显像剂是

56. 十二指肠 - 胃反流显像用的显像剂是

57. 肝血流灌注和肝血池显像常用的显像剂是

五、简答题

1. 十二指肠 - 胃反流的核医学影像特点是什么？

2. 怎样应用核医学显像方法鉴别诊断新生儿肝炎和先天性胆道闭锁？

3. 简述胃肠道出血显像的原理。

六、病例分析

1. 患者男性，58岁，右上腹疼痛1月余。CT检查结果如图15-1。

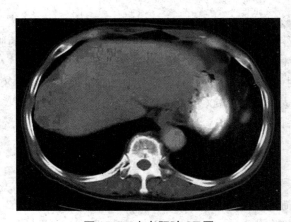

图 15-1　患者肝脏 CT 图

（1）CT 的诊断是什么？

（2）如何用核医学的方法做进一步的鉴别诊断？

2. 患儿女，5岁，右下腹疼痛，便血3天，临床怀疑梅克尔憩室。

（1）用什么核医学方法诊断？

（2）讲述该方法的原理和临床应用。

（3）图 15-2 为检查结果，请描述检查所见并作出诊断。

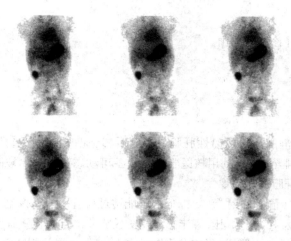

图 15-2　患者异位胃黏膜显像图

3. 患者女性，58 岁，右上腹不适 3 月余，B 超发现肝内占位，图 15-3a 为肝脾胶体显像，图 15-3b 为肝血池显像。请描述检查所见并作出诊断。

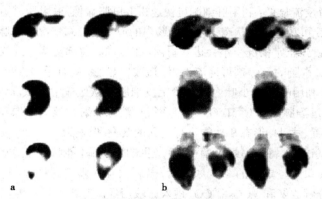

图 15-3　患者肝胶体显像图（a）及肝血池显像图（b）

4. 患者女性，45 岁，右上腹疼痛 2 小时，肝胆动态显像结果如图 15-4。

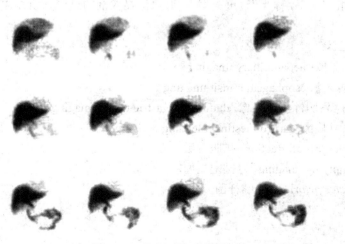

图 15-4　肝胆动态显像图

（1）请描述检查所见。

（2）给出诊断并解释诊断的理由。

【参考答案】

一、名词解释

1. 肝胆动态显像：静脉注射放射性肝胆显像剂后，迅速被肝细胞选择性摄取，继而分泌到毛细胆管，再经胆道系统排至肠道，利用核医学影像设备可动态观察药物被肝脏摄取、分泌、排出至胆道和肠道的过程，即肝胆动态显像。

2. 消化道出血显像：静脉注射 ^{99m}Tc 标记的不能透过血管壁的显像剂，使腹部大血管及肝、脾富血供脏器显影，肠壁因血供不如肝、脾丰富，一般不显影。当胃肠壁血管破裂、出血时，显像剂随血液从出血部位不断进入胃肠道，并在胃肠道内持续聚集。据此判断消化道活动性出血的部位和范围，称作消化道出血显像。

3. 异位胃黏膜显像：异位胃黏膜与正常胃黏膜一样能分泌胃酸及胃蛋白酶，引起病变部位的黏膜形成溃疡和出血，也能从血液中摄取 ^{99m}TcO$_4^-$ 并分泌入胃肠道而显影，称为异位胃黏膜显像。

4. 十二指肠 - 胃反流显像：利用肝细胞可快速摄取肝胆显像剂，并将其分泌入胆道系统后逐渐排至十二指肠的特点，可观察生理状态下十二指肠内的放射性分布情况。静脉注射的肝胆显像剂经胆道系统排至十二指肠，正常情况下不会进入胃内，在显像时胃部检测不到放射性。如存在十二指肠 - 胃反流，进入十二指肠的示踪剂可逆流入胃，造成胃显影，从而无创诊断十二指肠 - 胃反流。

5. 唾液腺显像：利用唾液腺小叶内的导管上皮细胞能从血液中摄取高锝酸盐（^{99m}TcO$_4^-$）并排泌至口腔的功能，通过静脉注射（^{99m}TcO$_4^-$），可获得唾液腺放射性核素影像和时间 - 放射性活度曲线，用于对唾液腺位置、大小、形态和功能进行全面的观察和评估。

6. ^{14}C- 尿素呼气试验：胃幽门螺杆菌（HP）产生的尿素酶，能将尿素分解成 CO_2 和氨，CO_2 进入血液后经肺呼出。口服一定量的 ^{14}C- 尿素后，若胃内存在幽门螺杆菌，它所产生的高活性的尿素酶能将 ^{14}C- 尿素分解成氨和 ^{14}CO$_2$，^{14}CO$_2$ 进入血液后经肺呼出。通过专用液体闪烁计数仪测量试验前和试验后呼气计数，计算计数比值，从而确定胃内有无 HP 感染。

7. 肝血池显像剂过度充填：在肝血池显像的平衡期，病变部位放射性与周围正常肝组织相比较，高于正常肝组织水平，称为"过度充填"。肝血池显像剂的过度充填往往是肝血管瘤的特征性表现。

二、中英文互译

1. 肝胆动态显像：hepatobiliary imaging

2. 食管通过显像：esophageal transit imaging

3. 十二指肠 - 胃胆汁反流显像：duodenum-gastric reflux imaging

4. 消化道出血显像：gastrointestinal bleeding imaging

5. gallbladder ejection fraction：排胆分数

6. gastric emptying imaging：胃排空显像

7. *Helicobacter pylori*：幽门螺杆菌

三、填空题

1. 肝细胞　胆管

2. 肝实质相　胆管排泄相　肠道排泄相

3．始终不显影

4．多次延迟显像

5．Barrett 食管 梅克尔憩室 肠重复畸形

6．清除

7．胃 贲门上方 异常放射性聚集

8．胃蠕动排入十二指肠的过程 放射性计数变化

9．过度充填 充填 不充填

10．尿素 尿素 CO_2 氨

四、选择题

【A1 型题】

1．A　2．C　3．A　4．E　5．E　6．C　7．D　8．B　9．E　10．B

11．D　12．D　13．D　14．A　15．D　16．C　17．B　18．C　19．C　20．D

21．D　22．E　23．D　24．D　25．E　26．D　27．C　28．C　29．A　30．D

31．E　32．B　33．C　34．A　35．A　36．E

【A2 型题】

37．D　38．B　39．A　40．D　41．D　42．D

【A3/A4 型题】

43．A　44．D　45．C　46．E　47．C　48．A

【B1 型题】

49．C　50．B　51．A　52．A　53．D　54．C　55．D　56．A　57．E

五、简答题

1．十二指肠 - 胃反流的核医学影像特点是什么？

答：静脉注射肝胆动态显像剂后，被肝细胞吸收摄取，并随胆汁迅速经胆道系统排泄至十二指肠，正常情况下不进入胃内，表现为十二指肠空肠曲以上的胃区无放射性，口服脂肪餐后胆汁分泌增加，胃内仍无放射性。若胃区逐渐出现放射性分布，则可诊断为十二指肠 - 胃反流。

2．怎样应用核医学显像方法鉴别诊断新生儿肝炎和先天性胆道闭锁？

答：应用肝胆动态显像可以进行鉴别诊断。新生儿黄疸多数见于先天性胆道闭锁和新生儿肝炎。静脉注射肝胆动态显像剂后，若患先天性胆道闭锁，则肝脏显影清晰，24 小时后胆道系统和肠道均不显影。胆汁促排药如苯巴比妥也不能使肠道出现放射性。如果肠道内出现放射性，则排除先天性胆道闭锁而考虑新生儿肝炎。

3．简述胃肠道出血显像的原理。

答：静脉注射 ^{99m}Tc-RBC 后，正常情况下，由于胃肠道组织含血量较低，显像剂不会逸出血管床，故胃肠道基本不显影。当胃肠壁血管破裂并伴有活动性出血时，显像剂随血液从出血部位渗出而在胃肠道内异常浓聚，据此判断消化道出血的部位和范围，称作消化道出血显像。

六、病例分析

1．答：（1）肝右叶可见一团块状低密度影，为肝内占位性病变，性质待定，考虑为原发性肝癌、肝转移瘤、肝血管瘤、肝腺瘤、肝囊肿、肝脓肿和异位胆囊等。

（2）血 AFP 检查：如持续升高，则考虑为原发性肝癌。

肝动脉灌注显像和肝血池显像：①肝动脉灌注显像动脉相病变区无放射性浓聚（阴性），而肝血池显像放射性明显高于正常（阳性）为肝血管瘤的典型表现。②肝动脉灌注显像为阳性，而肝

血池显像为阴性,高度怀疑原发性肝癌,但也有相当数量的肝脏其他疾病如肝腺瘤也有此表现。③肝动脉灌注显像、肝血池显像均为阳性,应考虑肝血管瘤。④肝动脉灌注显像、肝血池显像均为阴性,肝囊肿、肝脓肿多为此表现。

肝胆动态显像:如有放射性充填可诊断为异位胆囊。如有放射性延迟充填,高度怀疑原发性肝癌。

^{18}F-FDGPET/CT 显像:如有放射性异常浓聚,诊断可能为肝癌、转移性肝癌和肝脓肿。

2. 答:(1)首先考虑用异位胃黏膜显像来诊断。

(2)异位胃黏膜与正常胃黏膜一样能分泌胃酸及胃蛋白酶,导致邻近黏膜溃疡和出血,也能从血液中摄取 $^{99m}TcO_4^-$ 而显影,称为异位胃黏膜显像。主要用于梅克尔憩室、Barrett 食管以及肠重复畸形的诊断。

(3)可见胃显影,右下腹可见异常放射性浓聚,其显像时相和放射性强度与胃同步,为异位胃黏膜,考虑为梅克尔憩室。

3. 答:a 图肝脾胶体显像可见肝右叶有一放射性缺损区,b 图肝血池显像有放射性过度充填,是肝血管瘤的典型表现。

4. 答:(1)肝胆动态显像肝、肝内胆管、胆总管和十二指肠均显影正常,唯胆囊持续不显影,是急性胆囊炎的典型表现。

(2)这是因为大多数的急性胆囊炎患者伴有胆囊管的机械性或功能性完全梗阻。

(李少华)

第十六章

呼 吸 系 统

【学习目标】

1. 掌握　肺灌注/通气显像的基本原理与方法、正常与异常影像表现、适应证及主要临床应用；肺血栓栓塞症肺灌注/肺通气显像的典型表现、临床应用价值。

2. 熟悉　肺灌注/通气显像不同显像方式及其优缺点；双下肢深静脉显像的正常影像表现、异常影像表现、结果判断及主要临床应用。

3. 了解　下肢深静脉显像的原理和方法。

【内容提要】

呼吸系统核医学主要包括：反映肺血流灌注和分布情况的肺灌注显像、检测肺通气功能的肺通气显像。

一、肺灌注显像

1. 原理　经静脉注射大于肺毛细血管直径（7～9μm）的放射性核素标记的颗粒（>9μm），这些颗粒随血流进入肺血管，并一过性嵌顿在肺毛细血管床，其在肺内的分布与局部肺血流灌注量成正比，通过显像获得肺内放射性分布即可反映局部肺血流灌注情况，故称为肺灌注显像。一次常规显像注入的颗粒数在20万～70万之间，暂时性嵌顿的毛细血管数约占肺毛细血管数的1/1500。

2. 显像剂　^{99m}Tc标记的大颗粒聚合人血清白蛋白（MAA）。

3. 方法　常规显像应采用平卧位注射MAA。注射MAA时应避免抽回血，防止血液和MAA在注射器内凝集成大的颗粒或血凝块儿，否则会在图像上形成"热点"。严重肺动脉高压、肺血管床极度受损的患者应慎用或禁用。有由右到左分流的先天性心脏病患者，放射性颗粒通过右心到左心的分流道进入体循环可能引起脑和肾等血管栓塞，应慎用。强调平卧位缓慢静脉注射。

平面显像常规取6个体位，即前位、后位、左侧位、右侧位、左后斜位和右后斜位，必要时加做左前斜位和右前斜位。也可进行断层采集，患者平稳呼吸，以减少呼吸运动对肺显像的干扰。

4. 正常影像表现　各体位的肺影像清晰，放射性颗粒分布基本均匀，肺尖部放射性分布相对稀疏。

5. 异常影像表现　肺灌注显像呈肺叶、肺段或亚段性缺损，而肺通气显像正常，即灌注/通气不匹配，是肺栓塞的影像特征；肺组织受压或被推移时（如心脏扩大、胸腔积液等），肺容积减小，相应区域的显像剂分布较正常人减低；肺门肿物压迫大的肺动脉，可引起一侧肺灌注不显影；双肺呈不均匀放射性分布，有多发散在的放射性减低或缺损区，常是慢性阻塞性肺部疾病所致广泛肺毛细血管床受损的表现；双肺上部放射性高于肺底部，即血流分布逆转，常见于肺动脉高压；支气管动脉与肺动脉间有侧支循环形成时，显像剂无法到达远端的毛细血管，出现放射性稀疏或缺损区。

二、通气显像

1. 原理 经呼吸道吸入一定量的放射性微粒之后，由于微粒直径的不同，将分别沉降在喉头、气管、支气管、细支气管以及肺泡。当呼吸道某部位被阻塞，雾化颗粒不能通过阻塞部位，则阻塞部位以远的呼吸道至肺泡出现放射性缺损区。采用此方法探测放射性微粒在呼吸道内的沉积情况，来判断气道通畅情况及病变状态，以达到诊断目的。

2. 显像剂 分为放射性气溶胶和放射性气体。前者微粒直径为 1~30μm，是由气溶胶雾化器将 ^{99m}Tc-DTPA（也可用 ^{99m}Tc- 硫胶体或 ^{99m}Tc-HAS）溶液雾化而成。后者为锝气体（Technegas），Technegas 直径更小，为 30~60nm，可更多抵达肺泡。

患者吸入放射性气体或放射性气溶胶后，该气体或气溶胶随呼吸运动进入气道及肺泡内，随后呼出，反复吸入达动态平衡后，局部的放射性分布与该处的通气量成正比，SPECT 显像可以获得气道主干至全肺肺泡的放射性气体分布影像，故称为肺通气显像。

3. 异常影像表现 气道狭窄时因流体动力学改变使狭窄部位两侧形成涡流，流经该处的放射性微粒部分沉积下来，影像呈现放射性浓聚的"热点"，而狭窄部远端的放射性微粒分布正常；气道完全性阻塞时气溶胶颗粒不能通过阻塞部位，阻塞远端呈放射性缺损区；气道和肺泡内如有炎性物或液体充盈，或肺泡萎陷，气流减低，致使放射性微粒难以进入，呈现放射性减低或缺损区。

三、临床应用

1. 诊断肺栓塞 确诊肺栓塞的标准是：≥2 个肺段（或等效的亚段：1 个肺段 + 2 个亚肺段，或 4 个亚肺段）灌注 / 通气不匹配。

具备下列条件之一时可以排除肺栓塞：①肺灌注显像正常；②肺通气 / 灌注显像中病灶均为匹配或反向不匹配（肺通气显像不正常而灌注显像正常）；③没有肺叶、肺段或亚段水平的不匹配改变。

2. 肺栓塞疗效评价

3. 肺减容手术前后肺功能的评价与预测

4. 慢性阻塞性肺部疾病（COPD）评价

5. 肺动脉高压的诊断

6. 肺动脉畸形及肺动脉病变的诊断

四、双下肢深静脉显像

1. 正常图像表现 由小腿静脉到下腔静脉的深静脉系统依次显影，影像连续完整，边缘光滑，两侧基本对称。

2. 异常图像表现 下肢深静脉血栓形成时表现为患侧深静脉影像局部显影中断，有浅静脉和病变远端的侧支静脉显影。

五、肺栓塞相关影像学检查

核素显像是临床上重要的肺栓塞诊断方法之一。肺通气 / 灌注显像和 CTPA（CT 肺动脉造影）

是目前临床上最常用的肺栓塞诊断方法。其他诊断肺栓塞的影像学检查包括：肺动脉造影、超声和 MRA（磁共振血管造影）。各种影像学检查方法的优缺点见表 16-1。

表 16-1 常用的肺栓塞影像学检查方法比较

检查方法	优点	缺点
肺通气/灌注显像	是慢性血栓栓塞性肺动脉高压的首选方法；无创；功能性检查；辐射较小；无造影剂相关风险	无法直接显示血栓；一些肺实质性病变会引起假阳性表现
CT 肺血管造影	是急性肺栓塞的首选方法；无创；解剖性检查，可直接显示肺段以上血管的管腔、腔内血栓的部位、形态与管壁的关系及内腔受损情况	有一定的禁忌证，包括：造影剂过敏，肾功能不全等；辐射剂量高于肺通气/灌注显像
磁共振肺血管造影	无需使用对比剂；没有电离辐射；无创	敏感性和特异性较 CTPA 低
肺动脉造影	诊断肺栓塞的"金标准"，对肺动脉亚段以上分支栓塞的诊断准确性高	有创，有一定的危险性；对于直径≤2mm 的亚段以下分支诊断仍有一定限度；费用昂贵
肺动脉超声	没有电离辐射；无创	只能显示肺动脉主干和左右肺动脉近端的血栓

【习题】

一、名词解释

1. 肺灌注显像
2. 肺通气显像
3. 下肢深静脉显像
4. 肺通气/灌注不匹配

二、中英文互译

1. 肺灌注显像
2. 肺通气显像
3. 深静脉血栓形成
4. pulmonary embolism
5. mismatch
6. MAA
7. Technegas

三、填空题

1. 呼吸系统由_____、_____、_____以及_____组成，其主要功能是进行_____以维持_____稳定。

2. 肺通气显像剂根据性状不同分为_____和_____两种。

3. SPECT 显像 V/Q 不匹配是诊断_____的重要依据。

4. 双下肢深静脉显像是自双足背静脉同时等速注射等量显像剂_____，通过体外核医学仪器进行连续追踪显示显像剂从_____、_____、_____、_____至_____的全过程。

四、选择题

【A1 型题】

1. 肺灌注显像示踪剂 ^{99m}Tc-MAA 的直径是
    A. <9μm
    B. >9μm
    C. 0.1~0.3mm
    D. 0.3~0.6mm
    E. >0.6mm

2. 肺灌注显像时，一次注射的适宜 ^{99m}Tc-MAA 颗粒数为
    A. 5 万~10 万
    B. 0~20 万
    C. 20 万~70 万
    D. 70 万~100 万
    E. >100 万

3. 以下哪种病症**不是**肺灌注显像的适应证
    A. 肺部分切除术前评估
    B. 肺动脉高压
    C. 大动脉炎肺动脉可疑受累
    D. 慢性阻塞型肺部疾病
    E. 肺炎

4. 肺栓塞肺灌注 / 通气显像的典型征象是
    A. 灌注显像有缺损，通气显像正常
    B. 灌注和通气显像都有缺损
    C. 灌注显像正常，通气显像有缺损
    D. 灌注和通气显像都无缺损
    E. 以上都是

5. 肺灌注显像注射显像剂时，以下哪种方法最正确
    A. "弹丸"式静脉注射
    B. 快速静脉注射
    C. 立位静脉注射
    D. 平卧位缓慢静脉注射
    E. 坐位静脉注射

6. 以下哪项**不是**肺通气显像的显像剂
    A. 锝气体（Technegas）
    B. ^{99m}Tc-DTPA 气溶胶
    C. ^{99m}Tc-MAA
    D. ^{81m}Kr
    E. ^{133}Xe

7. 以下哪项**不是**肺通气显像的适应证
    A. 与肺灌注显像配合鉴别诊断肺栓塞或 COPD
    B. 肺实质性疾病的诊断，治疗效果的观察及预后评价
    C. 通过测定灌注 / 通气比值判定肺功能
    D. 阻塞性肺疾病的诊断及病变部位的确定
    E. 肺癌的定性诊断

8. 以下哪项条件**不能**排除肺栓塞的诊断
    A. 没有肺叶、肺段或亚段水平的不匹配改变
    B. 双肺各肺段灌注均正常
    C. 2 个肺段的肺通气 / 灌注显像不匹配
    D. 肺通气 / 灌注显像中病灶的大小、形态和数量均匹配
    E. 肺通气 / 灌注显像中病灶的大小、形态和数量反向不匹配

9. 以下哪种疾病一般**不会**造成肺灌注显像的异常
    A. 大动脉炎累及肺动脉
    B. 肺栓塞
    C. 肺癌侵犯肺动脉
    D. COPD
    E. 轻度支气管哮喘

10. 静脉注射 ^{99m}Tc-MAA 时，如回血过多，与 ^{99m}Tc-MAA 凝聚成大颗粒，显像时可出现
    A. 一侧肺不显像
    B. 一叶肺不显像
    C. 肺内出现"热点"
    D. 肺内出现弥漫性放射性稀疏区
    E. 肺显像正常

11. 以下哪种疾病的肺灌注/通气显像最易与肺栓塞混淆
    A. 肺动脉高压
    B. 肺大疱
    C. 大动脉炎累及肺动脉
    D. COPD
    E. 肺炎

【A2 型题】

12. 患者女性，19 岁，近期有发热伴胸痛、胸闷。查体单侧脉搏消失，血压测不出。血沉和 C 反应蛋白升高，肺灌注显像右肺不显影，肺通气显像正常。该患者最可能的诊断是
    A. 肺栓塞
    B. 大动脉炎累及肺动脉
    C. 支气管哮喘
    D. 支气管炎
    E. 先天性心脏病

【A3/A4 型题】

(13～14 题共用题干)

患者女性，74 岁，活动后胸闷气短 3 年余。胸片：双肺纹理增重，右下肺动脉扩张，右肺中下肺野可见片状模糊影。肺功能：轻度阻塞性功能障碍，小气道功能显著减退，肺弥散功能中度减退，气道阻力偏高，肺顺应性低于正常范围。右心导管提示肺动脉压力增高。

13. 该患者最可能的诊断是
    A. 支气管哮喘
    B. 支气管扩张
    C. COPD
    D. 肺栓塞
    E. 肺炎

14. 为了明确上述诊断，最有价值的核医学诊断方法是
    A. 肺灌注显像
    B. 肺通气显像
    C. 肺灌注/通气显像
    D. ^{18}F-FDG 肺显像
    E. 以上均不是

(15～17 题共用题干)

患者男性，47 岁，活动性胸闷气短病史 1 月余，既往有下肢静脉曲张病史。血清学检查：D-二聚体 2.92μg/ml（参考值 <0.5μg/ml）。

15. 该患者最可能的临床诊断是
    A. 急性心肌梗死
    B. 主动脉夹层
    C. 肺动脉血栓栓塞
    D. 心肌炎
    E. 高血压性心脏病

16. 如果此例患者怀疑肺栓塞，以下哪种影像学检查有助于诊断
    A. CT 肺动脉造影
    B. 肺动脉造影
    C. 肺灌注/通气显像
    D. 以上三者均不适用
    E. 以上三种检查均可，根据实际情况选取

17. 如果该患者接受了肺灌注/通气平面显像（见文末彩图 16-1），对该图像的正确解读是
    A. 灌注显像异常，通气显像正常
    B. 灌注显像正常，通气显像异常

　　C. 二者均正常　　　　　　　　　　　　D. 二者均异常

　　E. 以上均不是

【B1 型题】

(18～20 题共用备选答案)

　　A. 叶、段、亚段性的灌注减低或缺损，灌注 / 通气不匹配

　　B. 肺灌注显像时，肺上部放射性分布高于肺下部

　　C. 肺灌注和通气显像均表现为双肺不呈肺段分布的斑片状减低区或缺损区，二者匹配或
　　　　不匹配

　　D. 肺灌注显像局部高摄取

　　E. 肺灌注显像一侧肺不显影

18. 肺栓塞的典型表现是

19. COPD 的典型表现是

20. 肺动脉高压的典型表现是

五、简答题

1. 简述肺灌注显像的显像原理。

2. 简述肺通气显像的显像原理。

3. 简述肺栓塞肺灌注 / 通气显像的典型表现。

4. 比较肺灌注显像和 CT 肺动脉造影对肺栓塞的诊断价值。

六、病例分析

　　患者女性，42 岁，间断出现活动后喘息、气促 1 年余。查体：脉搏 105 次 / 分，呼吸 28 次 / 分，血压 116/84mmHg。双肺呼吸音清，可闻及明显干湿啰音。辅助检查：D- 二聚体 1.87mg/L（≤0.55mg/L）。入院后患者行肺通气 / 灌注显像（见文末彩图 16-2）。

　　(1) 试描述该患者肺通气 / 灌注显像的表现。

　　(2) 最可能的诊断是什么？诊断依据是什么？

【参考答案】

一、名词解释

　　1. 肺灌注显像：将略大于肺毛细管直径的放射性微粒注入静脉，微粒随血流到达肺血管床，一过性嵌顿在肺的毛细血管或肺小动脉内，其分布与肺的血流灌注量成正比。在体外用核医学设备对放射性微粒在肺内的分布进行显像，即可得到反映肺血流灌注的影像。

　　2. 肺通气显像：经呼吸道吸入放射性气体或气溶胶，其在肺内的分布与肺的局部通气量成正相关。在体外用核医学设备对肺各部位的放射性分布显像，即可得到反映肺局部通气功能的影像。

　　3. 下肢深静脉显像：于双踝上方紧扎止血带阻断浅静脉回流，自双足背静脉同时等速注入等量的 ^{99m}Tc-MAA，通过体外核医学仪器进行连续追踪显示显像剂从腓静脉—腘静脉—股静脉—髂静脉—下腔静脉的全过程，称为下肢深静脉显像。

　　4. 肺通气 / 灌注不匹配：肺灌注显像出现符合肺段分布的放射性稀疏或缺损，而肺通气显像表现为放射性分布正常，称为肺通气 / 灌注显像不匹配。

二、中英文互译

　　1. 肺灌注显像：pulmonary perfusion imaging

2. 肺通气显像：pulmonary ventilation imaging

3. 深静脉血栓形成：deep venous thrombosis

4. pulmonary embolism：肺栓塞

5. mismatch：不匹配

6. MAA：大颗粒聚合人血清白蛋白

7. Technegas：锝气

三、填空题

1. 呼吸道　肺泡　血管　间质组织　气体交换　血氧饱和度

2. 放射性气体　放射性气溶胶

3. 肺栓塞

4. ^{99m}Tc-MAA　腓静脉　腘静脉　股静脉　髂静脉　下腔静脉

四、选择题

【A1 型题】

1. B　　2. C　　3. E　　4. A　　5. D　　6. C　　7. E　　8. C　　9. E　　10. C

11. C

【A2 型题】

12. B

【A3/A4 型题】

13. C　　14. C　　15. C　　16. E　　17. A

【B1 型题】

18. A　　19. C　　20. B

五、简答题

1. 简述肺灌注显像的显像原理。

答：经静脉注射大于肺毛细血管直径（>9μm）的放射性颗粒，这些颗粒随血流一过性嵌顿在肺毛细血管或肺小动脉内，其在肺内的分布与局部肺血流量成正比，通过显像获得肺内放射性分布即可反映局部肺血流灌注情况，故称为肺灌注显像。

2. 简述肺通气显像的显像原理。

答：经呼吸道吸入一定量的放射性微粒之后，由于微粒直径的不同，将分别沉降在喉头、气管、支气管、细支气管以及肺泡壁上。当呼吸道某部位被阻塞，雾化颗粒不能通过阻塞部位，则阻塞部位以下呼吸道至肺泡出现放射性缺损区。采用此方法探测放射性微粒在呼吸道内的沉降情况，来判断气道通畅情况及病变状态，以达到诊断目的。

3. 简述肺栓塞肺灌注 / 通气显像的典型表现。

答：肺灌注显像呈肺叶、肺段或亚段性缺损，而肺通气显像正常，即灌注 / 通气不匹配是肺栓塞的典型表现。

4. 比较肺灌注显像和 CT 肺动脉造影对肺栓塞的诊断价值。

答：肺灌注显像显示的是肺动脉血流灌注情况，而 CTPA 显示的是肺动脉内的血栓以及血栓引起的肺动脉管腔狭窄情况。血栓形成及动脉管腔狭窄是造成血流灌注减低的前提，但并不是所有的血栓都会引起有病理意义的灌注减低。二者诊断肺栓塞的总体诊断效能相似，又各有优点和不足。因此，在多数临床情况下，二者的关系是既相互印证又互为补充的。但是在以下情况下，应优先选择其中的一种：① CTA 是急性肺栓塞诊断的首选，而肺灌注 / 通气显像是诊断慢性血栓栓塞性肺动脉高压的首选；②由于肺灌注/通气显像的辐射剂量低于 CTPA，因此，在孕产妇、哺乳期女性、年轻女性、儿童是首选；③当合并其他肺部疾病时，肺灌注/通气显像的诊断效能不及 CTPA；④造影剂过敏、肾功能不全时首选肺灌注/通气显像。

六、病例分析

答：（1）肺灌注显像示右肺上叶前段、后段，中叶及下叶各段，左肺上叶前段、上舌段，下叶各段，可见多发放射性稀疏、缺损区；肺通气显像放射性分布均匀，未见异常放射性分布。肺通气/灌注显像不匹配。

（2）该患者最可能的诊断是肺血栓栓塞症。诊断依据：典型的临床症状和体征；D-二聚体升高；肺灌注显像示两肺多发性肺段性灌注缺损，而肺通气显像基本正常，两者呈不匹配性改变。

（杨敏福）

第十七章
造血与淋巴系统

【学习目标】

1. 掌握　骨髓显像、脾显像及淋巴显像的原理，正常、异常影像表现及主要临床应用。

2. 熟悉　再生障碍性贫血骨髓显像不同类型的表现及鉴别；脾大的诊断标准，解剖性无脾与功能性无脾的鉴别要点；前哨淋巴结显像在恶性肿瘤转移及放疗定位中的作用。

3. 了解　骨髓显像的常用显像剂及显像方法；脾显像的显像剂及其优缺点；常用淋巴显像剂的特点及剂量，淋巴显像的注射部位及给药方式。

【内容提要】

骨髓显像可在活体条件下显示红骨髓的分布及活性情况，可以无创评价全身造血功能，对再生障碍性贫血、白血病、骨髓栓塞等疾病加以鉴别，还可为骨髓穿刺或活检定位，提高诊断的准确性。脾显像可显示脾脏的生理功能，准确显示脾脏是否存在及其位置、大小和形态，用于脾外伤及占位的鉴别诊断及种植脾脏的监测。淋巴显像主要用于淋巴结转移的探测及淋巴水肿及乳糜外溢的鉴别诊断，灵敏度高，特异性强。

一、骨髓显像

1. 骨髓显像的正常图像　放射性胶体大部分被肝脾摄取，仅 5% 左右被骨髓浓聚，其清晰度较差。在正常成年人主要集中在中轴骨、肱骨和股骨的上 1/3 部位，呈均匀性分布。受肝脾影响，下位胸椎、上段腰椎无法清晰显示。正常婴幼儿全身各个部位如四肢骨髓也能清晰显示。5~10 岁尺桡骨及胫腓骨部分显影或不显影；10~18 岁肱骨和股骨下段开始不显影。

2. 异常骨髓的显像特点及临床意义　见表 17-1。

表 17-1　异常骨髓的显像特点及临床意义

异常骨髓类型	显像特点	临床意义
骨髓增生抑制型	中央及外周骨髓均不显影或显影不良	全身骨髓量普遍减低或功能严重受抑制
骨髓增生活跃型	中央及外周骨髓显影增强，甚至向四肢远心端扩张	全身骨髓增生活跃
外周骨髓扩张型	中央骨髓显影不良，肱骨及胫骨骨髓显影并向远心端扩张	中央骨髓受抑制，而外周骨髓代偿性增生

续表

异常骨髓类型	显像特点	临床意义
局部骨髓异常型	骨髓局部显像剂分布减低、缺损或增高	局部骨髓功能减低、缺失或增强
髓外造血型	中央骨髓显影不良,外周骨髓、肝、脾等其他部位增高	髓外造血

3. 再生障碍性贫血的显像特点及临床意义　见表 17-2。

表 17-2　再生障碍性贫血的骨髓显像表现及临床意义

类型	显像特点	临床意义
荒芜型	全身骨髓不显影,仅见肝脾显影	全身骨髓造血功能严重抑制,见于重度再障
抑制型	全身骨髓活性低于正常,中央骨髓分布稀疏,容量减少,显影不良	骨髓抑制程度与病情一致
灶型	受抑制的中央骨髓中见灶状显像剂分布增高或外周骨髓活性明显扩张	常见于慢性再障或青年再障,预后较好
正常型	骨髓显像基本正常	预后佳

二、脾显像

脾显像的正常影像学表现为:正常脾前位影像较小,一般观察后位,多呈卵圆形或豆点形,也有三角形、分叶形或半球形。前位脾影下缘不超过肋弓。后位脾脏纵径为 (10 ± 1.5) cm,横径为 (6.5 ± 1.5) cm,平均面积为 (52.8 ± 14.6) cm^2。

三、淋巴显影的临床应用

淋巴显影的临床应用主要有:①恶性肿瘤淋巴结转移的诊断;②淋巴瘤的辅助诊断;③淋巴水肿的诊断;④为放疗布野提供准确定位;⑤乳糜外溢的定位。

【习题】

一、名词解释
1. 骨髓显像
2. 脾显像
3. ^{99m}Tc 标记的热变红细胞
4. 功能性无脾
5. 淋巴显像

二、中英文互译
1. 骨髓显像
2. 脾显像
3. 淋巴显像
4. aplastic anemia
5. leukemia

6. multiple myeloma

三、填空题

1. 正常人骨髓主要分布于＿＿＿＿＿＿＿＿＿、＿＿＿＿＿＿＿＿＿、＿＿＿＿＿＿＿＿＿。

2. 骨髓显像的显像剂分为＿＿＿＿＿＿＿＿＿、＿＿＿＿＿＿＿＿＿、＿＿＿＿＿＿＿＿＿三类。

3. 再生障碍性贫血骨髓显像通常分为以下几种类型：＿＿＿＿＿＿＿＿＿、＿＿＿＿＿＿＿＿＿、

＿＿＿＿＿＿＿＿＿、＿＿＿＿＿＿＿＿＿。

四、选择题

【A1 型题】

1. 最常见的骨髓显像剂是

　　A. ^{99m}Tc 白蛋白胶体　　　　　　　　　B. ^{99m}Tc 硫胶体

　　C. ^{99m}Tc 焦磷酸盐　　　　　　　　　　D. ^{99m}Tc-MIBI

　　E. ^{99m}Tc-DTPA

2. 放射性胶体骨髓显像的摄取机制是

　　A. 主动转运　　　　　　　　　　　　　B. 离子交换作用

　　C. 吞噬作用　　　　　　　　　　　　　D. 毛细血管阻塞

　　E. 转移通过

3. 骨髓显像显示的是

　　A. 红骨髓　　　　　　　B. 黄骨髓　　　　　　　C. 骨皮质

　　D. A+B　　　　　　　　E. 骨小梁

4. 正常婴幼儿全身骨髓显像的特点是

　　A. 中央骨髓显影　　　　　　　　　　　B. 四肢骨髓显影

　　C. 尺骨、桡骨、胫骨和腓骨部分骨髓显影　D. 肱骨和股骨下段骨髓不显影

　　E. A+B

5. 下列哪项**不符合**骨髓增生活跃型的显像表现

　　A. 中央骨髓显影增强　　　　　　　　　B. 外周骨髓显影增强

　　C. 外周骨髓显影向四肢远心端扩张　　　D. 胸骨和肋骨骨髓不显影

　　E. A+B

6. 下列哪项**不符合**外周骨髓扩张型的显像表现

　　A. 中央骨髓显影不良　　　　　　　　　B. 肱骨和股骨骨髓显影

　　C. 肱骨和股骨骨髓向远心端扩张　　　　D. 胸骨和肋骨骨髓显影

　　E. A+C

7. 全身骨髓普遍减低或功能严重受抑制的显像表现是

　　A. 中央骨髓不显影　　　　　　　　　　B. 外周骨髓不显影

　　C. A+B　　　　　　　　　　　　　　　D. 肱骨和股骨骨髓显影

　　E. 以上都不是

8. 骨髓显像提示髓外造血的影像表现是

　　A. 中央骨髓显影不良　　　　　　　　　B. 外周骨髓局灶性分布增高

　　C. 肝、脾局灶性分布增高　　　　　　　D. A+B+C

　　E. 以上都不是

9. 主要显示脾脏组织的显像剂是

A. ^{99m}Tc-植酸盐   B. ^{99m}Tc-硫胶体

C. ^{99m}Tc 标记的热变性红细胞   D. ^{99m}Tc 标记的红细胞

E. ^{99m}Tc-MDP

10. 淋巴显像时显像剂的主要注入方式是

  A. 静脉注射   B. 动脉注射   C. 肌内注射

  D. 皮下注射   E. 口服

11. 淋巴显像通常**不采集**下列哪一项

  A. 局部显像   B. 全身显像   C. 动态显像

  D. 断层显像   E. 延迟显像

【A2 型题】

12. 男性,25 岁,贫血貌,外周血红细胞、白细胞及血小板均明显降低,骨髓穿刺提示骨髓增生减低。核素骨髓显像提示全身骨髓抑制,股骨及胫骨干中段骨髓扩张,则该患者可能为

  A. 恶性淋巴瘤   B. 慢性再生障碍性贫血

  C. 白血病   D. 多发性骨髓瘤

  E. 骨髓栓塞

13. 女性,35 岁,无特殊不适,体检超声提示脾脏内类圆形不均质高回声团块,边界欠清,查血肿瘤标志物未见异常增高,脾脏显像可见脾内局限性显像剂分布缺损区,脾血池显像相应部位呈异常放射性浓聚区,提示该患者可能为

  A. 脾血管瘤   B. 脾转移瘤   C. 脾内血肿

  D. 脾破裂   E. 脾梗死

【A3/A4 型题】

(14～16 题共用题干)

患者男性,58 岁,既往肺结核药物治疗后,因左肺上叶包块行左肺上叶切除术,术后病理证实为低分化腺癌。术后自觉胸闷,胸部 X 线显示左侧胸腔大量积液,行左侧胸腔引流,每日引流约 500ml,为牛奶状半透明液体,生化分析显示含有较高水平的甘油三酯。

14. 患者最可能的诊断是

  A. 癌性胸腔积液   B. 术后出血   C. 乳糜胸

  D. 术后感染   E. 结核性胸膜炎

15. 针对上述问题患者应采取哪种方式治疗

  A. 手术治疗   B. 内科保守治疗

  C. 局部放疗   D. 抗结核治疗

  E. 抗炎抗感染治疗

16. 该患者可采用哪种检查进一步明确胸腔积液的原因

  A. 胸部 CT   B. 淋巴显像

  C. 胸部 MRI   D. 淋巴造影

  E. 胸腔积液细胞学检查

(17～19 题共用题干)

患者男性,19 岁,口腔溃疡 2 月余,头晕、乏力 1 月入院。贫血貌,全身散在出血点,血常规提示三系降低。骨髓象:骨髓增生低下,粒细胞低下,红细胞低下,淋巴细胞比值增高。骨髓穿刺活

检：造血组织6%，骨髓组织增生低下，脂肪组织明显增多，粒细胞增生低下，红细胞缺如。

17. 该患者最可能的诊断为
    A. 白血病
    B. 多发性骨髓瘤
    C. 再生障碍性贫血
    D. 真性红细胞增多症
    E. 骨髓栓塞

18. 该患者行骨髓显像，下列哪项表现**不可能**出现
    A. 大致正常
    B. 全身骨髓不显影，仅见肝脾显影
    C. 中央骨髓抑制，股骨及胫骨干中段可见灶状显影剂增高
    D. 全身骨髓活性低于正常，中央骨髓分布稀疏，显影不良
    E. 中央及外周骨髓显影增强，影像非常清晰

19. 下列哪种骨髓显像类型提示患者预后较差
    A. 荒芜型
    B. 抑制型
    C. 灶型
    D. 正常型
    E. 活跃型

【B1型题】

（20～22题共用备选答案）
    A. ^{99m}Tc-硫胶体
    B. ^{52}Fe
    C. 抗粒细胞单克隆抗体
    D. ^{99m}Tc-热变性红细胞
    E. ^{99m}Tc-植酸盐

20. 既可用于骨髓显像也可用于脾显像的显像剂是
21. 只显示脾脏，可免除肝脏显影干扰的显像剂是
22. 直接反映骨髓内的造血功能和分布情况的显像剂是

（23～24题共用备选答案）
    A. 荒芜型
    B. 抑制型
    C. 灶型
    D. 正常型
    E. 活跃型

23. 重度再生障碍性贫血骨髓显像表现多见
24. 慢性再生障碍性贫血及青年再生障碍性贫血骨髓显像常见

五、简答题

1. 根据放射性药物作用的靶细胞，骨髓显像的显像剂可分为哪几类？并举例说明。
2. 骨髓显像的异常表现有哪些类型？
3. 简述骨髓显像的临床应用。
4. 举例说明淋巴显像的临床应用。
5. 简述脾显像的正常影像学表现。

六、病例分析

患者青年男性，23岁，发现贫血、鼻出血、发热和乏力等症状1月余。在收入血液科后，进行常规实验室化验，发现RBC $1.0×10^{12}$/L，WBC $1.5×10^9$/L，PLT $20×10^9$/L，骨髓象显示造血组织均匀性减少。

（1）为了更全面地了解该患者的全身骨髓功能状况，可进行哪种核医学方面的检查？
（2）试描述其可能的影像学表现。

【参考答案】

一、名词解释

1. 骨髓显像：可在活体条件下显示红骨髓的分布及活性情况，具有无创、全身评价人体造血功能及其变化的特点，弥补局部活检和骨髓穿刺的不足。

2. 脾显像：可显示脾脏生理功能，用于脾血管瘤、脾破裂的诊断及脾脏移植的监测等。

3. ^{99m}Tc 标记的热变红细胞：^{99m}Tc 标记的热变红细胞为一种脾脏显像剂，制作方法复杂。但可以只显示脾脏，免除了肝脏显影的干扰。

4. 功能性无脾：功能性无脾指在 CT、MRI、B 超等影像学中脾脏存在，而核素显像表现为脾影消失，该现象多见于脾脏血流供应障碍或单核巨噬细胞系统功能严重受损。

5. 淋巴显像：对淋巴系统疾病的诊断具有方法简便、图像清晰、灵敏度高、特异性强等优点，主要用于淋巴结转移癌探测，淋巴瘤的辅助诊断，淋巴水肿鉴别诊断等。

二、中英文互译

1. 骨髓显像：bone marrow imaging

2. 脾显像：spleen imaging

3. 淋巴显像：lymphoscintigraphy

4. aplastic anemia：再生障碍性贫血

5. leukemia：白血病

6. multiple myeloma：多发性骨髓瘤

三、填空题

1. 颅骨　中轴骨　双侧肱骨和股骨近心端 1/3 处
2. 放射性胶体　红细胞生成骨髓显像剂　粒细胞生成骨髓显像剂
3. 荒芜型　抑制型　灶型　正常型

四、选择题

【A1 型题】

1. B　2. C　3. A　4. E　5. D　6. D　7. C　8. D　9. C　10. D
11. D

【A2 型题】

12. B　13. A

【A3/A4 型题】

14. C　15. A　16. B　17. C　18. E　19. A

【B1 型题】

20. A　21. D　22. B　23. A　24. C

五、简答题

1. 根据放射性药物作用的靶细胞，骨髓显像的显像剂可分为哪几类？并举例说明。

答：根据放射性药物的作用靶细胞，骨髓显像的显像剂可分为以下三类：①放射性胶体：常用的有 ^{99m}Tc- 硫胶体和 ^{99m}Tc- 植酸钠，尤以 ^{99m}Tc- 硫胶体最为常用。②红细胞生成骨髓显像剂：使用可与转铁蛋白相结合并参与红细胞生成代谢的放射性药物（如 ^{52}Fe、^{59}Fe 等），使其通过在红细胞生成细胞中的大量聚集而沉积于红骨髓中，以此来直接反映骨髓内的造血功能和分布情况。③粒细胞生成骨髓显像剂：利用核素标记的粒细胞抗体与粒细胞结合显示造血活性骨髓。包括粒细胞单克隆抗体和 ^{99m}Tc-HMPAO- 白细胞显像。

2．骨髓显像的异常表现有哪些类型？

答：骨髓增生抑制型、骨髓增生活跃型、外周骨髓扩张型、局部骨髓异常型、髓外造血型。

3．简述骨髓显像的临床应用。

答：骨髓显像的临床应用有：①再生障碍性贫血：骨髓显像呈多样性改变，通常有荒芜型、抑制型、灶型及正常型。②白血病：骨髓显像呈多样性改变。主要特点为中央骨髓活性严重抑制，外周骨髓明显扩张。③骨髓栓塞：常见于镰状细胞性贫血和镰状细胞性血红蛋白病，骨髓显像示病灶部位的放射性缺损，其周边骨髓显像剂分布正常或增浓的典型征象。栓塞部位多位于双下肢，其次为双上肢。④多发性骨髓瘤：骨髓显像可见中央骨髓内有单个或多个显像剂局灶性分布缺损区，常伴有外周骨髓扩张。其诊断的敏感性略高于骨显像。⑤骨髓穿刺和活检定位：骨髓显像能显示全身骨髓的分布状况和不同部位的骨骼活性，有助于选择最佳的穿刺和活检部位。⑥恶性肿瘤的骨髓转移：恶性肿瘤骨转移时肿瘤细胞首先侵袭骨髓，在骨髓腔内种植。所以骨髓显像可比普通骨显像更早发现肿瘤骨转移。⑦真性红细胞增多症、各种贫血等的鉴别诊断。

4．举例说明淋巴显像的临床应用。

答：淋巴显像的临床应用有：①恶性肿瘤淋巴结转移的诊断；②淋巴瘤的辅助诊断；③淋巴水肿的诊断；④为放疗布野提供准确定位；⑤乳糜外溢的定位。

5．简述脾显像的正常影像学表现。

答：正常脾前位影像较小，一般观察后位，多呈卵圆形或豆点形，也有三角形、分叶形或半球形。前位脾影下缘不超过肋弓。后位脾脏纵径为(10 ± 1.5)cm，横径为(6.5 ± 1.5)cm，平均面积为(52.8 ± 14.6)cm^2。

六、病例分析

答：(1) 可行骨髓核素显像。结合病史，患者发病急，贫血、出血、发热等症状严重，首先考虑该患者可能为再生障碍性贫血。

(2) 影像学表现可有以下几种情况：①患者的中央骨髓和外周骨髓均不显影或明显显影不良，提示全身骨髓量普遍减低或功能严重受抑制；②中央骨髓显影不良，而肱骨和股骨骨髓显影并向远心端扩张，称为外周骨髓扩张型，提示中央骨髓受抑制，外周骨髓功能代偿性增生；③中央骨髓显影不良，而外周骨髓、肝、脾等其他部位出现显像剂局灶性分布增高，提示有髓外造血，为一种造血功能的代偿性现象。

（武志芳）

第十八章

炎 症 显 像

【学习目标】

1. 掌握 ^{18}F-FDG 炎症显像在一些常见炎性疾病的表现及临床应用。
2. 熟悉 各种炎症显像技术的原理。
3. 了解 常用炎症显像的方法。

【内容提要】

一、^{18}F-FDG 炎症显像

1. 原理 ^{18}F-FDG 炎症显像的原理是 FDG 是葡萄糖的类似物,活化的白细胞(如粒细胞、单核巨噬细胞、淋巴细胞等)均具有葡萄糖代谢水平升高的特征。在各种炎性病灶中,活化的白细胞即为炎症细胞主要成分,故炎性病变在 ^{18}F-FDG PET/CT 图像上呈现为放射性分布浓聚表现。

2. 临床应用 ^{18}F-FDG 炎症显像的主要临床应用包括:不明原因发热和深部感染灶的探测、结核病、骨髓炎、人工关节感染、血管感染、非感染性血管炎性疾病、炎性肠病、结节病、IgG4 相关性疾病、其他炎性或感染性病变。

二、其他炎性显像

包括 ^{67}Ga 显像、放射性核素标记白细胞显像等。

本章学习的要点在于:① ^{18}F-FDG 炎症显像的表现及临床应用,从掌握 ^{18}F-FDG 体内代谢过程入手理解其炎症显像的原理,进而融会贯通其临床应用;②影像分析则主要掌握正常影像,正常浓聚区外出现异常的放射性浓聚点即病变所在;③临床上凡是出现不明原因发热或怀疑感染而需要寻找感染病灶者,都可进行炎症显像。

【习题】

一、名词解释

1. 放射性核素炎症显像
2. 不明原因发热
3. 炎性肠病

4. IgG4 相关性疾病

5. 自身免疫性胰腺炎

二、中英文互译

1. 结核性肉芽肿

2. 克罗恩病

3. 溃疡性结肠炎

4. 结节病

5. fluorodeoxyglucose，FDG

6. autoimmune pancreatitis，AIP

7. inflammation

8. tuberculosis

9. osteomyelitis

10. transferrin

三、填空题

1. FDG 与_____结构类似，可在细胞膜_____的作用下摄入细胞内。

2. 炎症病灶中炎症细胞的主要成分为_____，在 ^{18}F-FDG PET/CT 图像上呈现_____。

3. 发热待查（FUO）的三大主要原因为_____、_____和_____。

4. IgG4-RD 最常累及_____，又称为_____，是一种特殊类型的_____。

5. ^{67}Ga 生物特性与_____相似，经静脉注射后 ^{67}Ga 即与_____结合被运输到炎症部位。

6. ^{67}Ga 炎症显像主要临床应用包括_____、_____和_____。

7. 放射性核素标记的白细胞进入体内循环后，在_____机制作用下迁移至炎症病灶。

8. 放射性核素标记白细胞显像的显像剂有_____和_____。

四、选择题

【A1 型题】

1. 对于 ^{18}F-FDG 炎症显像，叙述**不正确**的是

   A. ^{18}F-FDG PET 具有快速、简便、图像分辨率高的优势

   B. 应用 PET/CT 扫描，可以获得丰富的诊断信息

   C. ^{18}F-FDG PET/CT 可作为 FUO 病因筛查的常规检查

   D. ^{18}F-FDG PET/CT 具有很高的阴性预测值，对于 FUO 患者阴性显像结果往往提示局灶性感染病灶的可能性较小

   E. ^{18}F-FDG PET/CT 检查价格低廉

2. ^{18}F-FDG 炎症显像诊断结核病，叙述**不正确**的是

   A. 结核灶中炎性细胞葡萄糖代谢高而导致对 FDG 高摄取

   B. ^{18}F-FDG PET/CT 对于肺外结核灶的探测具有优势

   C. 肺结核在 ^{18}F-FDG PET/CT 图像上呈多样性

   D. 肺部球形结核灶呈均匀高放射性摄取，易与肿瘤鉴别

E. 显像阳性的结核病灶往往是活动期病灶

3. 对于急性骨髓炎，临床常用下列检查方法以确诊，**除外**

    A. 临床体检   B. 实验室检查

    C. 三时相骨显像   D. MR

    E. ^{18}F-FDG PET/CT

4. 对于 ^{18}F-FDG 炎症显像叙述**不正确**的是

    A. 移植血管感染表现为移植部位的 FDG 高摄取

    B. 对于移植血管感染 ^{18}F-FDG PET/CT 具有更高的灵敏性和特异性

    C. ^{18}F-FDG PET/CT 对于移植血管感染具有更高的灵敏性，但特异性差

    D. ^{18}F-FDG PET/CT 亦可诊断其他的血管内感染

    E. 急性或慢性血栓形成不会出现 FDG 摄取增加

5. 关于炎性肠病（IBD）叙述**错误**的是

    A. 包括克罗恩病和溃疡性结肠炎

    B. 为病因不明的慢性肠道炎症性疾病

    C. FDG 高摄取而呈现条状放射性浓聚较为具有特征性

    D. 肠道出现 FDG 高摄取即为 IBD

    E. ^{18}F-FDG PET 可成为随访评价 IBD 活动性的检查方法

6. ^{18}F-FDG 显像**不适用**于下列哪种疾病

    A. 肠癌术前寻找转移灶   B. 脑胶质瘤术后复发与瘢痕鉴别

    C. 不明原因发热   D. 脑外伤诊断

    E. 人工关节感染

7. ^{18}F-FDG PET/CT 显像时**不属于**易于出现生理性摄取的组织或器官是

    A. 心肌   B. 喉咽部   C. 肺

    D. 胃肠道   E. 尿路系统

8. ^{18}F-FDG PET/CT 显像时，陈述**不正确**的是

    A. 恶性病灶糖代谢常高于良性病灶

    B. 良性病灶均不摄取 ^{18}F-FDG

    C. 炎性病灶 ^{18}F-FDG 摄取影像相对弥散，而恶性病灶摄取则较为集中

    D. 恶性病灶的 SUV 常常高于良性病灶

    E. 结核活动病灶可呈 ^{18}F-FDG 阳性

9. 下列肝脏疾病中，**不摄取** ^{67}Ga 的病灶是

    A. 肝胆管细胞癌   B. 肝脓肿

    C. 转移性肝癌   D. 肝腺瘤

    E. 肝囊肿

10. ^{67}Ga- 枸橼酸镓显像**不可**用于下列哪些疾病的诊断

    A. 发热待查患者疑有慢性隐匿性感染灶

    B. 外伤或手术后持续发热患者，了解有无深部感染灶的存在

    C. 骨髓炎的诊断与鉴别诊断

    D. 梗死心肌是否存活的诊断

    E. 恶性淋巴瘤的疗效监测

11. 体内白细胞向炎症病灶迁移聚集的最主要原因是

    A. 血管内皮破坏 　　　　　　　　　　B. 毛细血管基底膜破坏

    C. 血管壁通透性增高 　　　　　　　　D. 血管内流体静力压增高

    E. 白细胞趋化作用

12. ^{99m}Tc 不能直接标记白细胞，^{99m}Tc 标记粒细胞时，需要一种脂溶性化合物的名称是

    A. DTPAB 　　　　　　　B. Oxine 　　　　　　　C. TMP

    D. HMPAO 　　　　　　　E. NIDA

【A2 型题】

13. 患者男性，48 岁，间歇性右下腹痛 3 周，伴发热 1 周余。拟行 ^{18}F-FDG 炎症显像，有关该显像检查前准备**不正确**的是

    A. 注射显像剂前禁食 4~6 小时以上 　　B. 控制空腹血糖 <11.1mmol/L

    C. 提前取下随身携带的金属物品 　　　D. 注射显像剂前安静休息

    E. 检查前憋尿

14. 男性，37 岁，腰痛伴发热 10 天。血常规 WBC $14.6×10^9$/L，N 82.7%，L 15.4%。CT 示 L_4 片样稍高密度影，考虑 L_4 椎体骨髓炎可能。为进一步评估病变性质，拟行核素标记白细胞炎症显像及胶体骨髓显像，病灶典型征象是

    A. 胶体骨髓显像及核素标记白细胞显像放射性分布均浓聚

    B. 胶体骨髓显像放射性缺损，核素标记白细胞显像放射性浓集

    C. 胶体骨髓显像放射性浓聚，核素标记白细胞显像放射性缺损

    D. 胶体骨髓显像及核素标记白细胞显像放射性分布均缺损

    E. 胶体骨髓显像正常，核素标记白细胞显像放射性浓聚

15. 患者男性，67 岁。发热伴右上腹钝痛 2 天，恶心，食欲下降、乏力。既往有糖尿病史。查体：T 39.4℃，右下胸及肝区叩击痛，右上腹肌紧张及触痛。胸腹部 X 线检查示：肝影增大伴局限性隆起，右膈肌上抬。^{18}F-FDG PET 显像示肝右叶放射性分布局灶性异常浓聚，首先考虑的是

    A. 肝细胞癌 　　　　　　　　　　　　B. 细菌性肝脓肿

    C. 阿米巴肝脓肿 　　　　　　　　　　D. 急性肝炎

    E. 胆道感染

16. 患者男性，35 岁，反复发作黏液脓血便伴左下腹痛 3 年余。多次大便细菌培养阴性，抗生素治疗无效，否认结核病史，否认疫水接触史。X 线钡灌肠示乙状结肠及直肠黏膜粗乱，结肠袋消失，肠壁变硬，肠管缩短、变细。临床考虑溃疡性结肠炎，为进一步明确诊断，拟行炎症显像，描述**错误**的是

    A. 可评估炎性病变范围

    B. 炎症显像可用来评价疗效

    C. 核素标记白细胞显像可鉴别溃疡性结肠炎与克罗恩病

    D. ^{18}F-FDG 显像可区别病变摄取与生理性肠道摄取

    E. ^{18}F-FDG 显像表现为病变肠道条状放射性浓聚

17. 患者女性，45 岁，右膝关节置换术后 1 年余，2 周前无明显诱因感右胫骨近端隐痛，休息后无明显缓解。临床怀疑为人工假体感染，炎症显像的特征影像是

    A. 右胫骨近端放射性弥漫性异常浓聚

    B. 右胫骨近端放射性异常稀疏

    C. 沿假体与骨骼接触面放射性异常浓聚

    D. 沿假体与骨骼接触面放射性呈花斑状或节段样改变

    E. 右胫骨近端软组织中放射性异常浓聚

18. 患者男，40 岁，周期性发热伴全身乏力半年余，否认结核病史。查体：消瘦，双侧颈部锁骨上及双侧腹股沟区触及多发肿大淋巴结，无压痛，心肺检查（−），彩超示腹膜后多发肿大淋巴结。临床拟行 ^{18}F-FDG PET 显像，描述正确的是

    A. ^{18}F-FDG PET/CT 能够较准确地鉴别淋巴结结核与淋巴瘤

    B. 检查当天早上患者正常进食

    C. ^{18}F-FDG 属于非特异显像剂，淋巴结结核与淋巴瘤都可以表现为显像剂浓聚

    D. ^{18}F-FDG 属于特异显像剂

    E. 若该患者的多处淋巴结显像剂异常浓聚，则提示结节病

【B1 型题】

（19～22 题共用备选答案）

    A. ^{67}Ga   B. ^{99m}Tc-HMPAO-WBC

    C. ^{99m}Tc-IgG   D. ^{99m}Tc-MDP

    E. ^{18}F-FDG

19. 特异性相对最佳的炎症显像剂是

20. 主要与体内转铁蛋白及乳铁蛋白等结合的炎症显像剂是

21. 采集时选用中能准直器的显像剂是

22. 炎症病灶摄取显像剂的量受血糖水平的影响较大的炎症显像剂是

（23～25 题共用备选答案）

    A. 细胞膜 Na$^+$-K$^+$-ATP 酶

    B. 显像剂与血浆中转铁蛋白结合

    C. 线粒体膜两侧电位差

    D. 白细胞在趋化因子作用下，游走到炎症局部

    E. 细胞膜葡萄糖转运蛋白

23. ^{18}F-FDG PET 显像时，炎症组织摄取显像剂相关因素有

24. ^{67}Ga 显像时，炎症病灶浓聚相关因素是

25. ^{99m}Tc-HMPAO-WBC 炎症显像的原理可能是

五、简答题

1. 简述 ^{18}F-FDG 炎症显像的基本原理。

2. 简述 ^{18}F-FDG 显像对哪些炎性疾病有辅助诊断价值。

3. 简述炎症组织摄取 ^{67}Ga 的基本原理。

4. 简述 ^{67}Ga 显像对哪些炎症有诊断价值。

5. 简述放射性核素标记白细胞显像的原理。

6. 简述放射性核素标记白细胞显像的临床应用。

六、病例分析

1. 患者男性，22 岁。右髋部疼痛，伴发热 6 天。一个月前有上呼吸道感染病史。否认外伤史。体格检查：T 38℃，右下肢活动受限，表面无窦道。辅助检查：白细胞 8.92×10^9/L，其中中性粒细

胞 70%，淋巴细胞 20%；入院后右侧股骨 X 线检查未发现异常；三时相骨显像示右下肢动脉相血流灌注增加，右侧股骨上段放射性摄取逐渐增加。

首先考虑的诊断是什么？为进一步明确诊断和鉴别诊断，可行哪项核素显像？显像表现及鉴别要点是什么？

2. 患者男性，45 岁。反复腹泻、左下腹痛伴脓血便 3 年余。多次大便细菌培养阴性，反复抗生素治疗无效，否认结核病史及急性细菌性痢疾病史。发病以来食欲下降，体重减轻 2.5kg。

体格检查：T 37.5℃，面色苍白，心肺（−），腹平软，左下腹轻压痛，无反跳痛，未及包块。

辅助检查：Hb 76g/L，WBC 12.5×10⁹/L，其中 N 75.8%，ESR 56mm/h，CRP 36mg/L，PPD 试验 1∶10 000（−）。大便常规：RBC（+），WBC（−），多次大便细菌培养均阴性。血 CEA、CA-199 及 CA-125 均在正常水平。X 线钡灌肠示乙状结肠及直肠黏膜粗乱及颗粒样改变，多发性浅溃疡，结肠袋消失，肠壁变硬，肠管缩短、变细。

（1）该患者首先考虑的诊断是什么？依据是什么？

（2）为协助诊断，可采用哪种核医学检查方法？主要特征性表现是什么？其应用价值有哪些？

【参考答案】

一、名词解释

1. 放射性核素炎症显像：是基于炎症的病理过程利用各种显像剂聚集于炎症病灶成像，具有早期发现病变和全身成像的优点，是探测感染或炎症病灶的有力手段。

2. 不明原因发热：指持续 2～3 周以上而原因不明的发热，感染、肿瘤和自身免疫性疾病是其常见三大主要病因。

3. 炎性肠病：包括克罗恩病和溃疡性结肠炎，为病因不明的慢性肠道炎症性疾病，症状常为反复的腹痛、腹泻、黏液血便。

4. IgG4 相关性疾病：是一种与 IgG4 相关、累及多器官或组织、慢性进行性自身免疫性疾病，又称为 IgG4 阳性多器官淋巴细胞增生综合征。

5. 自身免疫性胰腺炎：是一种特殊类型的慢性胰腺炎，以血清 IgG4 升高、胰腺肿大、主胰管不规则狭窄、淋巴浆细胞炎性浸润及纤维化为特征。

二、中英文互译

1. 结核性肉芽肿：tuberculous granuloma

2. 克罗恩病：Crohn's disease，CD

3. 溃疡性结肠炎：ulcerative colitis

4. 结节病：sarcoidosis

5. fluorodeoxyglucose，FDG：氟代脱氧葡萄糖

6. autoimmune pancreatitis，AIP：自身免疫性胰腺炎

7. inflammation：炎症

8. tuberculosis：结核病

9. osteomyelitis：骨髓炎

10. transferrin：转铁蛋白

三、填空题

1. 葡萄糖　葡萄糖转运蛋白

2. 活化的白细胞　放射性浓聚

3. 感染　肿瘤　自身免疫性疾病

4. 胰腺　自身免疫性胰腺炎　慢性胰腺炎

5. 铁　转铁蛋白

6. 发热待查　肺部感染与炎性病变　骨髓炎　腹部与盆腔感染

7. 化学趋向

8. ^{111}In-oxine-WBC　^{99m}Tc-HMPAO-WBC

四、选择题

【A1 型题】

1. E　　2. D　　3. E　　4. C　　5. D　　6. D　　7. C　　8. B　　9. E　　10. D

11. E　　12. D

【A2 型题】

13. E　　14. B　　15. B　　16. D　　17. C　　18. C

【B1 型题】

19. B　　20. A　　21. A　　22. E　　23. E　　24. B　　25. D

五、简答题

1. 简述 ^{18}F-FDG 炎症显像的基本原理。

答：氟代脱氧葡萄糖（FDG）与葡萄糖结构类似，可在细胞膜葡萄糖转运蛋白的作用下进入细胞内。进入细胞内的 FDG 经磷酸化后不能继续进行类似葡萄糖的分解代谢过程而滞留在细胞内，故葡萄糖代谢率高的组织细胞对于 FDG 呈高摄取，利用 ^{18}F-FDG PET/CT 可以对具有高葡萄糖代谢的病灶进行探测。由于炎性病灶中活化的白细胞（如粒细胞、单核巨噬细胞、淋巴细胞等）具有葡萄糖代谢水平升高的特性，故炎性病灶在 ^{18}F-FDG PET 图像上呈放射性浓聚表现。

2. 简述 ^{18}F-FDG 显像对哪些炎性疾病有辅助诊断价值。

答：^{18}F-FDG 显像主要对下列炎性疾病有诊断价值：①不明原因发热和深部感染灶探测；②结核病；③骨髓炎；④人工关节感染；⑤血管感染；⑥非感染性血管炎性疾病；⑦炎性肠炎；⑧结节病；⑨IgG4 相关性疾病等。

3. 简述炎症组织摄取 ^{67}Ga 的基本原理。

答：^{67}Ga 生物特性与铁相似，经静脉注射后 ^{67}Ga 即与转铁蛋白（transferrin）结合被运送到炎症部位，其后在炎症病灶的聚集定位则与多种因素有关，如病灶的血流灌注即为首要因素。局部血流灌注增加和毛细血管通透性增加使 ^{67}Ga- 转铁蛋白复合物进入炎症组织。其他被认为有关的因素还有：炎症部位细菌摄取 ^{67}Ga；中性粒细胞在炎症部位释出大量乳铁蛋白（lactoferrin），^{67}Ga 与乳铁蛋白结合而滞留于炎症灶。

4. 简述 ^{67}Ga 显像对哪些炎症有诊断价值。

答：^{67}Ga 显像主要对下列炎症有诊断价值：①发热待查；②肺部感染和炎性病变；③骨髓炎；④腹部感染与盆腔感染。

5. 简述放射性核素标记白细胞显像的原理。

答：当机体存在炎症病灶时，核素标记的白细胞进入体内循环后即向炎症病灶迁移聚集。如同体内白细胞趋化机制，首先，标记白细胞由于炎症局部黏附分子表达增高的机制而黏附于血管内皮；随后，通过细胞渗出过程透过内皮细胞和基底膜，在化学趋向机制作用下迁移至炎症病灶。通过体外探测放射性分布即可显示炎症病灶的部位。因此，核素标记白细胞是特异性的炎症示踪剂，但其显像仅反映局部病灶白细胞浸润聚集病理学变化，而不一定表示病灶为感染性。

6. 简述放射性核素标记白细胞显像的临床应用。

答：放射性核素标记白细胞显像主要有以下临床应用：①探测炎性病灶；②骨髓炎；③腹部感染；④炎症性肠道病变；⑤其他：如肾脏感染、动脉修补移植物的感染诊断等。

六、病例分析

1. 答：首先考虑骨髓炎；可进一步行炎症显像（^{67}Ga 或核素标记白细胞显像）；炎症显像表现为骨髓炎炎症部位显像剂摄取增加。^{67}Ga 炎症显像与常规的骨显像结果结合分析有助于提高诊断特异性。病变处 ^{67}Ga 摄取高于骨显像上的放射性摄取或分布形态不一致则提示骨髓炎，^{67}Ga 无摄取或与骨显像上放射性摄取一致则不支持骨髓炎。核素标记白细胞显像特异性强，如为阳性结果则支持诊断确立。

2. 答：（1）首先考虑溃疡性结肠炎。依据：该患者肠道病变位于乙状结肠及直肠，为非肠结核及克罗恩病好发部位，既往无肺结核病史，无急性细菌性痢疾病史，多次大便细菌培养阴性，反复抗生素治疗无效，查体肺部未见异常，PPD 阴性，血 CEACA-199 及 CA-125 正常水平，不支持结肠癌、肠结核、克罗恩病、慢性细菌性痢疾诊断，大便性状不支持肠道阿米巴肉芽肿。结合该患者病史、症状、体征及相关实验室检查，应考虑为溃疡性结肠炎。

（2）可采用炎症显像协助诊断，特征性表现为病变肠段见条状放射性浓聚。炎症显像对炎性肠病的诊断价值在于可直观显示病变部位及范围、了解疾病复发与否、评价疗效等。

（潘卫民）

第十九章
放射性核素治疗概论

【学习目标】

1. 掌握 放射性核素治疗的原理和特点。
2. 熟悉 放射性核素治疗类型，评价治疗用放射性核素的主要指标，常用的治疗用放射性核素及其特点。
3. 了解 放射性核素治疗存在的问题及可能解决的办法。

【内容提要】

一、放射性核素治疗原理

1. 放射性核素靶向治疗原理 放射性核素治疗是利用荷载放射性核素的放射性药物能高度集中在病变组织中的特性（高度靶向性），以放射性核素衰变过程中发出的射线近距离照射病变组织，使之产生电离辐射生物效应从而治疗疾病，可以实现无创、达到较好的治疗效果，提高患者生活质量。主要包括放射性核素靶向治疗（如放射免疫治疗、受体介导的放射性核素靶向治疗）及放射性核素介入治疗（如放射性核素腔内治疗）等。

放射性核素近距离治疗：包括放射性粒子植入治疗肿瘤、放射性支架植入防止血管再狭窄治疗等，主要通过对病变部位低剂量持续照射发挥治疗作用。

其治疗原理主要有以下几个方面：①放射性核素衰减时发出射线直接作用于核酸、蛋白质等生物大分子，导致其化学键断裂；②射线使水分子电离激发，形成自由基，依靠自由基的细胞毒性发挥治疗作用；③其他：辐射作用引起病灶局部的神经体液失调、生物膜和血管壁通透性改变、形成某些具有细胞毒性物质等。

2. 放射性核素内照射治疗的特点 靶向性、持续性低剂量率照射、高吸收剂量。

二、常用的治疗用放射性核素

1. 选择或评价治疗用放射性核素的主要指标 包括传能线密度（LET）、相对生物效应（RBE）、半衰期（T）、作用容积、肿瘤大小、肿瘤分期等。

2. 常用的治疗用放射性核素 分为3类：①发射β射线的核素，穿透力弱，局部电离作用中等，代表 ^{131}I、^{89}Sr、^{90}Y；②α粒子发射体，局部电离作用强，穿透力最弱，代表 ^{223}Ra、^{211}At；③第三类核素通过电子俘获或内转换发射俄歇电子或内转换电子，代表 ^{125}I。

198

3. 治疗剂量估算与辐射评估

三、放射性核素治疗存在的问题及可能的解决方法

靶组织/非靶组织的比值低、射线对正常组织的毒副作用、乏氧细胞对射线敏感性低等。解决办法：低 LET、改进载体的生物学性能，改进标记方法，选择发射短射程、高 LET 射线的核素，使用药物（放射增敏剂）提高肿瘤细胞对射线的敏感性等。

【习题】

一、名词解释
1. 传能线密度
2. 作用容积

二、中英文互译
1. 传能线密度
2. 放射性核素治疗
3. 作用容积
4. brachytherapy
5. radioimmunotherapy
6. radioactive seed

三、填空题
1. 放射免疫治疗、受体介导放射性核素靶向治疗、放射反义治疗和基因转染介导核素靶向治疗等均属于_____。

2. 放射性核素治疗是以核素衰变过程中发出的射线治疗疾病，主要包括_____、_____。

3. 放射性粒子植入治疗肿瘤、放射性支架植入防止血管再狭窄等都属于_____。

4. 放射性核素靶向内照射治疗的特点包括_____、_____、_____。

5. 选择或评价治疗用放射性核素的主要指标有_____、_____、_____、_____。

6. 治疗常用的放射性核素包括_____、_____、_____。

7. 放射性核素的 LET 取决于 2 个因素，即_____和_____。

四、选择题
【A1 型题】
1. 以下**不属于**放射性核素靶向内照射治疗方法的是
　　A. 放射免疫治疗　　　　　　　　B. 受体介导的放射性核素治疗
　　C. 放射反义基因治疗　　　　　　D. 放射性粒子植入治疗
　　E. 基因转染介导的核素靶向治疗
2. 放射性核素内照射治疗的特点**不包括**
　　A. 靶向性　　　　　　　　　　　B. 持续性高剂量率照射
　　C. 高吸收剂量　　　　　　　　　D. 持续性低剂量率照射
　　E. 对正常组织的辐射损伤小

3. 选择或评价治疗用放射性核素的主要指标**不包括**

  A. LET
  B. RBE
  C. 作用容积

  D. 核素的原子量
  E. $T_{1/2}$

4. 以下说法**不正确**的是

  A. LET 的高低取决于粒子所载能量的高低和粒子在组织内射程的长短

  B. 高 LET 的射线电离能力强，能有效杀伤病变细胞

  C. 低 LET 的射线电离能力弱，杀伤病变细胞的作用较弱

  D. α粒子和俄歇电子都是高 LET 射线

  E. β粒子是中等 LET 射线

5. 目前临床上主要使用发射什么射线的核素用于治疗

  A. α射线
  B. β射线
  C. γ射线

  D. X射线
  E. 俄歇电子

6. 以下关于肿瘤分期中选择治疗核素说法**不正确**的是

  A. 转移中的瘤细胞都是 G_0 期细胞，对化疗和放疗均不敏感，必须选择发射高 LET、短射程的 α射线或俄歇电子的核素

  B. 血管生成前病灶，肿瘤细胞转移到一定部位并不断生长，病灶直径可达 1～2mm，其分泌的生长因子还不足以刺激毛细血管的生成。选择发射 α射线或俄歇电子的核素，能达到控制和治疗的目的

  C. 亚临床病灶，直径 3～5mm，无症状，选择发射 α 或 β射线的核素

  D. 临床有明显症状的病灶，能用各种诊断方法观察到，实体瘤的中央可能有部分坏死，存在乏氧细胞，宜用发射高 LET 的核素，以达到根治治疗的目的

  E. 临床有明显症状的病灶，能用各种诊断方法观察到，实体瘤的中央可能有部分坏死，存在乏氧细胞，宜用手术或外放疗治疗，如内照射治疗应选择发射 β射线的核素，以达到姑息治疗目的

7. 以下**不属于**发射 β射线核素的是

  A. ^{211}At
  B. ^{131}I
  C. ^{32}P

  D. ^{89}Sr
  E. ^{90}Y

8. 以下核素**不属于** α粒子发射体的是

  A. ^{211}At
  B. ^{212}Bi
  C. ^{32}P

  D. ^{223}Ra
  E. ^{225}Ac

9. 以下**不适合**用于治疗的核素是

  A. ^{131}I
  B. ^{99m}Tc
  C. ^{32}P

  D. ^{211}At
  E. ^{89}Sr

10. 以下既可用于治疗也可用于诊断的核素是

  A. ^{131}I
  B. ^{99m}Tc
  C. ^{32}P

  D. ^{211}At
  E. ^{90}Y

【B1 型题】

（11～13 题共用备选答案）

  A. ^{123}I-MIBG
  B. ^{177}Lu-PSMA
  C. $^{223}RaCl_2$

  D. ^{131}I
  E. ^{90}Y-DOTA-TATE

11. 发射 α 射线放射性药物的是

12. 属于受体介导的放射性核素靶向治疗药物的是

13. 属于放射免疫治疗的药物是

五、简答题

1. 简述放射性核素靶向治疗的原理。

2. 简述放射性核素近距离治疗的原理。

3. 简述放射性核素治疗的机制。

4. 放射性核素内照射治疗有何特点？

5. 选择或评价治疗用放射性核素的常用指标有哪些？

6. 常用的治疗用放射性核素有哪几类？

7. 简述放射性核素治疗存在的问题及可能的解决方法。

【参考答案】

一、名词解释

1. 传能线密度：是选择和评价治疗用放射性核素的最常用和最主要的指标，指直接电离粒子在其单位长度径迹上消耗的平均能量，常用单位为 keV/μm。

2. 作用容积：是指以射线粒子最大射程为半径的球形空间，以之为指标对射线的治疗作用进行评价，或进行几种射线间的比较，能更准确描述射线杀伤病变细胞的概率。

二、中英文互译

1. 传能线密度：linear energy transfer，LET

2. 放射性核素治疗：radionuclide therapy

3. 作用容积：volume of interaction

4. brachytherapy：放射性核素介入治疗

5. radioimmunotherapy：放射免疫治疗

6. radioactive seed：放射性粒子

三、填空题

1. 放射性核素靶向内照射治疗

2. 放射性核素靶向治疗　放射性核素介入治疗

3. 放射性核素近距离治疗

4. 靶向性　持续性低剂量率照射　高吸收剂量

5. 传能线密度（LET）　相对生物效应（RBE）　作用容积　半衰期

6. 发射 β 射线的核素　α 粒子发射体　发射俄歇电子或内转换电子

7. 粒子所载能量的高低　粒子在组织内射程的长短

四、选择题

【A1 型题】

1. D　2. B　3. D　4. E　5. B　6. D　7. A　8. C　9. B　10. A

【B1 型题】

11. C　12. E　13. B

五、简答题

1. 简述放射性核素靶向治疗的原理。

答：将放射性核素或核素标记物引入人体后，能靶向性地特异性摄取或浓聚到相应病灶部位（如通过主动性的特异性摄取、选择性排泄、抗原与抗体或受体与配体的特异性结合等机制），利用核素衰减时发射的射线，对病变组织进行照射达到治疗的目的，同时对周围正常组织损伤较小，因此此治疗称为放射性核素靶向治疗，将其与外放疗进行区分。

2. 简述放射性核素近距离治疗的原理。

答：通过一定的方法将放射源植入病灶（如体外穿刺、术中植入等），使其长期滞留在病灶内，利用放射性核素不断衰变发射 γ 射线、核衰变中电子俘获以特征 X 线形式释放及射线与物质相互作用发生电离激发和散射作用中的韧致辐射等综合作用，低剂量持续照射有效抑制或破坏病变组织，从而产生疗效。

3. 简述放射性核素治疗的机制。

答：放射性核素发挥辐射生物效应的主要机制包括：①射线直接作用于生物大分子，如核酸和蛋白质等，使其化学键断裂，导致分子结构和功能的改变，起到抑制或杀伤病变细胞的作用；②射线的作用可引起水分子的电离和激发，形成各种活泼的自由基，自由基的细胞毒性作用是内照射治疗的机制之一；③其他：由于辐射作用引起病灶局部的神经体液失调、生物膜和血管壁通透性改变、某些物质氧化形成的过氧化物具有细胞毒性等。

4. 放射性核素内照射治疗有何特点？

答：①靶向性：病变组织能高度特异性浓聚放射性药物是开展放射性核素内照射治疗的前提条件，所以疗效好，毒副作用小。②持续性低剂量率照射：浓聚于病灶的放射性核素在衰变过程中发出射线对病变进行持续的低剂量率照射。与外照射治疗相比，连续照射使病变组织无时间进行修复，所以疗效好。由于剂量率低，病变周围的剂量限制器官对放射性核素内照射有更好的耐受性。③高吸收剂量：内照射治疗的吸收剂量取决于病灶摄取放射性核素的多少和放射性药物在病灶内的有效半衰期。如 ^{131}I 治疗甲亢，甲状腺的吸收剂量可高达 200～300Gy，这是内照射治疗疗效好的主要原因之一。

5. 选择或评价治疗用放射性核素的常用指标有哪些？

答：①传能线密度：是最常用和最重要的指标。其定义是指直接电离粒子在其单位长度径迹上消耗的平均能量，常用单位为 keV/μm。LET 取决于两个因素：粒子所载能量的高低和粒子在组织内射程的长短。高 LET 的射线电离能力强，能有效杀伤病变细胞；低 LET 的射线电离能力弱，杀伤病变细胞的作用较弱。②相对生物效应（RBE）：常用低 LET X 射线或 γ 射线外照射为参照，测定放射性核素的生物效应，使不同核素或射线之间有可比性。RBE 主要取决于 LET、肿瘤细胞生长状态和病灶大小等。③半衰期（$T_{1/2}$）：放射性药物在体内的有效 $T_{1/2}$ 必须足够长，才能保证其发挥足够的疗效。④作用容积：是以射线粒子最大射程为半径的球形空间，能更真实地反映射线粒子所携带的能量释放范围，更能准确地描述射线杀伤病变细胞的概率。⑤肿瘤的大小及分期等：不同治疗用核素的射程、能量等存在较大的差异，根据肿瘤的大小及分期可选择不同的放射性核素。

6. 常用的治疗用放射性核素有哪几类？

答：治疗用放射性核素分为三类：①发射 β 射线的核素，如 ^{131}I、^{32}P、^{89}Sr、^{90}Y 等；②α 粒子发射体，如 ^{211}At、^{212}Bi、^{223}Ra、^{225}Ac 等；③通过电子俘获或内转换发射俄歇电子或内转换电子的核素，如 ^{125}I、^{123}I 等。

7. 简述放射性核素治疗存在的问题及可能的解决方法。

答：放射性核素治疗存在的问题：①由于核素载体的特异性和结合力等问题，造成靶组织／非靶组织的比值低，如放免治疗，仅低于 1% ID 能达到靶组织；②常用核素多是 β 射线发射体，β 射线是低 LET，对细胞的杀伤力较弱；③β 射线在生物组织内的射程为 1～10mm，若核素治疗主要定位于微小病灶和非实体瘤，则病灶或细胞的直径远远小于 β 射线的射程，所以 β 粒子的大量能量释放到周围正常组织，可产生毒副作用；④肿瘤组织中的乏氧细胞对射线敏感性低，细胞周期不同阶段的细胞对射线的敏感性不同。

可能解决的办法：①改进载体的生物学性能，或研制新的载体，使其具备更理想的特异性、结合力、穿透力和运载能力（如一分子载体能运送更多的核素）；②改进标记方法，使核素与载体结合后，不改变或少改变载体的生物学特性，使核素 - 载体复合物在体内外均有较高的稳定性；③选择发射短射程、高 LET 射线的核素用于治疗，可提高疗效，降低毒副作用，如发射俄歇电子或 α 射线的核素；④使用药物提高肿瘤细胞对射线的敏感性，如辐射增敏剂甲硝唑类药物的研究和应用均已取得进展。

（黄　蕤）

第二十章
^{131}I 治疗甲状腺疾病

【学习目标】

1. 掌握 ^{131}I 治疗甲亢及分化型甲状腺术后残留和转移的适应证、禁忌证、疗效评价及临床应用。
2. 熟悉 ^{131}I 治疗甲亢及甲状腺癌的方法。
3. 了解 ^{131}I 治疗甲状腺癌后不良反应及其处置,治疗病房的管理及辐射防护措施。

【内容提要】

功能亢进的甲状腺滤泡细胞与分化型甲状腺癌细胞均保留了摄碘能力,为 ^{131}I 用于治疗甲亢和分化型甲状腺癌提供了理论基础。

一、甲状腺功能亢进症

1. 甲状腺毒症　是指血液循环中甲状腺激素过多,引起以神经、循环、消化等系统兴奋性增高和代谢亢进为主要表现的一组临床综合征,简称甲亢。

2. 甲亢诊断　①甲状腺毒症所致的高代谢症状和体征;②甲状腺弥漫性肿大(少数病例可无甲状腺肿大);③血清 TSH 浓度降低,甲状腺激素浓度升高;④眼球突出和其他浸润性眼征;⑤胫前黏液性水肿;⑥ TRAb 或甲状腺刺激性抗体(TSAb)阳性;⑦甲状腺吸碘率或核素显像提示甲状腺摄取功能增强。以上 1～3 项为诊断必备条件,4～7 项为诊断辅助条件。

3. 甲亢鉴别诊断　①破坏性甲状腺毒症;②甲亢病因;③甲状腺功能正常的甲状腺毒症;④无甲亢的低 TSH 血症。

4. 甲亢常见并发症　①甲状腺功能亢进性心脏病(甲亢心);②甲状腺毒性周期性麻痹;③肌病;④ Graves 眼病;⑤局部压迫症状。

5. 甲亢治疗方法的选择　抗甲状腺药物、^{131}I、手术三种方法,各有利弊。

二、^{131}I 治疗甲状腺功能亢进症

1. 治疗目标　通过 ^{131}I 治疗有效地控制患者的甲亢状态,即恢复正常的甲状腺功能或经治疗发生甲减后通过补充甲状腺激素达到并维持正常甲状腺功能状态。

2. 适应证

(1) Graves 甲亢,尤其适用于以下情况:①不适于抗甲状腺药物(ATD)治疗者(如 ATD 治疗

过敏或出现其他药物不良反应；ATD 疗效差或复发等）；②存在手术禁忌或风险高者（如有颈部手术或外照射史，或伴有合并疾病如肝功能损伤、白细胞或血小板减少、心脏病等）；或老年患者（尤其是伴有心血管疾病或高危因素者）等。

（2）甲状腺高功能腺瘤（TA）或毒性多结节性甲状腺肿（TMNG）。

3．禁忌证

（1）妊娠或哺乳期女性及未来 6 个月内计划妊娠的女性不适用 ^{131}I 治疗。

（2）中重度眼病类患者首选硫脲类药物或手术。

（3）其他：如甲亢合并甲状腺结节且临床怀疑为恶性；不能遵循放射性安全指导的患者。

4．治疗前准备　包括病情评估、沟通与知情、低碘饮食、妊娠试验、β 肾上腺素能受体阻滞剂的应用、ATD 预治疗。

5．治疗剂量的确定与修正

（1）固定活度法：推荐剂量 185～555MBq（5～15mCi）；治疗 TMNG 可适当增加；治疗 TA 的活度 555～1110MBq（15～30mCi）。

（2）计算活度法：最为常用，按照甲状腺吸收剂量或按照每克甲状腺组织实际吸收的放射性活度计算。

6．^{131}I 活度的修正　根据甲状腺大小、年龄、病程、ATD 疗效、首次 ^{131}I 疗效、是否伴有甲亢心和肌病等合并症适当调整活度。

7．常见治疗反应及处理

（1）早期反应的处理：大多不需特殊处理。最严重的早期反应为甲亢危象。

（2）甲状腺功能减低：应用甲状腺素补充治疗。

（3）甲状腺相关眼病：尽快恢复甲功，必要时联合应用糖皮质激素防止突眼加重。

（4）^{131}I 治疗不会致甲状腺癌，不会使白血病发病率增高，对生殖系统无影响。

8．疗效评价

（1）完全缓解（临床治愈）：甲亢症状、体征完全消失；血清甲状腺激素相关指标测定正常。

（2）好转：甲亢症状、体征部分消失，血清学指标恢复，但未达正常水平。

（3）无效：患者症状和体征无明显改善甚至加重，血清学甲状腺激素指标无明显降低。

（4）复发：^{131}I 治疗后的患者，已达痊愈标准之后，再次出现甲亢。

三、^{131}I 治疗分化型甲状腺癌

1．甲状腺癌的流行病学及组织类型　①甲状腺癌的流行病学特征；②甲状腺癌的危险因素；③甲状腺癌的组织学分类。

2．分化型甲状腺癌（DTC）的初始手术治疗与术后危险度分层　①术前评估；②手术方式；③术后 TNM 分期；④危险度分层。

3．^{131}I 治疗 DTC 的基本原理、适应证和禁忌证

（1）基本原理：绝大部分 DTC（包括原发灶及转移灶）表达钠碘转运体（NIS），具有摄取碘的能力，给予患者口服 ^{131}I 后，能靶向定位或吸收进入残余甲状腺组织、残余 DTC 病灶或其转移灶细胞中，通过衰变时发射 β 射线引起靶细胞水肿、变性、坏死，从而将残余甲状腺及其癌灶清除或破坏，达到降低肿瘤复发及转移的目的。同时 β 射线在组织内平均射程不足 1mm，能量几乎全部释放在残余甲状腺组织或癌灶内，对周围正常组织和器官影响极小。

^{131}I 对 DTC 的治疗作用包括：清甲治疗、辅助治疗及清灶治疗。

（2）适应证：肿瘤病灶直径 >1cm；肿瘤组织侵犯甲状腺被膜外；肿瘤组织表现为高侵袭性病理亚型或伴有侵袭性及不良预后密切相关的血管侵犯；伴颈部淋巴结转移或远处转移；血清 Tg 异常升高。

（3）禁忌证：妊娠期、哺乳期女性；计划 6 个月内妊娠者；无法遵从放射防护要求者。

4．^{131}I 治疗前准备　①甲状腺全切或次全切；②完成相关检查进行治疗前评估；③TSH 准备；④低碘准备；⑤育龄女性妊娠试验；⑥辐射防护宣教。

5．^{131}I 治疗方法　①清甲治疗；②清灶治疗：局部复发或颈部淋巴结转移的 ^{131}I 治疗；远处转移灶的 ^{131}I 治疗。

6．随访及疗效评价　①^{131}I 治疗后随访；②^{131}I 治疗疗效评价。

7．增强转移灶摄取 ^{131}I 功能的方法

8．DTC ^{131}I 治疗病房的管理与辐射防护措施　①^{131}I 治疗 DTC 不良反应及处置：短期不良反应，中长期不良反应；②病房管理与辐射防护：包括病房设置与管理，医护人员管理，患者出院后管理。

【习题】

一、名词解释

1．甲状腺毒症
2．甲状腺功能亢进症
3．甲状腺功能亢进性心脏病
4．Graves 眼病
5．分化型甲状腺癌
6．^{131}I"顿抑"现象
7．甲状腺球蛋白
8．碘难治性分化型甲状腺癌

二、中英文互译

1．甲状腺毒症
2．甲状腺功能亢进症
3．淡漠型甲亢
4．甲亢危象
5．分化型甲状腺癌
6．甲状腺乳头状癌
7．甲状腺滤泡状癌
8．甲状腺髓样癌
9．甲状腺未分化癌
10．toxic multi-nodular goiter，TMNG
11．toxic adenoma，TA
12．thyroglobulin，Tg
13．radioactive iodine-refractory differentiated thyroid cancer，RAIR-DTC
14．sodium iodide symporter，NIS

15. American Thyroid Association，ATA

16. thyroid-stimulating hormone，TSH

17. diagnostic whole body scan，DxWBS

三、填空题

1. 由于甲状腺腺体本身_____和_____甲状腺激素_____所导致的甲状腺毒症称为_____。

2. 甲亢的有效治疗方法有_____、_____和_____。

3. ^{131}I 治疗甲亢时，多采用_____给药，服药前应至少禁食_____小时，服药后适量饮水，_____小时后方可进食。

4. ^{131}I 治疗甲亢的疗效一般在_____周后出现，其治疗作用可持续_____个月，甚至更长时间，所以一般应在_____个月后才能对疗效作出客观评价。

5. ^{131}I 可作为_____的一线疗法，尤其适用于以下情况：_____、_____和_____。

6. ^{131}I 治疗甲亢时，评价其疗效的标准分别有_____、_____、_____和_____。

7. ^{131}I 治疗甲亢时，女性患者_____内不可怀孕，男性患者_____内应采取避孕措施。

8. ^{131}I 治疗甲亢的适应证有_____、_____和_____。

9. ^{131}I 治疗甲亢时，确定其活度的方法有_____和_____两大类。

10. ^{131}I 治疗甲亢后发生甲减，可能与患者对射线的_____和_____等因素有关，目前没有有效的预防措施。

11. 选择甲亢治疗方法时，应综合考虑患者_____、_____、_____、是否处在妊娠或哺乳期、_____，_____和_____。

12. 对于育龄期女性，应在 ^{131}I 治疗前_____小时内确定妊娠试验结果为_____。

13. 对于甲亢危象应以加强_____并预防为主，^{131}I 治疗甲亢之前，严重甲亢患者，应该行_____治疗预处理，^{131}I 治疗后继续_____治疗控制症状，直至症状缓解，必要时·可不停_____直接行 ^{131}I 治疗。

14. ^{131}I 治疗甲亢的主要特点和优势是_____。

15. 对甲亢合并活动性 Graves 眼病的患者，^{131}I 治疗后，给予_____，可减轻眼病的病情。

16. 目前对分化型甲状腺癌的正规治疗方案是：_____、_____和_____。

17. ^{131}I 对 DTC 的治疗作用包括_____、_____·_____。

18. ^{131}I 治疗清除 DTC 术后残留正常甲状腺组织，清甲成功的标准是_____和_____。

19. DTC 患者术后及 ^{131}I 清除术后残余正常甲状腺组织后，血清_____水平监测患者是否存在局部复发或远处转移敏感而特异的指标。

20. 甲状腺癌的主要病理类型包括_____、_____、_____和_____四种，其中_____和_____属于分化型甲状腺癌。

21. DTC 患者 ^{131}I 治疗前，为升高内源性 TSH，应不服或停服甲状腺激素_____周。

22. 目前认为_____基因突变与分化型甲状腺癌的发生、发展及预后密切相关。

23. 育龄期女性 DTC 患者，行 ^{131}I 治疗前应行_____试验。

24. ^{131}I 治疗 DTC，为减少体内稳定碘与 ^{131}I 的竞争，^{131}I 治疗前_____周及 ^{131}I 治疗后_____周应保持低碘饮食。

25. DTC 患者 ^{131}I 治疗后,女性患者_____个月内应避免妊娠,男性_____个月内应避孕。

26. 近年,对 DTC ^{131}I 治疗后的随访及疗效评价,提出了_____的概念,即动态监测患者病情变化与转归,实时调整患者分期与危险度分层,以便修订后续随访及治疗方案。2015 年美国甲状腺学会(ATA)指南将 DTC 初始治疗后的动态临床转归总结为 4 种反应,即_____、_____、_____和_____。

27.《WS533—2017 临床核医学患者防护要求》规定 ^{131}I 治疗的 DTC 患者出院时体内放射性活度应低于_____MBq。

28. DTC 患者大剂量 ^{131}I 治疗后,为减轻局部肿胀不适,可给予口服_____,给予患者服用酸性食物或嚼服口香糖等的目的是_____,建议患者大量饮水、多排尿及服用缓泻剂等的目的是为了减轻对_____的放射损伤。

四、选择题

【A1 型题】

1. 治疗甲亢,效益成本比(效益/成本)较高的治疗方法是
   A. ^{131}I 治疗
   B. 内科抗甲状腺药物(ATD)治疗
   C. 外科手术治疗
   D. 中药治疗
   E. 碘制剂治疗

2. 临床上常用于治疗的核素多发射
   A. γ 射线
   B. α 射线
   C. 正电子
   D. 中子
   E. β⁻ 射线

3. 对于甲亢,**不适合**采用 ^{131}I 治疗的是
   A. 甲亢伴白细胞或血小板减少
   B. 对内科抗甲状腺药物治疗过敏、疗效不佳或复发的甲亢
   C. 妊娠或哺乳期甲亢
   D. 甲亢伴心房纤颤
   E. 甲亢合并肝功能受损

4. 对于甲亢,适合采用 ^{131}I 治疗的是
   A. 妊娠或哺乳期
   B. 计划在 3 个月内怀孕
   C. 近期有急性心肌梗死
   D. 对抗甲状腺药物过敏的青少年
   E. 对碘制剂严重过敏

5. ^{131}I 治疗甲亢后,甲状腺组织出现水肿、变性、上皮肿胀并有空泡形成,以及滤泡破坏的病理改变,多出现在
   A. 2～4 天
   B. 2～4 周
   C. 2～4 个月
   D. 3～6 个月
   E. 1～2 个月

6. ^{131}I 治疗甲亢,评价疗效的时间一般要在患者口服 ^{131}I 后
   A. 1～2 个月
   B. 3～6 个月
   C. 6～9 个月
   D. 9～12 个月
   E. 1～2 年

7. 关于 ^{131}I 治疗甲亢的说法**错误**的是
   A. 甲亢合并突眼,并非 ^{131}I 治疗的禁忌证
   B. 甲亢合并肝功能受损,在保肝治疗的同时,可以选择 ^{131}I 治疗
   C. 甲亢合并白细胞或血小板减少,在给予升血药物治疗后,最好选择 ^{131}I 治疗

D. 青少年甲亢，^{131}I 治疗是唯一的选择

E. 老年甲亢合并房颤可考虑 ^{131}I 治疗

8. ^{131}I 治疗甲亢后的早期反应中，最严重的反应是

A. 恶心、呕吐   B. 皮肤过敏

C. 甲状腺肿胀、疼痛   D. 甲亢危象

E. 心律失常

9. 关于 ^{131}I 治疗甲亢，**错误**的是

A. ^{131}I 治疗前不伴有突眼者，治疗后突眼发生的概率很小

B. ^{131}I 治疗前中 - 重度活动性突眼者，治疗后有可能加重突眼

C. 突眼严重患者不能采用 ^{131}I 治疗

D. 有活动性突眼者，^{131}I 治疗后，应用糖皮质激素可以防止突眼加重

E. ^{131}I 治疗引发的放射性炎症，导致甲状腺相关抗原暴露，激发相关免疫反应加重，有可能加重突眼

10. **不能**采用 ^{131}I 治疗的甲状腺疾病是

A. Graves 病   B. 分化型甲状腺癌

C. 非毒性甲状腺肿   D. 甲状腺囊肿

E. 功能自主性甲状腺瘤

11. ^{131}I 治疗甲亢常见的不良反应是

A. 致白血病   B. 致甲状腺癌

C. 影响生育能力   D. 治疗早期甲状腺部位不适

E. 诱发甲亢危象

12. 用 ^{131}I 治疗甲状腺自主功能性结节，描述正确的是

A. 应用甲状腺激素，促进结节外甲状腺组织摄取 ^{131}I

B. 应用复方碘液封闭甲状腺

C. 应用甲状腺激素，抑制结节外甲状腺组织摄取 ^{131}I

D. 应停用甲状腺激素，促进结节摄取 ^{131}I

E. 应用抗甲状腺药物，抑制甲状腺摄取 ^{131}I

13. 诊断甲亢的方法**不包括**

A. 血清甲状腺激素测定   B. 血清促甲状腺激素测定

C. 血清甲状旁腺素测定   D. 甲状腺摄 ^{131}I 率试验

E. 甲状腺显像

14. 儿童甲亢患者，一般情况下首选治疗方法是

A. 抗甲状腺药物   B. ^{131}I

C. 手术   D. 中医中药

E. ^{90}Sr 敷贴器

15. 甲亢合并单个甲状腺冷结节并怀疑为恶性肿瘤，首选的治疗方法是

A. 抗甲状腺药物   B. ^{131}I

C. 手术   D. 中医中药

E. ^{90}Sr 敷贴治疗

16. 下列肿瘤中哪种**不是**起源于甲状腺滤泡细胞

A. 甲状腺乳头状癌   B. 甲状腺滤泡状癌

C. 甲状腺未分化癌   D. 甲状腺髓样癌

E. 以上均不是

17. 人体内 Tg 的正常来源是

    A. 肝脏   B. 甲状腺   C. 胰腺

    D. 肾上腺   E. 脾脏

18. ^{131}I 治疗去除分化型甲状腺癌术后残留甲状腺组织, 于服用 ^{131}I 当天开始的 1 周内, 可给予患者口服泼尼松 (30mg/d), 其作用是

    A. 减轻 ^{131}I 对唾液腺的辐射损伤   B. 增加残留甲状腺组织对 ^{131}I 的摄取

    C. 减少放射性对肠道的损伤   D. 促进 ^{131}I 的排泄

    E. 减轻辐射作用引起的甲状腺局部肿胀, 特别是喉头水肿

19. ^{131}I 治疗去除分化型甲状腺癌术后残留甲状腺组织, 服用去除剂量的 ^{131}I 后, 嘱患者含化维生素 C 片或经常咀嚼口香糖的目的是

    A. 促进唾液分泌, 减轻 ^{131}I 对唾液腺的辐射损伤

    B. 增加残留甲状腺组织对 ^{131}I 的摄取

    C. 减少放射性对肠道的损伤

    D. 促进 ^{131}I 的排泄

    E. 减轻辐射作用引起的甲状腺局部肿胀, 特别是喉头水肿

20. ^{131}I 治疗分化型甲状腺癌, 当患者体内滞留的 ^{131}I 量不超过多少时, 患者即可出院

    A. 100MBq   B. 200MBq   C. 300MBq

    D. 400MBq   E. 500MBq

21. DTC 术后患者, 用 ^{131}I 清除残留的甲状腺组织时, **不会**出现甲状腺外的生理性浓聚是

    A. 肝脏   B. 肺   C. 胃

    D. 膀胱   E. 肠道

22. 下述**不属于**甲状腺癌发生的危险因素的是

    A. 头颈部的辐射损伤   B. 高碘与低碘饮食

    C. 遗传因素   D. 内分泌及免疫因素

    E. 性别因素

23. 下列措施中**不能**增强 DTC 转移灶摄取 ^{131}I 能力的是

    A. 提高患者 TSH 水平

    B. 降低患者 TSH 水平

    C. 给予患者口服锂制剂, 以延长 ^{131}I 在 DTC 病灶内的滞留时间

    D. 通过手术或 ^{131}I 治疗尽可能清除残余正常甲状腺组织

    E. 减低患者体内碘池

24. 下列关于 DTC 患者术后的 ^{131}I 治疗的适应证描述**不正确**的是

    A. 应根据患者手术病理特征、血清学及影像学等进行综合评估及危险度分层后, 确定是否进行 ^{131}I 治疗

    B. DTC 患者术后, 有明确颈部淋巴结转移或远处转移者需行 ^{131}I 治疗

    C. DTC 患者术后, 颈部残留甲状腺组织完全清除后, 血清 Tg 水平异常增高者需行 ^{131}I 治疗

    D. 妊娠及哺乳期女性患者, 如病情严重, 也可考虑 ^{131}I 治疗

E. 肿瘤组织表现为高侵袭性病理亚型,或伴有与侵袭性及不良预后密切相关的血管侵犯、BRAF^{V600E}基因突变者需行¹³¹I治疗

25. 下列关于¹³¹I治疗清除DTC术后残留甲状腺组织后的处理及注意事项的说法,**不正确**的是
   A. 服用¹³¹I治疗后,嘱患者多饮水,及时排空小便,减少对膀胱和全身的辐射损伤
   B. 患者服用¹³¹I后1周内可给予口服泼尼松,以减轻颈部的水肿
   C. 患者服用¹³¹I后给予含化维生素C片或经常咀嚼口香糖等,以促进唾液分泌,减轻¹³¹I对唾液腺的辐射损伤
   D. 服用¹³¹I后,女性及男性患者1个月内应注意避孕,以后可以正常妊娠
   E. 患者服用¹³¹I后1个月内应继续禁碘食物和药物

26. 下列关于DTC患者¹³¹I治疗后的防护问题,说法**不正确**的是
   A. 患者应一人一个房间,以减少患者之间相互产生辐射损伤
   B. 患者病房内最好有单独的卫生间,以坐式马桶为最佳
   C. 患者的衣物、被褥等一般不会有放射性污染,不需特殊处理
   D. 医护人员与患者的接触(特别是患者服用¹³¹I后3天内),应采用一定的防护措施,并事先做好准备工作,尽量减少与患者的接触时间
   E. 患者的排泄物应在特殊的化粪池内放置一定时间后才能排入正常下水道

27. 下列与¹³¹I去除DTC患者术后残留甲状腺组织疗效**无关**的是
   A. ¹³¹I投予剂量
   B. 术后残留甲状腺组织的大小
   C. 残留甲状腺组织摄¹³¹I率的高低
   D. 甲状腺外是否存在功能性的转移灶
   E. 分化型甲状腺癌的不同病理类型

28. 分化型甲状腺癌转移灶¹³¹I显像阴性,²⁰¹Tl显像阳性,提示
   A. 预后好
   B. 可继续观察
   C. 预后差
   D. 病灶分化较好
   E. 可用¹³¹I治疗

29. 分化型甲状腺癌患者术后及残留甲状腺组织被完全去除后,给予甲状腺激素的目的是
   A. 杀死癌细胞
   B. 维持机体正常代谢及抑制TSH分泌
   C. 促使甲状旁腺功能的恢复
   D. 促使癌细胞摄取¹³¹I增强
   E. 促使TSH水平升高

30. 下述哪项**不是**DTC患者行甲状腺全切或近全切的优点
   A. 利于术后对患者进行准确分期及危险度分层
   B. 利于术后¹³¹I治疗
   C. 利于保护甲状旁腺及喉返神经
   D. 利于术后监控肿瘤的复发和转移
   E. 可一次性治疗多灶性病变

31. 下述关于DTC脑转移描述**不正确**的是
   A. 多见于进展期的老年患者,预后较差
   B. 应首选¹³¹I治疗
   C. 不管转移灶是否摄碘,有手术可能者应首先考虑手术治疗
   D. 多灶性转移无法手术者可考虑全脑外放疗
   E. ¹³¹I治疗时应同时给予口服糖皮质激素,以减轻局部水肿

32. DTC 患者行 ^{131}I 治疗前,为保证残余甲状腺组织或 DTC 病灶能更好地摄取 ^{131}I, TSH 至少应升高到

A. 10mIU/L   B. 20mIU/L   C. 30mIU/L

D. 40mIU/L   E. 50mIU/L

【A2 型题】

33. 患者女性,27 岁,心悸、乏力、手抖、消瘦 5 月。查体:T 37℃,P 110 次 / 分,R 20 次 / 分,双眼球突出,皮肤潮湿。甲状腺 I 度肿大,质软,未扪及结节,两叶上极可闻及血管杂音。心界不大,HR 110 次 / 分,律齐,S_1 亢进,各瓣膜听诊区未闻及杂音。辅助检查:血清 FT_3 39.0pmol/L(↑)、FT_4 51.0pmol/L(↑),sTSH 0.01mIU/L(↓),TRAb 阳性,甲状腺摄 ^{131}I 率增高,甲状腺显像示甲状腺摄 $^{99m}TcO_4^-$ 功能增高。以上表现中,诊断该患者为 Graves 病的必备条件是

A. 甲状腺毒症所致的高代谢症状及体征   B. 双眼球突出

C. TRAb 阳性   D. 甲状腺摄 ^{131}I 率增高

E. 甲状腺显像示甲状腺摄 $^{99m}TcO_4^-$ 功能增高

34. 患者男性,18 岁,心悸、多汗、食欲亢进伴突眼 2 月。查体:双眼球突出,Stellwag(+)。甲状腺 II 度肿大,质软,弥漫性。心界不大,HR 121 次 / 分,律齐,S_1 亢进。双下肢无水肿。辅助检查:血清 FT_3 41.0pmol/L(↑)、FT_4 63.0pmol/L(↑),sTSH 0.01mIU/L(↓),TRAb 阳性,超声示甲状腺弥漫性病变。诊断该患者为 Graves 病的辅助条件是

A. 心悸、多汗、食欲亢进等高代谢症状   B. 甲状腺 II 度肿大

C. 血清 FT_3、FT_4 增高, TSH 降低   D. TRAb 阳性

E. 超声示甲状腺弥漫性病变

35. 男性甲亢患者,拟行 ^{131}I 治疗,询问病史包括

A. 甲亢治疗病史   B. 孕产史

C. 月经史   D. 甲状腺触诊

E. 甲状腺显像

36. 患者女性,23 岁,诊断为 Graves 病,拟行甲状腺摄 ^{131}I 率试验,如出现摄 ^{131}I 率偏低,最有可能的原因有

A. 近期大量食用海带   B. 近期曾行超声检查

C. 服用盐酸普萘洛尔片   D. 服用 B 族维生素

E. 停用甲巯咪唑 1 个月

37. 患者女性,25 岁,心悸、多汗伴颈部肿大 3 月,孕 8 周。查体:甲亢面容,甲状腺 I 度肿大。HR 116 次 / 分,律齐,S_1 亢进。辅助检查:白细胞 $6.12×10^9$/L,血清 FT_3 23.0pmol/L(↑)、FT_4 43.0pmol/L(↑),sTSH 0.01mIU/L(↓),TRAb 阳性,超声示甲状腺弥漫性病变。该患者最合适的治疗方法是

A. ^{131}I   B. 手术

C. 抗甲状腺药物   D. 中医中药

E. 甲状腺上动脉栓塞

38. 患者女性,33 岁,甲亢病史 2 月,予甲巯咪唑治疗 1 月,复诊。查体:甲状腺 I 度肿大,质软,弥漫性。HR 91 次 / 分,律齐,S_1 亢进。辅助检查:白细胞 $2.12×10^9$/L(↓),中性粒细胞 $0.8×10^9$/L(↓),血清 FT_3 5.6pmol/L、FT_4 18.0pmol/L(↑),sTSH 0.01mIU/L(↓),AST 22U/L,ALT 19U/L。该患者最合适的治疗方法是

A. 手术　　　　　　　　　　　　B. 中医中药

C. 立即口服 ^{131}I　　　　　　　D. 停甲巯咪唑并升白治疗后,口服 ^{131}I

E. 升白治疗后继续抗甲状腺药物

39. 患者女性,67 岁,诊断甲亢 6 年,一直予抗甲状腺药物治疗,病情反复。查体:P 89 次 / 分,营养不良,甲亢面容,颈静脉显露,甲状腺 I 度肿大,质中,弥漫性。心界向左下扩大,HR 125 次 / 分,心律绝对不齐,心音强弱不等,各瓣膜听诊区未闻及杂音。双下肢轻度凹陷性水肿。辅助检查:WBC 7.12×10^9/L,血清 FT_3 33.0pmol/L(↑)、FT_4 50.0pmol/L(↑),sTSH 0.01mIU/L(↓),TRAb 阳性,甲状腺摄 ^{131}I 率增高,心电图示快速型房颤。该患者最合适的治疗方法是

A. ^{131}I　　　　　　　　　　　B. 手术

C. 中医中药　　　　　　　　　　D. 继续抗甲状腺药物

E. 甲状腺上动脉栓塞

40. 患者男性,65 岁,甲亢病史 2 年,规则抗甲状腺药物治疗,效果不佳。查体:甲亢面容,甲状腺 III 度肿大,质中,无压痛。心界向左下扩大,HR 135 次 / 分,律齐,各瓣膜听诊区未闻及杂音。双下肢无水肿。辅助检查:血清 FT_3 27.0pmol/L(↑)、FT_4 45.0pmol/L(↑),sTSH 0.01mIU/L(↓),TSAb 阳性,甲状腺摄 ^{131}I 率增高,心电图示窦性心动过速。^{131}I 治疗更适合该患者,其原因是

A. 治疗后复发比例高　　　　　　B. 不需进行辐射防护

C. 不会出现永久性甲减　　　　　D. 确切有效地控制甲亢状态

E. 不会出现一过性甲状腺激素升高

41. 患者女性,40 岁,甲亢病史 6 个月,拟门诊行 ^{131}I 治疗,与患者进行医患沟通时,应注意

A. 仅介绍 ^{131}I 治疗甲亢优点　　B. ^{131}I 治疗后可能发生的情况

C. 不需签署 ^{131}I 治疗知情同意书　　D. 不需指导患者进行放射安全指导

E. 嘱 ^{131}I 治疗后按压甲状腺部位

42. 患者女性,29 岁,诊断为 Graves 病 2 年,一直抗甲状腺药物治疗,未停药,拟行 ^{131}I 治疗,治疗前需准备

A. 普通饮食　　　　　　　　　　B. 不需停用抗甲状腺药物治疗

C. 书面医患沟通与知情同意　　　D. 完善甲状腺 CT 增强检查

E. 通过询问月经史即可排除妊娠

43. 患者男性,34 岁,6 个月前诊断为甲亢,予丙硫氧嘧啶片治疗 3 个月,出现食欲减退、双目黄染半月余来诊。查体:慢性病容,皮肤、巩膜中度黄染,甲状腺 II 度肿大,弥漫性,质软,未扪及结节。两肺呼吸音清,HR 85 次 / 分,律齐,S_1 亢进。腹平软,肝肋下未扪及,无压痛、叩击痛。双下肢无水肿。辅助检查:血清 FT_3 6.6pmol/L(↑)、FT_4 15.0pmol/L(↑),sTSH 0.01mIU/L(↓),总胆红素 256.5μmol/L(↑),直接胆红素 186.5μmol/L(↑),间接胆红素 76.0μmol/L(↑),AST 282U/L(↑),ALT 176U/L(↑)。该患者最合适的治疗方法是

A. ^{131}I　　　　　　　　　　　B. 手术

C. 中医中药　　　　　　　　　　D. 继续服用丙硫氧嘧啶片治疗

E. 护肝治疗,同时继续服用丙硫氧嘧啶片治疗

44. 患者男性,68 岁,甲亢病史 11 年,一直规律抗甲状腺药物治疗,症状反复。查体:甲状腺 III 度肿大,质地偏硬,无压痛,HR 75 次 / 分,律齐,S_1 亢进。拟行 ^{131}I 治疗。针对该老年甲亢患者,应注意

A. 详细询问病史,排除有无合并症

B. 如静息状态下心率超过 60 次 / 分,应使用 β 受体阻滞剂

C. 可选用丙硫氧嘧啶片,直至 ^{131}I 治疗前 1～2 天停用

D. 为了降低甲减的发生,适当减少 ^{131}I 活度

E. 甲状腺质地偏硬,适当减少 ^{131}I 活度

45. 患者女性,32 岁,诊断为 Graves 病,门诊拟行 ^{131}I 治疗,应告知的治疗注意事项有

A. 饭后半小时服用 ^{131}I

B. 避孕 6 个月

C. 服用 ^{131}I 后 30 分钟可以正常饮食

D. ^{131}I 治疗后,应积极揉压甲状腺部位

E. ^{131}I 治疗 1 周后,甲亢症状迅速消失

46. 患者女性,29 岁,^{131}I 治疗甲亢后 6 个月,心悸、乏力等症状消失,体重较前增加 3kg,今来复诊,查体:甲状腺未触及肿大,HR 78 次 / 分,律齐。辅助检查:血清 FT₃ 4.0pmol/L、FT₄ 11.0pmol/L、sTSH 0.42mIU/L。该患者疗效评价为

A. 治疗未愈

B. 好转

C. 无效

D. 复发

E. 完全缓解

47. 患者女性,甲亢,36 岁,1 周前服 ^{131}I 治疗,诉乏力症状稍加重,伴甲状腺局部紧绷感,今来复诊,与患者沟通内容**不包括**

A. 患者适当休息

B. 解释病情变化可能的原因

C. 病情严重,建议立即住院治疗

D. 如症状无明显加重,可不需特殊处理

E. 不是甲亢危象征兆

48. 患者男性,65 岁,分化型甲状腺癌术后及 ^{131}I 治疗两个疗程后,出现口干、无唾液分泌,咀嚼时出现双侧腮部肿痛,考虑患者可能为

A. 甲状腺癌发生转移

B. 甲低的表现

C. 唾液腺受到辐射损伤

D. 喉返神经受到损伤

E. 胃黏膜受到损伤

49. 患者女性,47 岁,2 年前因甲状腺肿物行双叶甲状腺全切术,病理结果提示甲状腺乳头状癌,术后用 100mCi ^{131}I 清除了残留的甲状腺组织。近日感胸部不适,伴咳嗽,右颈部可触及明显肿大的淋巴结。X 线胸片发现双肺多个粟粒状阴影。为明确诊断,目前最需要做的检查是

A. ^{99m}Tc-MDP 全身骨显像

B. ^{99m}Tc-MIBI 亲肿瘤显像

C. PET 检查

D. 诊断剂量 ^{131}I 全身显像

E. X-CT 检查

50. 患者女性,56 岁,甲状腺滤泡状癌术后及 ^{131}I 清甲治疗后随访,血清 Tg 水平明显增高,胸部 CT 提示双肺多发散在的结节影,DxWBS 提示双肺弥漫性放射性分布,考虑患者为甲状腺癌肺转移,拟行大剂量 ^{131}I 治疗肺转移灶,^{131}I 投予剂量可考虑的范围是

A. 50～100mCi

B. 100～150mCi

C. 150～200mCi

D. 200～250mCi

E. 250～300mCi

51. 患者女性,18 岁,诊断甲状腺乳头状癌伴肺转移,行大剂量 ^{131}I 治疗,服用 ^{131}I 后第二天出现严重恶心、呕吐症状,呕吐物为胃内容物,无畏寒、发热等其他不适。导致患者出现上述表现最可能的原因是

A. 与 ^{131}I 对唾液腺的放射性损伤有关

B. 与 ^{131}I 致粒细胞缺乏有关

C. 与 ^{131}I 致急性放射性胃炎有关

D. 与 ^{131}I 致咽喉部局部放射性水肿有关

E. 与 ^{131}I 对腹腔和盆腔的放射性损伤有关

【A3/A4 型题】

（52～55 题共用题干）

患者女性，40 岁，反复心悸、乏力、怕热、多汗、消瘦 3 年，在外院诊断为甲亢，曾反复抗甲状腺药物治疗 2 年余，停药 6 月再发。查体：T 37℃，P 90 次 / 分，R 20 次 / 分，双眼突出，皮肤潮湿。甲状腺Ⅱ度肿大，弥漫性，质软，未扪及结节，两叶上极可闻及血管杂音。心界不大，HR 90 次 / 分，律齐，各瓣膜听诊区未闻及杂音。肝、脾肋下未扪及。双下肢见胫前黏液水肿。

52．为进一步诊治，该患者必须完善下列哪项检查

    A．血清甲状旁腺激素测定   B．血清甲状腺激素测定

    C．血清甲状腺球蛋白测定   D．过氯酸钾释放试验

    E．甲状旁腺显像

53．如果该患者进行甲状腺显像，其典型影像学表现是

    A．甲状腺弥漫性肿大伴摄 ^{99m}TcO$_4^-$ 功能降低

    B．甲状腺弥漫性肿大伴摄 ^{99m}TcO$_4^-$ 功能正常

    C．甲状腺弥漫性肿大伴摄 ^{99m}TcO$_4^-$ 功能增高

    D．甲状腺不显影

    E．甲状腺多个"热结节"

54．最可能的甲亢病因诊断是

    A．Graves 病   B．毒性多结节性甲状腺肿

    C．甲状腺高功能腺瘤   D．桥本甲状腺炎

    E．亚急性甲状腺炎

55．该患者最适宜治疗方法是

    A．抗甲状腺药物   B．^{131}I   C．手术

    D．中医中药   E．^{90}Sr 敷贴器

（56～58 题共用题干）

患者女性，70 岁，甲状腺乳头状癌术后及 ^{131}I 清甲治疗后 10 年，病程中未规律服用甲状腺激素替代抑制治疗。近患者再次发现颈部多发肿大结节，伴胸痛、咳嗽等不适。查血清 Tg 水平明显增高，颈部彩超提示颈部多个肿大淋巴结，部分融合成团，胸部 CT 提示双肺多发结节影。经病理穿刺证实颈部包块及双肺结节为甲状腺癌肺转移。

56．如该患者上述甲状腺癌转移灶行 DxWBS 为阴性，^{18}F-FDG 显像阳性提示

    A．癌细胞分化程度高，预后好   B．癌细胞分化程度低，预后差

    C．癌细胞碘代谢活跃   D．癌细胞乏氧

    E．癌细胞糖代谢降低

57．如上述甲状腺癌转移灶考虑失分化，可能诱导其再分化的药物是

    A．维 A 酸   B．ATD   C．碘制剂

    D．碳酸锂   E．甲状腺激素

58．如该患者甲状腺癌转移灶不摄碘，考虑为 RAIR-DTC，其后续相对理想的治疗方案是

    A．多次大剂量 ^{131}I 治疗   B．外放射治疗

    C．姑息性外科手术治疗   D．索拉菲尼等靶向药物治疗

    E．^{125}I 粒子植入治疗

【B1 型题】

（59～60 题共用备选答案）

A. 甲状腺弥漫性肿大　　　　　　　　　B. 胫前黏液水肿

C. 甲状腺刺激性抗体阳性　　　　　　　D. 甲状腺摄 ¹³¹I 率增高

E. 甲状腺显像提示甲状腺弥漫性肿大并摄 ⁹⁹ᵐTcO₄⁻ 功能降低

59. Graves 病诊断的必备条件是

60. 毒性结节性甲状腺肿可出现

（61～62 题共用备选答案）

A. 非甲状腺破坏性治疗　　　　　　　　B. 可出现永久性甲减

C. 避免手术风险　　　　　　　　　　　D. 避免辐射暴露

E. 治疗持续时间长（一个疗程需 12～18 个月）

61. ¹³¹I 治疗甲亢的优点是

62. ¹³¹I 治疗甲亢的缺点是

（63～64 题共用备选答案）

A. 抗甲状腺药物治疗过敏或复发　　　　B. 妊娠和哺乳期女性

C. 甲状腺囊肿　　　　　　　　　　　　D. 单纯甲状腺肿

E. 亚急性甲状腺炎

63. ¹³¹I 治疗甲亢的适应证是

64. ¹³¹I 治疗甲亢的禁忌证是

（65～67 题共用备选答案）

A. 索拉非尼　　　　　　B. 左甲状腺素　　　　　　C. 碳酸锂

D. 甲巯咪唑　　　　　　E. 维 A 酸

65. 可提高 DTC 转移灶摄碘能力的药物是

66. 可用于诱导失分化 DTC 再分化的药物是

67. 可用于 RAIR-DTC 治疗的靶向药物是

五、简答题

1. 简述 ¹³¹I 治疗甲亢的目标。

2. 简述 ¹³¹I 治疗甲亢时 ¹³¹I 活度的修正因素。

3. 简述 ¹³¹I 治疗甲亢的优缺点。

4. 简述 ¹³¹I 治疗甲亢的适应证和禁忌证。

5. 简述 ¹³¹I 治疗去除分化型甲状腺癌术后残留甲状腺组织的意义。

6. 简述 ¹³¹I 治疗分化型甲状腺癌的适应证和禁忌证。

7. 简述 DTC 患者术后及 ¹³¹I 治疗长期随访的目的。

8. 简述 DTC 患者术后及 ¹³¹I 治疗后肿瘤完全缓解的标准。

9. 简述 DTC 患者终止 ¹³¹I 治疗的指征。

六、病例分析

1. 患者男性，49 岁，因"反复心悸、乏力 8 年，双下肢水肿 6 月"来诊。8 年前在外院诊断为甲亢,间断服抗甲状腺药物治疗 3 年,自行停药。6 个月前症状明显加重,出现食欲减退、消瘦、双下肢水肿。查体:T 36.5℃,P 90 次 / 分,R 20 次 / 分,BP 130/60mmHg,慢性病容,皮肤潮湿。颈静脉怒张,甲状腺Ⅱ度肿大,弥漫性,质中,未扪及结节,两叶上极可闻及血管杂音。心界向左下扩大,HR 125 次 / 分,房颤律,各瓣膜听诊区未闻及杂音。肝、脾肋下未扪及。双下肢轻度凹陷性水肿。

(1)该患者的初步诊断是什么?

(2)应该完善哪些核医学的检查项目?

(3)最适宜的治疗方案是什么?选择该项治疗方式的依据是什么?

2. 患者女性,48 岁,自诉 36 年前行"甲状腺右叶包块切除术",术后病理结果提示为"甲状腺乳头状癌"。术后患者未行 ¹³¹I 治疗,病程中未定期随访及服用甲状腺激素替代抑制治疗。3 个月前患者自感颈部再次出现多个肿大包块,伴胸痛、咳嗽、呼吸困难、头痛及头晕等不适,行头、颈及胸部 CT 检查,部分断层图见图 20-1。

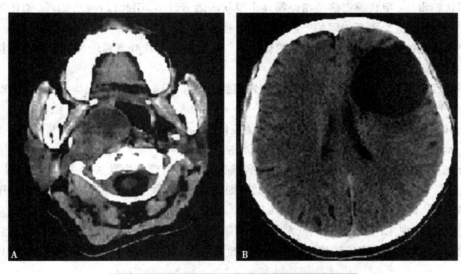

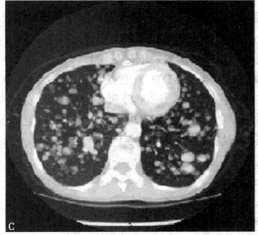

图 20-1 患者颈部、头部及胸部 CT 断层图

A. 颈部 CT 断层,见右侧咽旁明显肿大淋巴结,咽腔受压变形;B. 头部 CT 断层,见左侧额、顶叶部位巨大低密度占位;C. 胸部 CT 断层,见双肺多发、散在的粟粒状结节影

(1) 患者目前最可能的诊断是什么？简单分析导致患者出现上述情况的可能原因。

(2) 为明确诊断下一步可安排什么检查？

(3) 患者下一步应采取什么治疗方案？

3. 患者女性，70 岁，22 年前因颈部包块行"甲状腺次全切除术"，术中冷冻及术后病理学检查均证实颈部包块为甲状腺滤泡状癌。术后患者分别进行 ^{131}I 治疗两个疗程，以清除颈部残留甲状腺组织，以后患者长期规律服用甲状腺激素替代抑制治疗。3 个月前患者感腰背部疼痛，并逐渐加重，X-CT 检查示 4、5 腰椎有骨质破坏，全身骨显像提示肋骨、脊柱多处异常放射性浓聚。

试分析为明确患者诊断，应对患者行什么检查，并采用什么治疗方法？

【参考答案】

一、名词解释

1. 甲状腺毒症：甲状腺毒症是指血循环中甲状腺激素过多，引起以神经、循环、消化等系统兴奋性增高和代谢亢进为主要表现的一组临床综合征。

2. 甲状腺功能亢进症：由于甲状腺腺体本身合成和分泌甲状腺激素增加所导致的甲状腺毒症称为甲状腺功能亢进症。

3. 甲状腺功能亢进性心脏病：是指甲亢发展到一定阶段造成的心脏损害，以心房颤动为典型表现，重者可造成心力衰竭。

4. Graves 眼病：是一种眶后组织的自身免疫性炎性疾病，发生于 20%～30% 的 GD 患者，临床症状包括双眼球突出、眼球运动受限和眶周水肿。

5. 分化型甲状腺癌：甲状腺癌按组织学病理类型不同主要分为乳头状癌、滤泡状癌、髓样癌及未分化癌四种，其中前两者起源于甲状腺滤泡细胞且分化、预后较好，故被称为分化型甲状腺癌（DTC）。临床上 DTC 占甲状腺肿瘤的 90% 以上。

6. ^{131}I"顿抑"现象：指诊断用的低剂量 ^{131}I 抑制了正常残余甲状腺组织和摄碘性转移灶对随后用于治疗的高剂量 ^{131}I 摄取的现象。诊断用 ^{131}I 剂量越高，发生"顿抑"的可能性越大，而且程度亦更严重。

7. 甲状腺球蛋白：是由甲状腺滤泡上皮细胞合成并储存于甲状腺滤泡腔中的一种大分子糖蛋白，由于其分子量较大，正常情况下很少释放入血。临床上检测血清 Tg 水平主要用于 DTC 患者术后及 ^{131}I 清甲治疗后监测是否存在局部复发或远处转移。

8. 碘难治性分化型甲状腺癌（RAIR-DTC）：包括以下几种情况：DTC 病灶初次 ^{131}I 治疗就不摄碘；治疗过程中病灶逐渐出现不摄碘特征；部分病灶摄碘，部分病灶不摄碘；^{131}I 治疗过程中虽然病灶摄碘，但病情进展（病灶数目增多、体积增大或 Tg 水平持续上升）。临床上对 RAIRA-DTC 患者应终止 ^{131}I 治疗，考虑化疗及靶向药物治疗等手段。

二、中英文互译

1. 甲状腺毒症：thyrotoxicosis

2. 甲状腺功能亢进症：hyperthyroidism

3. 淡漠型甲亢：apathetichyperthyroidism

4. 甲亢危象：thyroid storm

5. 分化型甲状腺癌：differentiated thyroid cancer，DTC

6. 甲状腺乳头状癌：papillary thyroid cancer

7. 甲状腺滤泡状癌：follicular thyroid cancer

8. 甲状腺髓样癌：medullary thyroid cancer

9. 甲状腺未分化癌：anaplastic thyroid cancer

10. toxic multi-nodular goiter, TMNG：毒性多结节性甲状腺肿

11. toxic adenoma, TA：甲状腺高功能腺瘤

12. thyroglobulin, Tg：甲状腺球蛋白

13. radioactive iodine-refractory differentiated thyroid cancer, RAIR-DTC：碘难治性甲状腺癌

14. sodium iodide symporter, NIS：钠碘转运体

15. American Thyroid Association, ATA：美国甲状腺学会

16. thyroid-stimulating hormone, TSH：促甲状腺激素

17. diagnostic whole body scan, DxWBS：诊断性的全身显像

三、填空题

1. 合成　分泌　增加　甲状腺功能亢进症

2. 抗甲状腺药物　¹³¹I　手术

3. 顿服　2　2

4. 2～3　6　6

5. 成人 GD 甲亢　不适于 ATD 治疗者　存在手术禁忌或风险高者　老年患者

6. 完全缓解　好转　无效　复发

7. 半年　半年

8. GD 甲亢　甲状腺高功能腺瘤（TA）　毒性多结节性甲状腺肿（TMNG）

9. 固定活度法　计算活度法

10. 个体敏感性差异　甲状腺自身免疫性损伤

11. 甲状腺大小　病情轻重　病程长短　有无并发症　生育计划　治疗费用　可利月的医疗资源

12. 48　阴性

13. ¹³¹I 治疗前评估　ATD　ATD　ATD

14. 迅速有效地控制甲亢

15. 糖皮质激素

16. 外科手术治疗　¹³¹I 治疗　甲状腺激素替代抑制治疗

17. 清甲治疗　辅助治疗　清灶治疗

18. TSH 刺激状态下且无 TgAb 干扰 Tg 不能检出　诊断剂量 ¹³¹I 显像颈部无甲状腺组织显影

19. Tg

20. 甲状腺乳头状癌　甲状腺滤泡状癌　甲状腺髓样癌　甲状腺未分化癌　甲状腺乳头状癌甲状腺滤泡状癌

21. 3～4

22. BRAF^{V600E}

23. 妊娠

24. 至少 1～2　2～4

25. 6～12　6

26. 动态评估　疗效满意　疗效不确切　疗效不满意（血清学）　疗效不满意（影像学）

27. 400

28. 糖皮质激素　减轻对唾液腺的辐射损伤　腹腔和盆腔

四、选择题

【A1 型题】

1. A　2. E　3. C　4. D　5. B　6. B　7. D　8. D　9. C　10. D
11. D　12. C　13. C　14. A　15. C　16. D　17. B　18. E　19. A　20. D
21. B　22. E　23. B　24. D　25. D　26. C　27. E　28. C　29. B　30. C
31. B　32. C

【A2 型题】

33. A　34. D　35. A　36. B　37. C　38. D　39. A　40. D　41. B　42. C
43. A　44. A　45. B　46. E　47. C　48. C　49. D　50. C　51. C

【A3/A4 型题】

52. B　53. C　54. A　55. B　56. B　57. A　58. D

【B1 型题】

59. A　60. D　61. C　62. B　63. A　64. B　65. C　66. E　67. A

五、简答题

1. 简述 ¹³¹I 治疗甲亢的目标。

答：通过 ¹³¹I 治疗有效地控制患者的甲亢状态，即恢复正常的甲状腺功能或经治疗发生甲减后，通过补充甲状腺激素达到并维持正常甲状腺状态。

2. 简述 ¹³¹I 治疗甲亢时 ¹³¹I 活度的修正因素。

答：修正因素有：①甲状腺重量和质地；②甲状腺最高摄 ¹³¹I 率和有效半衰期；③年龄和病程长短；④抗甲状腺药物情况；⑤是否为复发；⑥有无合并症。

3. 简述 ¹³¹I 治疗甲亢的优缺点。

答：(1) ¹³¹I 治疗甲亢的优点：①确切控制甲状腺毒症所需时间较短；②避免手术风险；③避免应用抗甲状腺药物（ATD）治疗的潜在不良反应。

(2) ¹³¹I 治疗甲亢的缺点：①甲状腺破坏性治疗；②治疗后甲亢缓解所需时间较长；③可出现一过性甲状腺激素升高而致甲亢症状一过性加重；④甲减发生的可能性高，需终身服用甲状腺激素替代治疗；⑤具有放射性，需要进行相关辐射防护。

4. 简述 ¹³¹I 治疗甲亢的适应证和禁忌证。

答：(1) 适应证：①GD 甲亢；②TA 和 TMNG 甲亢。

(2) 禁忌证：①妊娠和哺乳期女性；②未来 6 个月内计划妊娠的女性。

5. 简述 ¹³¹I 治疗去除分化型甲状腺癌术后残留甲状腺组织的意义。

答：①术后残留甲状腺组织能摄取 ¹³¹I，用 ¹³¹I 去除 DTC 术后残留甲状腺组织的同时，也消除了隐匿在残留甲状腺组织中的微小 DTC 病灶，减低 DTC 的复发率和转移发生的可能性；②残留甲状腺组织完全去除后，避免了正常甲状腺组织与 DTC 竞争性摄取 ¹³¹I 的影响，清甲后 TSH 升高可促使 DTC 转移病灶摄碘能力增强，有利于用诊断性 ¹³¹I 显像发现 DTC 转移灶，同时利于用后期 ¹³¹I 对转移灶的治疗；③残留甲状腺组织被完全去除后，体内无 Tg 的正常来源，有利于通过检测血清 Tg 水平的变化，对 DTC 的复发或转移进行诊断；④清甲后 ¹³¹I 全身显像，常可发现诊断剂量 ¹³¹I 全身显像未能显示的 DTC 病灶，这对明确分期及制订患者随访和治疗的方案有重要意义。

6. 简述 ^{131}I 治疗分化型甲状腺癌的适应证和禁忌证。

答：^{131}I 治疗分化型甲状腺癌的适应证有：

（1）对于 DTC 术后患者，应根据手术病理特征、血清学及影像学等检查综合评估是否有局围组织侵犯、淋巴结转移、远处转移及患者意愿等进行术后复发风险分层，确定是否进行 ^{131}I 治疗。

（2）具有下列复发高危因素之一的患者应行 ^{131}I 治疗：①肿瘤病灶直径 >1cm；②肿瘤组织侵犯到甲状腺被膜外（如浸润甲状腺周围脂肪组织、包绕喉返神经等）；③肿瘤组织表现为高侵袭性病理亚型（如实体亚型、高细胞型等），或伴有与侵袭性及预后不良密切相关的血管侵犯、BRAF^{V600E} 基因突变等；④伴颈部淋巴结转移或远处转移；⑤血清 Tg 异常升高者。

（3）若肿瘤较小（≤1cm），没有周围组织的明显侵犯、淋巴结转移、远处转移及其他侵袭性特征者，可不考虑 ^{131}I 治疗。

禁忌证：妊娠期、哺乳期女性；计划 6 个月内妊娠者；无法遵从放射防护要求者。

7. 简述 DTC 患者术后及 ^{131}I 治疗长期随访的目的。

答：长期随访的目的有：①对临床完全缓解者进行随访监控，以便早期发现肿瘤的复发和转移；②对复发和带瘤生存者动态观察病情进展和疗效（即动态评估），以便及时调整随访和治疗方案；③监控 TSH 水平，保证抑制治疗疗效，同时对某些伴发疾病（如心脏疾病、其他恶性肿瘤等）病情进行动态观察。

8. 简述 DTC 患者术后及 ^{131}I 治疗后肿瘤完全缓解的标准。

答：肿瘤完全缓解的标准有：①没有肿瘤存在的临床证据；②没有肿瘤存在的影像学证据；③清甲治疗后 ^{131}I 全身显像没有发现甲状腺床及床外组织摄取 ^{131}I；④在无 TgAb 干扰的前提下，甲状腺激素抑制治疗下血清 Tg 测不到或 TSH 刺激下 Tg<1.0μg/L。

9. 简述 DTC 患者终止 ^{131}I 治疗的指征。

答：DTC 患者终止 ^{131}I 治疗的指征有：① DTC 患者经手术及 ^{131}I 治疗后，甲状腺及（或）转移灶完全清除，在 TSH 刺激下 Tg<1.0μg/L 者为完全缓解，可终止 ^{131}I 治疗，进入长期随访阶段；②出现碘难治，包括病灶初次治疗即不摄碘或治疗过程中逐渐不摄碘，病灶虽然摄碘，但病情进展等，应终止 ^{131}I 治疗，考虑靶向药物治疗等其他治疗手段；③患有严重心脑血管疾病、肝肾功能损伤或严重粒细胞缺乏、全血细胞减少等严重并发症及预期生存时间不足 6 个月者；④妊娠期、哺乳期或计划 6 个月内妊娠者。

六、病例分析

1. 答：（1）初步诊断为：甲亢合并甲状腺功能亢进性心脏病。

（2）应该完善的核医学检查有：甲状腺相关激素的检查（T$_3$、T$_4$、FT$_3$、FT$_4$、TSH、TRAb、TGAb、TPOAb）、甲状腺摄 ^{131}I 率试验、甲状腺显像。

（3）目前该患者最适宜使用 ^{131}I 治疗；依据有：①老年患者；②病程长，抗甲状腺药物（ATD）治疗已经 3 年，病情没有控制，而且出现甲状腺功能亢进性心脏病；③ ^{131}I 治疗能确切控制甲状腺毒症所需时间较短；避免手术风险；避免应用抗甲状腺药物（ATD）治疗的潜在不良反应。

2. 答：（1）患者目前最可能的诊断是：甲状腺癌局部复发伴颈部淋巴结（咽旁淋巴结明显）转移、肺转移及脑转移。导致其局部复发及远处转移的原因与患者初始治疗不彻底或不规范（即外科手术治疗仅行颈部包块切除术）、术后未行 ^{131}I 治疗及病程中未服用甲状腺激素替代抑制治疗等有关。

（2）为明确诊断，可行诊断剂量 ^{131}I 显像，如 CT 所见病灶有摄碘功能则可诊断为甲状腺癌转移灶，必要时也可考虑对部分病灶取活检，通过病理学明确诊断，以排除转移灶不摄碘导致 ^{131}I 显像出现的假阴性结果。

（3）^{131}I治疗后可能会产生脑水肿，因此先处理脑和颈部，外科会诊，首选手术治疗；再行诊断性显像，评估摄碘情况；若病灶摄碘，选择大剂量放射性碘治疗；如诊断剂量 ^{131}I 显像显示患者上述转移灶无摄碘功能，则考虑患者甲状腺癌转移灶失分化或属于碘难治（RAIR-DTC），则可考虑对患者采用索拉非尼靶向药物进行治疗。

3. 答：患者全身骨显像出现多发性异常放射性浓聚，X线、CT检查提示腰椎有骨质破坏，且既往有甲状腺滤泡状癌病史，故对患者的诊断首先应考虑甲状腺癌复发伴骨转移。但在明确诊断之前应检查甲状腺激素全套包括 Tg、TgAb 及 TSH 水平；为明确全身情况，可行 ^{18}F-FDG-PET/CT 检查，排除患者体内其他肿瘤的存在；另外对患者颈部进行查体及颈部超声检查，了解有无颈部的肿块。为进一步明确骨骼系统病变是否与甲状腺癌有关，可采用诊断剂量 ^{131}I 显像，如病灶部位有 ^{131}I 的浓聚，则可肯定为甲状腺癌骨转移，并可采用大剂量 ^{131}I 治疗；如无 ^{131}I 浓聚，仍不能排除患者甲状腺癌（无聚碘功能）或其他肿瘤转移的可能，可行 ^{99m}Tc-MIBI 亲肿瘤显像，以明确骨骼系统病灶属肿瘤性还是代谢性骨病（如骨质疏松）所致的，如属转移性骨肿瘤，而又不能浓聚 ^{131}I，则可采用 ^{153}Sm-EDTMP 等放射性药物治疗以缓解患者的疼痛，若非肿瘤性病变，则应按代谢性骨病处理。

（韦智晓 段 东）

第二十一章
放射性核素治疗恶性肿瘤骨转移

【学习目标】

1. 掌握　放射性核素治疗恶性肿瘤骨转移的原理、适应证及临床应用。
2. 熟悉　用于治疗恶性肿瘤骨转移的放射性药物的特性。
3. 了解　恶性肿瘤骨转移的综合治疗方法。

【内容提要】

恶性肿瘤骨转移是恶性肿瘤晚期最常见的临床问题之一。放射性核素治疗恶性肿瘤骨转移，特别是针对骨痛的治疗，起到了良好的临床效果。$^{89}SrCl_2$ 和 ^{153}Sm-EDTMP 是目前临床上最常用的治疗恶性肿瘤骨转移的放射性核素。本章应掌握放射性药物治疗恶性肿瘤骨转移的适应证、禁忌证、给药剂量和方法、重复治疗的时间，并且对治疗前后进行有效地评估和监测，对出现的副作用进行相应的处理。恶性肿瘤骨转移的治疗是涉及多个学科的临床问题，强调多学科协作综合治疗，以期达到最好的临床治疗效果。

一、常用放射性药物

1. 原理　恶性肿瘤骨转移由于骨质破坏，成骨细胞的修复作用活跃，因而能更多地摄取具有亲骨性的放射性药物，后者衰变产生的 β 射线对肿瘤细胞进行辐射杀伤，从而达到缓解骨痛、破坏肿瘤和提高生活质量的作用。目前对骨痛的缓解机制尚不十分清楚，可能与下列因素有关：①辐射作用使肿瘤缩小，减轻了受累骨膜的压力；②辐射生物效应改变了神经末梢去极化的速度，影响了疼痛在轴索的传导；③抑制了缓激肽和前列腺素等致痛化学物质的产生。

2. 放射性药物　用于恶性肿瘤骨转移治疗的放射性药物应具有适宜的有效半衰期，有效地浓聚于病灶。β 射线能量宜为 $0.5\sim1.0MeV$，$^{89}SrCl_2$ 和 ^{153}Sm-EDTMP 最常用。

二、临床应用

1. 适应证和禁忌证

(1) 适应证：①临床和影像指征：恶性肿瘤骨转移伴骨痛者；核素骨显像示恶性肿瘤骨转移病灶异常放射性浓聚；恶性骨肿瘤不能手术切除或术后有残留癌肿，且骨显像表现为放射性浓聚者。②实验室指标：治疗前一周内，血红蛋白>90g/L，白细胞不低于 $3.5\times10^9/L$，血小板不低于 $80\times10^9/L$。

(2) 禁忌证：①严重骨髓功能障碍者；②严重肝肾功能损害者；③骨显像病灶仅为溶骨性改变

者;④妊娠和哺乳者。

2. 治疗前准备及注意事项

3. 治疗方法 静脉缓慢注射。

4. 疗效的评价标准和随访观察指标 ①骨痛反应的评价标准:观察和记录治疗后骨痛消失,开始缓解和持续时间,以及复发时间和症状;②疗效评价标准;③临床一般状况(食欲、睡眠及生活质量)变化;④血象及生化检查;⑤影像学评价,包括 X 线片检查或全身骨显像。

5. 疗效观察及影响疗效的因素

6. 不良反应 包括早期及后期副作用。

7. 重复治疗指征

8. 综合治疗 包括外照射治疗、骨修复治疗、手术治疗、化学治疗和中医治疗等。

【习题】

一、名词解释

骨痛的"闪烁"现象

二、中英文互译

1. 内照射

2. 外放射治疗

3. bone metastasis

三、填空题

1. ＿＿＿＿＿＿＿＿是首选的筛查骨转移的检查方法,具有很高的灵敏度,可以在形态学改变之前早期探测骨转移灶。

2. 目前临床上常用于治疗转移性骨肿瘤的放射性药物是＿＿＿＿＿＿＿＿和＿＿＿＿＿＿＿＿。

3. ＿＿＿＿＿＿＿＿和＿＿＿＿＿＿＿＿是晚期肿瘤患者最常见和最难解决的问题,常需采用＿＿＿＿＿＿＿＿治疗骨转移性肿瘤及其引起的疼痛,是近年来治疗核医学发展最快的领域之一。

4. 原发肿瘤的类型和骨转移灶的表现形式对疗效有直接影响,原发癌为＿＿＿＿＿＿＿＿和＿＿＿＿＿＿＿＿的疗效最好,＿＿＿＿＿＿＿＿和＿＿＿＿＿＿＿＿次之。

5. 临床观察到 5%～10% 的骨转移癌患者在给予放射性核素治疗后＿＿＿＿＿＿＿＿,骨痛加剧,持续约＿＿＿＿＿＿＿＿,这就是骨痛的"闪烁"现象或称为"反跳痛"。

6. 骨转移瘤的治疗目的是＿＿＿＿＿＿＿＿、＿＿＿＿＿＿＿＿、＿＿＿＿＿＿＿＿、＿＿＿＿＿＿＿＿。

7. 转移性骨肿瘤病灶部位由于骨组织受到破坏,＿＿＿＿＿＿＿＿的修复作用极其活跃,用于治疗转移性骨肿瘤的放射性药物都有＿＿＿＿＿＿＿＿,骨组织代谢活跃的部分浓聚更多的放射性药物。

8. 转移性骨肿瘤放射性核素靶向治疗时,患者白细胞不低于＿＿＿＿＿＿＿＿,血小板不低于＿＿＿＿＿＿＿＿。

9. 采用放射性核素治疗骨转移性肿瘤的主要副作用是＿＿＿＿＿＿＿＿。

10. ＿＿＿＿＿＿＿＿与外照射放射治疗、双磷酸盐、激素和化疗药物等方法联合治疗多发性骨转移,不仅可以更加有效地缓解疼痛而且还可改善患者生存质量。

四、选择题

【A1 型题】

1. 骨肿瘤病灶浓聚放射性药物 ^{153}Sm-EDTMP 的机制是
    A. 抗原抗体反应
    B. 配体受体结合
    C. 肿瘤细胞特异摄取
    D. 病灶部位骨代谢活跃形成的放射性药物浓聚
    E. 离子交换

2. ^{89}SrCl$_2$ 治疗骨转移若需重复治疗，两次治疗的间隔时间应为
    A. 1～2 周　　　　　　B. 2～4 周　　　　　　C. 2～4 个月
    D. 3～6 个月　　　　　E. 6～12 个月

3. 放射性核素治疗骨肿瘤后 2～10 天骨痛加重提示
    A. 治疗无效　　　　　　　　　B. 病情恶化
    C. 应采用化疗　　　　　　　　D. 应采用外放疗
    E. 将取得较好疗效

4. 核素治疗常用发射 β 射线的核素，**不包括**
    A. ^{131}I　　　　　　B. ^{32}P　　　　　　C. ^{89}Sr
    D. ^{18}F　　　　　　E. ^{153}Sm

5. 用放射性核素治疗骨转移癌，疗效较好的原发肿瘤为
    A. 肝癌、胃癌、结肠癌　　　　　B. 甲状腺癌、肾上腺癌、肾癌
    C. 肺癌、乳腺癌、前列腺癌　　　D. 卵巢癌、宫颈癌、绒癌
    E. 脑肿瘤、骨肿瘤

6. 放射性核素治疗骨转移癌骨痛时下列哪个器官受到的辐射剂量最大
    A. 肝脏　　　　　　　B. 膀胱　　　　　　　C. 骨髓
    D. 肺　　　　　　　　E. 甲状腺

7. ^{153}Sm-EDTMP 治疗骨转移若需重复治疗，两次治疗的间隔时间应为
    A. 1～2 周　　　　　　B. 4 周　　　　　　　C. 2～4 个月
    D. 3～6 个月　　　　　E. 6～12 个月

8. 骨转移癌进行放射性核素治疗前最重要的检查是
    A. ^{99m}Tc-MDP 全身骨显像　　　B. CT 检查
    C. MRI 检查　　　　　　　　　　D. PET/CT 检查
    E. ^{99m}Tc-MIBI 全身肿瘤显像

9. 放射性核素治疗骨转移癌的主要目的是
    A. 缓解疼痛　　　　　　　　　B. 控制骨转移病灶
    C. 预防新病灶发生　　　　　　D. 修复溶骨性病灶
    E. 以上都对

10. 骨转移在骨显像中哪种放射性分布更适宜核素治疗
    A. 放射性减低区　　　　　　　B. 放射性缺损区
    C. 放射性增高区　　　　　　　D. 放射性分布正常区
    E. 放射性分布不均匀

【A2 型题】

11. 患者男性,67 岁,右肺癌术后 3 个月,自觉全身多处骨骼疼痛,X 线胸背部和腰部检查未发现异常,骨显像发现肋骨、胸椎和腰椎有多处放射性异常浓聚,该患者应选择的治疗措施为

A. ^{131}I 治疗　　　　　　　　　　　　B. ^{211}At 治疗

C. ^{153}Sm-EDTMP 治疗　　　　　　　　D. 放射性核素胶体治疗

E. 放射性核素动脉介入

【A3/A4 型题】

(12～14 题共用题干)

患者女性,70 岁,22 年前因颈部包块行"甲状腺次全切除术",术中冷冻及术后病理学检查均证实颈部包块为甲状腺滤泡状癌。术后患者分别进行 ^{131}I 治疗两个疗程,以清除颈部残留甲状腺组织,以后患者长期服用甲状腺激素替代治疗。3 个月前患者感腰背部疼痛并渐加重。

12. 对确诊最有价值的影像检查是

A. 甲状腺显像　　　　　B. 全身骨显像　　　　　C. 胸腰部 CT

D. 胸腰部 X 线平片　　　E. 以上都不是

13. 最可能的诊断是

A. 胸腰部退行性变　　　　　　　　　B. 胸腰椎骨转移

C. 代谢性骨病　　　　　　　　　　　D. 甲状腺激素减低导致的骨质疏松症

E. 以上均不是

14. 如果该患者进行放射性核素治疗,应选择哪种核素

A. ^{131}I 治疗　　　　　　　　　　　　B. ^{211}At 治疗

C. ^{89}Sr 治疗　　　　　　　　　　　　D. 放射性核素胶体治疗

E. 放射性核素动脉介入

【B1 型题】

(15～16 题共用备选答案)

A. 乳腺癌　　　　　　　B. 肺癌　　　　　　　　C. 胃癌

D. 结肠癌　　　　　　　E. 肾癌

15. 放射性核素治疗骨转移瘤最适用于哪种肿瘤

16. 放射性核素治疗哪种肿瘤骨转移效果相对差

五、简答题

1. 简述放射性核素药物治疗骨转移瘤的适应证和禁忌证。

2. 简述放射性药物治疗骨转移瘤的疗效评价标准。

3. 简述放射性核素治疗骨转移性肿瘤时止痛的机制。

4. 简述放射性药物治疗骨转移瘤的重复治疗指征。

六、病例分析

1. 患者男性,75 岁,1 年前出现尿频、尿急及尿血,患者自认为是前列腺肥大,未去医院就诊。近日出现胸腰部疼痛且尿血明显加重,就诊当地医院,肿瘤标记物 PSA > 100μg/ml,CT 检查示 3、4 腰椎有骨质破坏。

试分析为明确患者诊断,应对患者再完善什么检查,并采用什么较为长效的止痛治疗方法?

2. 患者女性,39 岁,4 年前行左侧乳腺癌根治术,并行乳腺局部放化疗 6 次。近日出现右肩部及腰部疼痛,就诊于当地医院行 SPECT 检查,见图 21-1。

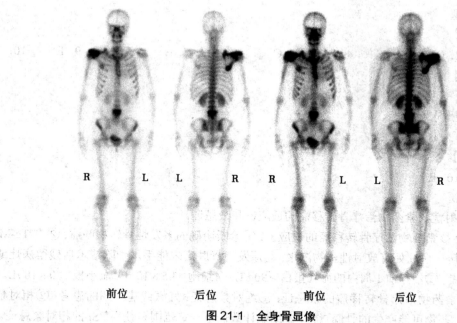

前位　　　后位　　　　前位　　　后位

图 21-1　全身骨显像

（1）简要描述 SPECT 影像学表现。

（2）该病例最有可能的诊断是什么？该患者应采用何种治疗方法？

【参考答案】

一、名词解释

骨痛的"闪烁"现象：5%~10% 的患者在 ^{89}Sr 注射后出现短暂的疼痛加重，称之为反跳痛或称闪烁现象，一般发生在注射后 3~6 天，持续 2~7 天，这就是骨痛的"闪烁"现象或称为"反跳痛"。

二、中英文互译

1. 内照射：internal radiation

2. 外放射治疗：external radiation therapy

3. bone metastasis：骨转移瘤

三、填空题

1. 全身骨扫描

2. ^{89}SrCl$_2$　　^{153}Sm-EDTMP

3. 恶性肿瘤广泛骨转移　顽固性骨痛　放射性核素

4. 乳腺癌　前列腺癌　肺癌　鼻咽癌

5. 2~10 天　2~7 天

6. 缓解疼痛　预防或处理病理性骨折　解除神经压迫　改善生存质量　延长生存期

7. 成骨细胞　趋骨性

8. 2.4×10^9/L　60×10^9/L

9. 骨髓抑制（一过性）

10. 放射性核素靶向治疗

四、选择题

【A1 型题】

1. D　　2. D　　3. E　　4. D　　5. C　　6. C　　7. B　　8. A　　9. E　　10. C

【A2 型题】

11. C

【A3/A4 型题】

12. B　　13. B　　14. A

【B1 型题】

15. A　　16. E

五、简答题

1. 简述放射性核素药物治疗骨转移瘤的适应证和禁忌证。

答：放射性核素药物治疗骨转移瘤的适应证：①诊断明确的多发性骨转移肿瘤；② ^{99m}Tc-MDP 骨显像证实骨转移病灶处有放射性药物浓聚；③原发性骨肿瘤未能手术切除或术后残留病灶或伴骨内多发转移者；④治疗前 1 周内的血红蛋白 >90g/L，白细胞 ≥3.5×10^9/L，血小板 ≥80×10^9/L。

放射性核素药物治疗骨转移瘤的禁忌证：①绝对禁忌证：妊娠或哺乳期的患者；②相对禁忌证：由于放射性药物可能产生的骨髓毒性，血细胞计数低至一定范围是使用 ^{89}Sr 的相对禁忌证。

2. 简述放射性药物治疗骨转移瘤的疗效评价标准。

答：疗效评价：1 级为无变化，疼痛维持原水平或增加，止痛药用量未减少或增加；2 级为疼痛轻度减轻，止痛药用量减少；3 级为疼痛显著减轻，止痛药用量较前显著减少；4 级为疼痛消失，停用所有止痛药。

3. 简述放射性核素治疗骨转移性肿瘤时止痛的机制。

答：放射性药物缓解骨转移性肿瘤骨痛的机制尚不十分清楚，可能与下列因素有关：①辐射作用使肿瘤缩小，减轻了受累骨膜的压力；②辐射生物效应改变了神经末梢去极化的速度，影响了疼痛在轴索的传导；③抑制了缓激肽和前列腺素等致痛化学物质的产生。

4. 简述放射性药物治疗骨转移瘤的重复治疗指征。

答：①骨痛未完全消失或复发；②第一次治疗疗效好，随访中血象变化不明显（白细胞 >3.0×10^9/L；血小板 >80×10^9/L），仍有骨痛者，可重复治疗；③重复治疗间隔时间需要根据病情的进展和患者的全身状况而定，一般情况下，^{89}Sr 重复治疗间隔 3 个月或更长时间；④对于第一次注射后无反应的患者，有报道第二次治疗 50% 的患者可获得疗效。

六、病例分析

1. 答：患者为老年男性，有胸腰部疼痛且血尿明显加重，肿瘤标记物 PSA>100μg/ml，CT 检查示 3、4 腰椎有骨质破坏，临床应高度怀疑前列腺癌骨转移。约 85% 的前列腺癌患者最终会发展成骨转移，骨骼显像与 X 线影像不同，可反映局部骨骼的血流变化、骨盐代谢和成骨细胞活性等，因此可比 X 线较早地发现病变。因此该患者应该行 ^{99m}Tc-MDP 全身骨扫描，以明确是否有除 CT 发现的 3、4 腰椎骨转移以外的其他骨转移的情况，以确定进一步治疗方案。

如患者前列腺癌出现全身骨转移，应行静脉注射 ^{89}SrCl$_2$。^{89}Sr 发出 β 射线可杀死肿瘤细胞，还可以降低碱性磷酸酶和前列腺素水平达到止痛和降低血钙水平，^{89}Sr 在骨转移灶的浓聚是正常骨的 2～25 倍，半衰期较长，达 50.6 天，因而对前列腺癌骨转移治疗效果较好。

2. 答：（1）SPECT 影像所见：全身诸骨显影清晰，对比良好，双肾显影，膀胱内有放射性充盈。右侧肱骨、肩胛骨及 L$_4$ 椎体可见异常放射性浓聚。诊断意见：左乳癌术后骨转移，累及右侧肱骨、

肩胛骨及 L_4 椎体。

（2）该患者诊断为左乳癌术后骨转移，累及右侧肱骨、肩胛骨及 L_4 椎体。乳腺癌是女性最常见的恶性肿瘤之一，约 70% 的患者最终会出现骨转移。对于多发骨转移患者，放射性核素内放射治疗效果好、方法简便且副作用小，如 $^{89}SrCl_2$、$^{153}Sm-EDTMP$ 等。

（王雪梅）

第二十二章

放射性粒子植入治疗

【学习目标】

1. 掌握　放射性粒子植入治疗的临床应用。
2. 熟悉　放射性粒子植入治疗的原理、技术流程及适应证。
3. 了解　治疗计划及验证方法。

【内容提要】

放射性粒子植入治疗的定义及临床应用：放射性粒子植入治疗属于近距离放射治疗的范畴，是将含有放射性核素的微型密闭粒子源植入到肿瘤病灶或浸润组织中，从而达到治疗作用的一种医学内照射治疗技术。

一、治疗原理与粒子特性

1. 基本原理　利用放射性粒子持续释放的低剂量率的 γ 射线，在肿瘤靶区及受浸润区域持续不断地积累损伤效应，使肿瘤靶区获得高剂量的照射治疗，而对周围正常组织影响极小。目前主要应用于治疗前列腺癌、非小细胞肺癌、胰腺癌、头颈部肿瘤及肝癌等，分别有各自的治疗适应证。

2. 粒子的种类及物理特性

（1）^{125}I 粒子：半衰期 59.4 天，主要发射能量 27keV 光子；铅半价层仅为 0.025mm，不需要特殊防护。适用于对放射低或中度敏感性的局限性肿瘤进行永久性间质种植治疗。

（2）^{103}Pd 粒子：半衰期 17 天，主要发射能量 20～30keV 的特征 X 射线；铅半价层仅为 0.008mm，临床应用时易于防护且剂量局限。适合治疗快速生长的肿瘤。

3. 临床操作流程　确定临床靶区及周围正常组织，在（多模态）影像引导植入放射性粒子，利用治疗计划系统（TPS）制订治疗前计划和治疗后的剂量学验证，可利用影像进行粒子位置的实时验证与评价，适时进行校正，如有必要可以再补种粒子。

4. 治疗计划与剂量验证　治疗前通过 TPS 在影像技术引导下，定义肿瘤靶体积，勾画肿瘤的计划靶区与周围危及器官（OAR）。确定处方剂量后重建肿瘤与正常组织的立体模型，确保在三维空间上能够区分肿瘤与正常组织。利用 TPS 计算肿瘤靶组织的体积和肿瘤匹配周边剂量（MPD）等，设计粒子在靶组织内的空间分布和植入路径，提供粒子的数量与活度进行剂量验证。治疗中比照 TPS 方案，检验核对靶区位置、导针路径和植入粒子的位置数目，实时校正和调整粒子的位置分布。治疗后再依据影像检查结果，通过 TPS 计算剂量分布，必要时进行补充和纠正治疗。

二、临床应用

放射性粒子植入主要用于治疗前列腺癌、非小细胞肺癌、胰腺癌和头颈部肿瘤等。

【习题】

一、名词解释

1. 放射性粒子植入治疗
2. 放射性核素近距离治疗
3. 治疗计划系统

二、中英文互译

1. 治疗计划系统
2. 计划靶区
3. organs at risk，OAR
4. gross tumor volume，GTV

三、填空题

1. 放射性粒子植入治疗是利用放射性粒子持续释放的_____，在肿瘤靶区及受浸润区域持续不间断地积累损伤效应，使肿瘤靶区获得高剂量的照射治疗。

2. 放射性粒子治疗的特点是：首先它不仅使肿瘤细胞停滞于静止期，还能不断地消耗肿瘤_____，使其失去增殖能力，尤其是处于_____期的肿瘤细胞，因辐射效应而遭到最大限度的毁灭性杀伤。其次对_____的依赖性很小，不仅对繁殖周期各时相的肿瘤病变细胞有效，而且能克服_____肿瘤细胞对射线的抗拒性。

3. ^{125}I粒子的半衰期是_____天，通过_____的衰变方式，主要发射释放能量为27keV的光子。

四、选择题

【A1型题】

1. 放射性粒子植入治疗主要利用下列哪种射线进行
   A. α射线　　　　　　　B. β射线　　　　　　　C. X线
   D. 紫外线　　　　　　　E. γ射线

2. 下列**不属于**分子水平放射性核素治疗的是
   A. 放射免疫治疗　　　　　　　　B. 放射反义治疗
   C. 放射受体治疗　　　　　　　　D. 放射性粒子植入治疗
   E. 以上均不正确

3. 未经治疗的早期局限性原发肿瘤最适宜放射性粒子治疗的是
   A. 肺癌　　　　　　　B. 脑肿瘤　　　　　　　C. 胰腺癌
   D. 前列腺癌　　　　　E. 头颈部肿瘤

4. 放射性粒子植入治疗非小细胞肺癌的适应证**不正确**的是
   A. 外科手术切除肿瘤过程中出现肉眼无法完全切除的肿瘤残余组织
   B. 肿瘤与周围组织及重要器官浸润粘连成团块无法切除者
   C. 无手术指征或手术禁忌且肿瘤肿瘤直径<7cm 的 NSCLC 患者

D. Ⅰ、Ⅱ期患者不能或不愿手术治疗，KPS 评分 >60，预计生存时间 >6 个月的 NSCLC 患者

E. 广泛转移的 NSCLC 患者

5. 下列关于放射性粒子植入治疗头颈部肿瘤的描述**不正确**的是

A. 对于术后和（或）外放射治疗失败的病例，粒子植入治疗对延缓肿瘤发展和缓解症状等具有较好的控制疗效

B. 与手术和放疗相比，对周围正常组织损伤小

C. 适用于手术禁忌且不适合外照射放疗的患者

D. 进行粒子植入时沿着肿瘤短轴进针

E. 进针点选择距离体表较深部位

【B1 型题】

（6～9 题共用备选答案）

A. β 射线　　　　　　　B. α 射线　　　　　　　C. 俄歇电子

D. X 射线　　　　　　　E. γ 射线

6. ^{211}At 发射的是哪种射线

7. ^{90}Y 发射的是哪种射线

8. 临床有明显症状的病灶内照射治疗应选择发射哪种射线的核素

9. 哪种射线是低 LET 射线

五、简答题

1. 简述放射性粒子植入治疗原理。

2. 简述前列腺癌放射性粒子植入治疗的适应证。

六、病例分析

患者男性，65 岁，进行性排尿困难 1 个月，血清 PSA 5.8μg/ml，超声提示前列腺占位，针吸活检结果为腺癌，Gleason 分级为 4 级。临床分期为 T_1 期。患者不能接受手术、放疗及药物很可能导致的不良反应，因此要求放射性粒子植入治疗。

（1）该患者能否进行放射性粒子植入治疗？

（2）若满足治疗条件，如何进行治疗？

（3）治疗的注意事项是什么？

【参考答案】

一、名词解释

1. 放射性粒子植入治疗：属于近距离放射治疗的范畴，是将含有放射性核素（如 ^{125}I 和 ^{103}Pd 等）的微型封闭粒子源，按制订的治疗计划，通过术中植入方式或影像引导方式，直接植入到肿瘤病灶、受浸润或沿淋巴途径扩散的靶区组织中，从而达到治疗作用的一种医学内照射治疗技术。

2. 放射性核素近距离治疗：是指通过一定的方法将放射源植入病灶，使其长期滞留在病灶内，利用放射性核素不断衰变发射 γ 射线、核衰变中电子俘获以特征 X 线形式释放及射线与物质相互作用发生电离激发和散射作用中的韧致辐射等综合作用，低剂量持续照射有效抑制或破坏病变组织，从而产生疗效的一种治疗方法，如放射性粒子（seed）植入治疗肿瘤、放射性支架植入防止血管再狭窄等。

3. 治疗计划系统：一般是指放射治疗计划系统，一种专用的计算机医疗系统，通过对放射源

和患者建模,来模拟计划实施的放射治疗。治疗计划系统是放射治疗质量控制与质量保证的必不可少的手段,用于放射治疗计划设计和治疗后的剂量学验证。

二、中英文互译

1. 治疗计划系统：treatment planning system，TPS

2. 计划靶区：planning target volume，PTV

3. organs at risk，OAR：靶区周围危及器官

4. gross tumor volume，GTV：肿瘤靶区

三、填空题

1. 低剂量率 γ 射线

2. 干细胞　敏感　氧　乏氧

3. 59.4　轨道电子俘获

四、选择题

【A1 型题】

1. E　　2. D　　3. D　　4. E　　5. D

【B1 型题】

6. B　　7. A　　8. A　　9. A

五、简答题

1. 简述放射性粒子植入治疗原理。

答：属于近距离放射治疗的范畴,是将含有放射性核素(如 ^{125}I 和 ^{103}Pd 等)的微型封闭粒子源,直接植入到肿瘤肿瘤病灶、受浸润或沿淋巴途径扩散的靶区组织中,利用放射性粒子持续释放的低剂量率 γ 射线,在肿瘤靶区及受浸润区域持续不断地积累损伤效应,使肿瘤靶区获得高剂量的照射治疗,从而达到治疗作用。

2. 简述前列腺癌放射性粒子植入治疗的适应证。

答：(1) 单纯粒子植入治疗时：$T_1 \sim T_{2a}$；Gleason 分级 2～6；PSA≤10μg/ml。

(2) 联合外照射治疗时：$T_{2b} \sim T_{2c}$；Gleason 分级 7～10；PSA>10μg/ml；MRI 示肿瘤穿透包膜；前列腺多点或两侧针吸活检阳性。

(3) 联合外照射和雄激素阻断治疗时：前列腺体积>60ml。

六、病例分析

答：(1) 该患者符合前列腺癌单纯放射性粒子植入治疗适应证,可以进行粒子植入治疗。

(2) 治疗前患者或家属签署知情同意书,术前 2 周停服抗凝类药物；24 小时进流食,术前 3 小时可以进水；进行肠道准备。治疗时患者麻醉后取膀胱截石位,体位固定,留置导尿管。安装固定架、模板和步进器。连接直肠 B 超探头或 CT 定位,获取图像,传入治疗计划系统,以便实施植入方案。在尿道两侧穿入两支固定针固定前列腺。根据治疗计划和针位图提供的位置进行超声横断或纵断监视下植入针穿刺,每支针保证不穿出前列腺包膜。植入粒子期间术后超声实时取图,实施术中治疗计划。植入后探测是否有粒子丢失,清点手术器械,结束手术,术后 24 小时进行盆腔平片或 CT 扫描,进行计量学验证与质量评估。

(3) 术前全面检查,与相关科室共同讨论,决定治疗方案；必须充分准备术前肠道；患者可全身麻醉或硬膜外麻醉；必须准确摆放患者体位；术后要进行剂量学验证；嘱咐患者术后 15 天内注意观察尿液,确认是否有粒子排出；术后 15 天内避免夫妻生活；术后 2 个月内不要与妊娠妇女或儿童紧密接触。

(赵新明)

第二十三章
其他放射性核素治疗

【学习目标】

1. 掌握　放射性核素敷贴治疗的原理、适应证、禁忌证。
2. 熟悉　放射免疫治疗和 ^{131}I-MIBG 治疗的原理、适应证、禁忌证；受体介导治疗和基因靶向治疗（放射性反义治疗和基因转染介导核素治疗）的原理。
3. 了解　血管内放射性支架、硼中子俘获治疗、重离子治疗和核素示踪治疗的原理和治疗方法。

【内容提要】

一、放射性药物生物靶向治疗

1. 放射免疫导向治疗

（1）原理：利用发射 α 或 β 粒子的放射性核素标记特异性抗体，其进入体内后能与肿瘤细胞表面特定抗原进行结合，使放射性核素在肿瘤组织内大量聚集并长时间滞留；通过放射性核素衰变过程中发射 α 或 β 射线破坏或干扰肿瘤细胞的结构或功能，发挥抑制、杀伤或杀死肿瘤细胞的作用，达到治疗目的。

（2）适应证：主要适用于肿瘤复发、术后残留的较小病灶、转移形成的亚临床微小病灶和全身较广泛转移的患者。

（3）禁忌证：对药品以及成分过敏；冷抗体皮试阳性或 HAMA 反应阳性；妊娠和哺乳的妇女；肝肾功能严重障碍者；有特殊禁忌证者。

（4）治疗方法：常规检查，进行放射免疫显像确定病灶的浓聚程度；用 ^{131}I 标记抗体需封闭甲状腺；做皮试观察有无过敏反应。给药方法包括经静脉给药及局部给药，静脉给药最常见。

（5）临床应用：包括非霍奇金淋巴瘤、肝癌、肺癌及其他肿瘤。

2. 受体介导核素治疗　受体介导核素治疗是依据配体和受体特异性结合的特性，利用放射性核素标记的特异配体，通过配体与受体之间的特异结合，使大量放射性核素浓聚于病灶，达到内照射治疗的目的。以生长抑素受体介导治疗最成熟。适应证为不能手术或已经出现转移的神经内分泌肿瘤，以及其他难治性 SSTR 阳性的实体瘤。

3. 基因靶向治疗

（1）放射性反义治疗的原理：应用较短的寡核苷酸序列与引发疾病的高表达基因 DNA 或 mRNA 序列特异性结合，从而使其得到抑制。方法主要有转录抑制、翻译抑制、放射性反义治疗。

（2）基因转染介导核素治疗的原理：通过基因转染，使靶细胞增强或获得表达某种蛋白质的功能，利用其表达产物介导放射性核素治疗。

二、其他治疗

1. 放射性核素敷贴治疗

（1）原理：利用半衰期足够长且产生足够能量的β射线的核素作为照射源紧贴于病变部位，通过β射线的电离辐射生物效应，导致病变局部组织细胞出现形态学及功能学的改变，从而达到治疗目的。

（2）适应证：局限性的慢性湿疹、牛皮癣、神经性皮炎；毛细血管瘤、瘢痕疙瘩和鲜红斑痣等；口腔黏膜和女阴白斑；角膜和结膜非特异性炎症、溃疡、翼状胬肉和角膜移植后新生血管等；浅表鸡眼、寻常疣和腋臭等。

（3）禁忌证：过敏性皮炎如日光性皮炎和夏令湿疹等；广泛性神经性皮炎和湿疹等；各种开放性皮肤损伤和感染等。

（4）β射线敷贴器：临床上制作β射线敷贴器核素应具备以下特性：纯β射线发生体，射线能量高，在组织内有足够的穿透力能满足治疗的需求；有足够长的半衰期，可较长时间使用；易于制备成所需形状；易于防护。

2. 嗜铬细胞瘤、神经母细胞瘤的 ^{131}I-MIBG 治疗

（1）原理：^{131}I-MIBG 能被某些富肾上腺素能受体的肿瘤（如嗜铬细胞瘤、恶性嗜铬细胞瘤及其转移灶、神经母细胞瘤等）高度选择性摄取，同时也能被类癌和甲状腺髓样癌组织摄取。^{131}I 衰变发射β射线，在所聚集的部位产生低剂量、持续内照射作用，能抑制和破坏肿瘤组织和细胞，达到治疗目的。

（2）适应证：凡能够选择性浓聚摄取 ^{131}I-MIBG 的肿瘤。临床常用于恶性嗜铬细胞瘤和神经母细胞瘤的治疗。

（3）禁忌证：分为绝对禁忌证和相对禁忌证。

绝对禁忌证：孕妇及哺乳患者，预期存活不超过 3 个月患者（难以处理的骨痛患者除外），肾衰短期需要透析者。

相对禁忌证：不能接受医疗隔离，尿失禁，肾功能快速恶化（GFR 低于 30ml/min），前期治疗所致的进行性血液或肾毒性，骨髓抑制（白细胞低于 4.0×10^9/L，红细胞低于 3.5×10^{12}/L，血小板低于 90×10^9/L）。

3. 肝癌动脉导管介入治疗　放射性核素肝癌动脉导管介入治疗可以起到局部给药、内照射和栓塞动脉等多重作用。

4. 血管内放射性支架介入治疗　放射性支架是预防血管成形术后再狭窄的有效途径。

【习题】

一、名词解释

1. 放射免疫治疗
2. 翻译抑制
3. 基因转染介导核素治疗
4. 受体介导核素治疗

二、中英文互译

1. 转录抑制
2. 生长抑素
3. 翻译抑制
4. radioimmunotherapy
5. radioimmunoimaging
6. antisense oligomerization nucleotide

三、填空题

1. 基因靶向治疗包括：_____和_____。

2. 反义治疗即应用较短的_____与引发疾病的高表达的基因_____或_____序列特异性结合，从而使其得到抑制。

3. 放射性核素敷贴治疗是利用半衰期足够长且产生足够能量_____的核素作为照射源紧贴于病变部位，通过其产生_____效应，从而达到治疗目的。

四、选择题

【A1 型题】

1. ^{90}Y-ibritumomab tiuxetan 是一种用于导向放射治疗哪种肿瘤的药物
   A. 肺癌　　　　　　　　　B. 胰腺癌　　　　　　　　　C. 非霍奇金淋巴瘤
   D. 结肠癌　　　　　　　　E. 肝癌

2. β 射线敷贴治疗的适应证是
   A. 夏令湿疹　　　　　　　　　　　　B. 日光性皮炎
   C. 毛细血管瘤　　　　　　　　　　　D. 过敏性皮炎
   E. 开放性皮肤损伤

3. 富含肾上腺素能受体的肿瘤是
   A. 肺腺癌　　　　　　　　　B. 肝癌　　　　　　　　　C. 鼻咽癌
   D. 淋巴瘤　　　　　　　　　E. 神经母细胞瘤

4. NIS 基因转染的肿瘤细胞表达 NIS 并浓聚
   A. ^{131}I　　　　　　　　　B. ^{125}I　　　　　　　　　C. ^{90}Y
   D. ^{90}Sr　　　　　　　　　E. ^{153}Sm

5. 下列哪项**不是**用于放射免疫治疗的药物
   A. ^{90}Y-ibritumomab tiuxetan　　　　　B. ^{131}I-tositumomab
   C. γ 唯美生　　　　　　　　　　　　　　D. 利卡汀
   E. 奥曲肽

6. 以下哪项**不是**放射免疫治疗的适应证
   A. 肿瘤复发病灶　　　　　　　　　B. 可切除的原发肿瘤病灶
   C. 肿瘤术后残留的较小病灶　　　　D. 全身较广泛转移
   E. 肿瘤转移形成的亚临床微小病灶

7. 以下哪项**不是**放射性核素敷贴的适应证
   A. 局限性的慢性湿疹　　　　　　　B. 瘢痕疙瘩
   C. 过敏性皮炎　　　　　　　　　　D. 口腔黏膜白斑
   E. 鲜红斑痣

8. 用于 RIT 的放射性核素是

　　A. ^{131}I　　　　　　　　　　　B. ^{125}I　　　　　　　　　　C. ^{99m}Tc

　　D. ^{89}Sr　　　　　　　　　　E. ^{153}Sm

9. 以下哪项**不是**影响 RIT 疗效的因素

　　A. 抗体的选择　　　　　　　　　　B. 放射性核素的选择

　　C. 肿瘤分期　　　　　　　　　　　D. 给药剂量高低

　　E. 给药途径的不同

【A2 型题】

10. 患者男性，60 岁，肝癌术后复发，经评估不宜行 TACE 治疗，可选择以下哪种药物治疗

　　A. ^{90}Y-ibritumomab tiuxetan　　　　　B. ^{131}I-tositumomab

　　C. ^{131}I-MIBG　　　　　　　　　　D. 利卡汀

　　E. ^{111}In- 奥曲肽

11. 患者女性，65 岁，肺癌晚期，放化疗效果欠佳，可选择以下哪种药物治疗

　　A. 唯美生　　　　　　　　　　　　B. ^{131}I-tositumomab

　　C. ^{131}I-MIBG　　　　　　　　　　D. 利卡汀

　　E. ^{111}In- 奥曲肽

【A3/A4 型题】

（12～14 题共用题干）

患者女性，34 岁，反复头痛、多汗、心悸 2 年，体检发现血压高 160/95mmHg。24 小时尿儿茶酚胺：肾上腺素 89μg/24h，去甲肾上腺素 260μg/24h。内分泌科拟诊嗜铬细胞瘤。

12. 应首选哪种影像学检查方法

　　A. ^{18}F-FDG PET 显像　　　　　　B. MRI

　　C. ^{99m}Tc-MIBI　　　　　　　　　D. ^{131}I-MIBG

　　E. CT

13. 如行上述检查方法发现全身多发显像剂异常浓聚灶，可选择以下哪种药物治疗

　　A. ^{90}Y-ibritumomab tiuxetan　　　　　B. ^{131}I-tositumomab

　　C. ^{131}I-MIBG　　　　　　　　　　D. 利卡汀

　　E. ^{111}In- 奥曲肽

14. 关于该治疗的适应证，以下哪项**不正确**

　　A. 不能手术切除的患者　　　　　　B. 曾进行化疗和放疗无效者

　　C. 预期存活 1 年以上者　　　　　　D. 广泛骨转移所致剧烈疼痛者

　　E. 白细胞低于 $4.0×10^9$/L 者

【B1 型题】

（15～19 题共用备选答案）

　　A. ^{90}Y-ibritumomab tiuxetan　　　　　B. β 射线敷贴器

　　C. ^{131}I-MIBG　　　　　　　　　　D. ^{90}Y- 玻璃微球

　　E. ^{111}In- 奥曲肽

15. 可用于治疗淋巴瘤的是

16. 可用于难治性神经内分泌肿瘤的是

17. 可用于治疗毛细血管瘤的是

18. 可用于治疗神经母细胞瘤的是

19. 可用于晚期肝癌的是

五、简答题

1. 简述放射免疫治疗的适应证和禁忌证。

2. 简述放射性反义治疗的原理。

3. 简述 β 射线敷贴治疗的适应证和禁忌证。

六、病例分析

患儿男，出生 5 个月，左面颊部有一红斑，不断长大。查体：左面颊部约 1cm 大小的红斑，微高于皮肤，压之不褪色。

(1) 诊断是什么？

(2) 最佳治疗方法是什么？其原理是什么？

【参考答案】

一、名词解释

1. 放射免疫治疗：应用放射性核素标记特异性抗体导向治疗肿瘤的方法，能使肿瘤区域内获得高照射剂量，降低周围正常组织损伤。

2. 翻译抑制：单链反义 DNA 在胞质内与靶 mRNA 结合阻止翻译。翻译水平的抑制作用依赖于核糖核苷酸酶 H（Rnase H），Rnase H 能识别 DNA/mRNA 双螺旋结构，并降解 mRNA。这样反义 DNA 作为一种催化剂，从双螺旋释放出来后又开始新一轮的循环。

3. 基因转染介导核素治疗：通过基因转染使靶细胞增强或获得表达某种蛋白质的能力，利用其表达产物介导放射性核素治疗。

4. 受体介导核素治疗：依据受体和配体特异性结合的特性，利用放射性核素标记的特异配体，通过配体和受体之间的特异性结合，使放射性核素浓聚于病灶，达到内照射治疗目的。

二、中英文互译

1. 转录抑制：transcriptional arrest

2. 生长抑素：somatostatin

3. 翻译抑制：translational arrest

4. radioimmunotherapy：放射免疫治疗

5. radioimmunoimaging：放射免疫显像

6. antisense oligomerization nucleotide：反义寡聚核苷酸

三、填空题

1. 放射性反义治疗　基因转染介导核素治疗

2. 寡核苷酸序列　DNA　mRNA

3. β 射线　电离辐射生物

四、选择题

【A1 型题】

1. C　2. C　3. E　4. A　5. D　6. B　7. C　8. A　9. C

【A2 型题】

10. D　11. A

【A3/A4 型题】

12. D　　13. C　　14. E

【B1 型题】

15. A　　16. E　　17. B　　18. C　　19. D

五、简答题

1. 简述放射免疫治疗的适应证和禁忌证。

答：（1）适应证：主要适用于肿瘤复发、术后残留的较小病灶、转移形成的亚临床微小病灶和全身较广泛转移的患者。

（2）禁忌证：对药品以及成分过敏；冷抗体皮试阳性或 HAMA 反应阳性；妊娠和哺乳的妇女；肝肾功能严重障碍。

2. 简述放射性反义治疗的原理。

答：应用较短的寡核苷酸序列与引发疾病的高表达基因 DNA 或 mRNA 序列特异性结合，从而使其得到抑制。

3. 简述 β 射线敷贴治疗的适应证和禁忌证。

答：（1）适应证：局限性的慢性湿疹、牛皮癣、神经性皮炎；毛细血管瘤、瘢痕疙瘩和鲜红斑痣等；口腔黏膜和女阴白斑；角膜和结膜非特异性炎症、溃疡、翼状胬肉和角膜移植后新生血管等；浅表鸡眼、寻常疣和腋臭等。

（2）禁忌证：过敏性皮炎如日光性皮炎和夏令湿疹等；广泛性神经性皮炎和湿疹等；各种开放性皮肤损伤和感染等。

六、病例分析

答：（1）诊断：小儿皮肤血管瘤，分类为鲜红斑痣。

（2）最佳治疗方法：放射性核素敷贴治疗。原理：利用半衰期足够长且产生足够能量的 β 射线的核素作为照射源紧贴于病变部位，通过 β 射线的电离辐射生物效应，导致病变局部组织细胞出现形态学及功能学的改变，从而达到治疗目的。

（刘兴党）

第二十四章
核医学在儿科疾病的应用

【学习目标】

1. 掌握　儿科核医学在骨骼、泌尿、消化系统的临床应用。
2. 熟悉　儿科核医学检查要点。
3. 了解　放射性核素治疗神经母细胞瘤。

【内容提要】

核医学在小儿各年龄阶段都有其临床价值，是儿科学诊治疾病必不可少的临床学科。核医学的诊疗手段具有简便、安全、灵敏、无创等特点，应用于小儿消化、泌尿、骨骼、循环、内分泌、神经等疾病的诊断，甲状腺疾病和神经母细胞瘤等疾病的治疗。儿科核医学的诊疗操作流程、适应证、药物剂量、图像判读等方面与成人核医学有差异。

一、儿科核医学检查特点

1. 准备工作　患儿与家属的密切配合；检查期间体位保持不动；检查镇静。
2. 放射性药物剂量　儿科核医学检查用放射性药物剂量，应满足检查所需的最小化剂量。临床通常根据患儿体重或体表面积在成人用量基础上进行衰减校正计算。

二、常见儿科疾病的核医学诊断应用

1. 骨骼系统　核素骨显像诊断骨骼疾病具有很高的敏感性，可以进行三时相、动态、静态、全身、局部、断层、融合显像、3D 融合等多种显像方式，骨显像在儿科骨病的应用逐渐增多，主要包括以下疾病：

(1) 良性骨病：急性骨髓炎、骨结核、儿童股骨头骨软骨病、骨折、腰椎峡部裂、骨移植的监测。

(2) 原发性骨肿瘤：成骨肉瘤、尤文肉瘤。

(3) 恶性肿瘤骨转移：神经母细胞瘤、横纹肌肉瘤、肾母细胞瘤。

2. 泌尿系统

(1) 肾静态显像主要临床应用：肾内占位性病变、急性肾盂肾炎和慢性肾盂肾炎的诊断；先天性肾脏畸形；鉴别诊断腹部肿块与肾脏的关系。

(2) 肾动态显像与 GFR 测定的临床应用：评价小儿肾脏的功能状态；新生儿未成熟肾诊断；儿童肾积水及上尿路梗阻评价；急性肾动脉栓塞的诊断和随访；诊断肾性高血压；肾静脉血栓诊断；

肾梗死；评价肾移植术后及肾外伤、肾输尿管术后有无尿漏；肾内占位性病变定位及定性诊断；重复肾畸形诊断及功能判定。

3. 消化系统

（1）肝胆动态显像的临床应用：胆道闭锁和新生儿肝炎的鉴别诊断；急性胆囊炎诊断；慢性胆囊炎诊断；Kasai 术后观察胆道通畅情况；诊断胆总管囊肿等先天性胆道疾病等。

（2）胃食管反流测定和显像的临床应用：胃食管反流的诊断和定量评估反流程度；评价有无因胃食管反流导致的吸入性肺炎。

（3）胃排空显像的临床应用：胃排空功能的评价；胃排空障碍原因的探讨；药物及手术治疗的疗效观察和随访。

（4）异位胃黏膜显像的临床应用：Meckel 憩室的诊断；小肠重复畸形的诊断；小儿下消化道出血病因筛查。

（5）胃肠道出血显像的临床应用：各类急性、慢性消化道出血的诊断与定位。

4. 内分泌系统

（1）甲状腺显像的临床应用：异位甲状腺的定位诊断；甲状腺结节功能的诊断；甲状腺癌转移灶的寻找；颈部肿块与甲状腺的关系；^{131}I 治疗前甲状腺重量的确定；甲状腺炎的诊断。

（2）甲状旁腺显像的临床应用：诊断甲状旁腺腺瘤及异位甲状旁腺腺瘤。

（3）肾上腺髓质显像的临床应用：神经母细胞瘤及转移灶的诊断；嗜铬细胞瘤的定位诊断；恶性嗜铬细胞瘤转移灶的诊断；甲状腺髓样癌、类癌、绒癌和胰岛细胞癌等辅助诊断。

5. 神经系统

（1）脑血流灌注显像的临床应用：癫痫灶定位诊断；精神疾病（小儿常用于自闭症、多动症 -ADHD）；脑死亡评价。

（2）^{18}F-FDG PET 脑显像的临床应用：癫痫的定位诊断；肿瘤的良恶性鉴别、分级、疗效和预后判断以及复发或残存病灶的诊断；新生儿缺氧缺血性脑病；神经生理学研究。

6. 循环系统

（1）心肌灌注显像的临床应用：川崎病；心肌病；心肌炎；法洛四联症；左冠状动脉异常起源肺动脉；完全性大动脉转位；心脏移植。

（2）^{18}F-FDG 心肌葡萄糖代谢显像的临床应用：判断心肌活性，鉴别缺血与梗死心肌；疗效及预后判断。

（3）平衡门控心血池显像：评价左室功能；相位分析及心动电影提高心肌缺血的检出率。

7. 呼吸系统

（1）主要包括肺通气与肺灌注显像，二者联合应用于肺栓塞的诊断。

（2）肺通气显像用于评价局部肺通气功能。

（3）肺灌注显像用于肺血管和血流状况的评价，定量评价肺动脉狭窄手术效果。

8. 造血与淋巴系统

（1）骨髓显像的临床应用：再生障碍性贫血；白血病；选择最佳骨髓穿刺部位。

（2）淋巴显像：用于淋巴水肿的诊断；也能诊断淋巴漏。

（3）脾显像的临床应用：左上腹肿块的鉴别诊断；脾脏占位病变的鉴别诊断；副脾、功能性无脾的诊断；自体脾移植的监测。

9. 肿瘤与炎症　^{18}F-FDG PET、PET/CT 或 PET/MR 肿瘤显像临床应用较多，^{18}F-FDG 属于肿瘤非特异性显像剂；放射性核素标记白细胞炎症显像灵敏度高、特异性强；奥曲肽显像用于神经内分泌肿瘤。

三、常见儿科疾病的核医学治疗应用

1. 甲状腺疾病放射性核素治疗

（1）Graves 病甲亢

适应证：对 ATD 过敏，或 ATD 疗效差，或用抗 ATD 治疗后复发，或甲状腺肿大明显的儿童 Graves 病患儿；儿童 Graves 病伴白细胞或血小板减少者；儿童 Graves 病伴肝功能损害者。

禁忌证：急性心肌坏死患儿；严重肝肾功能不全者。

方法：一般采用一次口服法，剂量计算方法主要有三种：计算剂量法、固定剂量法、半固定剂量法。

注意事项与随访：空腹口服 ^{131}I，服 ^{131}I 后 2 小时进食；治疗后注意休息勿挤压甲状腺；避免与婴幼儿及孕妇接触；甲亢未治愈前低碘饮食；定期随访。

（2）分化型甲状腺癌

适应证：对患者进行危险度分层，所有 DTC 患者术后残留甲状腺组织摄 ^{131}I 率大于 1%，甲状腺显像甲状腺床有残留甲状腺组织显影，应使用 ^{131}I 去除残留甲状腺组织；甲状腺组织已被完全清除的 DTC 患儿，复发灶或转移灶不能手术切除，且病灶摄取 ^{131}I 者。

禁忌证：术后创口未愈合者；WBC<$3.0×10^9$/L 者；肝肾功能严重损害者。

方法：清甲：口服 Na^{131}I 100mCi/1.73m^2，3～7 天行全身显像。清灶：甲状腺床复发或颈部淋巴结转移者口服 Na^{131}I 150mCi/1.73m^2，骨转移者口服 Na^{131}I 200mCi/1.73m^2，肺转移者口服 Na^{131}I 80mCi/1.73m^2，3～7 天行全身显像。

注意事项与随访：可给泼尼松减轻局部反应；多饮水排尿、排便；含化维生素 C 促进唾液腺分泌。定期随访。

2. 神经母细胞瘤 ^{131}I-MIBG 治疗

适应证：恶性神经母细胞瘤；不能手术切除的嗜铬细胞瘤；手术后残余肿瘤病灶及术后预防性治疗；转移性嗜铬细胞瘤。

禁忌证：WBC<$4.0×10^9$/L，RBC<$3.5×10^{12}$/L，PLT<$90×10^9$/L 者。

方法：静脉缓慢滴注 ^{131}I-MIBG 100～200mCi，严密监测。治疗 1 周后做 ^{131}I-MIBG 全身显像。

注意事项与随访：多饮水、排尿，在病房观察 5～7 天；定期随访。

【习题】

一、名词解释

1. 三时相骨显像
2. 肝胆动态显像
3. 异位胃黏膜显像
4. 骨髓显像
5. 炎症显像
6. ^{18}F-FDG

二、中英文互译

1. 放射性核素骨显像
2. 骨肉瘤

3. 疲劳性骨折

4. 肾小球滤过率

5. 肝胆动态显像

6. 胃食管反流显像

7. 甲状腺静态显像

8. 脑血流灌注显像

9. 心肌灌注显像

10. 肺灌注显像

11. bone dynamic imaging

12. stress fracture

13. Ewing sarcoma

14. pulmonary thromboembolism

15. neuroblastoma

16. pyelonephritis

三、填空题

1. 儿科核医学检查的准备工作包括：＿＿＿＿＿＿、＿＿＿＿＿＿＿、＿＿＿＿＿＿＿。

2. 儿科核医学检查用放射性药物剂量应满足检查所需的＿＿＿＿＿＿＿＿＿。

3. 急性骨髓炎三时相骨显像典型征象是在病变部位＿＿＿＿＿、＿＿＿＿＿＿，延迟相上出现＿＿＿＿＿＿。

4. 异位胃黏膜显像＿＿＿＿＿＿＿、＿＿＿＿＿＿＿是 Meckel 憩室的诊断要点。

四、选择题

【A1 型题】

1. 放射性核素骨显像常用的显像剂是

　A. ^{99m}Tc-MIBI　　　　　　　　　　B. ^{99m}Tc-MAA

　C. ^{99m}Tc-DTPA　　　　　　　　　　D. Technegas

　E. ^{99m}Tc-MDP

2. 骨显像中反映软组织内血液分布情况的是

　A. 血流相　　　　　　　　　　B. 血池相

　C. 延迟相　　　　　　　　　　D. 血流相和血池相

　E. 血池相和延迟相

3. 急性骨髓炎在发病多长时间后核素骨显像便可发现异常

　A. 1~2 周　　　　　B. 1~2 小时　　　　　C. 3~5 天

　D. 24~48 小时　　　E. 1~2 个月

4. 放射性核素骨显像通常能较 X 线检查提前多长时间发现骨转移性肿瘤

　A. 3~6 个月　　　　B. 1~2 个月　　　　　C. 7~9 个月

　D. 6~12 个月　　　E. 1~2 年

5. 急性单侧上尿路梗阻的典型肾图是

　A. 小肾图　　　　　　　　　　B. 低水平递降型

　C. 低水平延长线型　　　　　　D. 急剧上升型

　E. 抛物线型

6. 消化道出血显像的目的是
　　A. 确定出血部位　　　　　　　　　　B. 了解出血原因
　　C. 测定胃肠出血的量　　　　　　　　D. 判断预后情况
　　E. 完全替代创伤性的 X 线胃肠动脉造影检查

7. 儿童消化道出血病灶定位诊断时，首选的无创检查方法是
　　A. 十二指肠胃反流显像　　　　　　　B. 异位胃黏膜显像
　　C. ^{99m}Tc-RBC 消化道出血显像　　　　D. 胃肠道 X 线动脉造影
　　E. ^{51}Cr-RBC 胃肠道出血显像

8. 肝胆动态显像诊断先天性胆管闭锁一般以显像后多长时间肠道无放射性为准
　　A. 1 小时　　　　　　　　B. 4 小时　　　　　　　　C. 6 小时
　　D. 12 小时　　　　　　　E. 24 小时

9. 放射性核素肝胆动态显像，诊断急性胆囊炎的条件是
　　A. 肠道 1 小时内无放射性　　　　　　B. 肝影持续不消退
　　C. 肝胆管呈现胆道树结构　　　　　　D. 胆囊持续不显影
　　E. 肝脏摄取显像剂量低

10. 在放射性核素肝胆动态显像诊断先天性胆道闭锁时，为提高诊断的准确性，应使用的药物是
　　A. 促胆囊收缩素　　　　　　　　　　B. 辛卡利特（sincalide）
　　C. 吗啡　　　　　　　　　　　　　　D. 苯巴比妥
　　E. 阿司匹林

11. 先天性胆道闭锁的肝胆动态显像影像特点是
　　A. 肝胆影像出现和消退延缓　　　　　B. 肠道内放射性出现延迟
　　C. 胆囊显影明显延缓　　　　　　　　D. 胆系和肠道内始终不出现放射性
　　E. 肝胆管呈现胆道树结构

12. 原发性甲状旁腺功能亢进症的最常见病因是
　　A. 增生　　　　　　　　　B. 腺瘤　　　　　　　　　C. 炎症
　　D. 腺癌　　　　　　　　　E. 家族性多发性内分泌腺瘤病

13. 对神经母细胞瘤及转移灶的诊断首选方法是
　　A. 肾上腺皮质核素显像　　　　　　　B. 肾上腺髓质核素显像
　　C. 肾上腺皮质 X-CT 显像　　　　　　D. 肾上腺髓质 MRI 显像
　　E. 肾上腺 B 超

14. 脑血流灌注显像所反映的是
　　A. 局部脑血流量
　　B. 局部脑功能
　　C. 既反映局部脑血流量，又反映局部脑功能
　　D. 既反映脑摄取量，又反映脑清除量
　　E. 局部脑代谢

15. 脑血流灌注诊断脑死亡的特征性影像表现是
　　A. 两大脑半球多发性放射性摄取减低区　　　B. 两大脑半球无放射性
　　C. 两大脑半球放射性摄取减低　　　　　　　D. 上矢状窦持续不显影

E. 双侧颞顶叶灌注减低

16. 采用 rCBF 显像，在癫痫病灶部位的阳性发现是
    A. 发作期和发作间期均见局部放射性增高
    B. 发作期和发作间期均见局部放射性减低
    C. 发作期局部放射性增高，发作间期放射性减低
    D. 发作期局部放射性减低，发作间期放射性增高
    E. 发作期与发作间期整个脑皮层放射性均增高

17. 心肌摄取显像剂的量最主要与下列哪项因素有关
    A. 心肌厚度　　　　　　　　　　B. 缺血病灶的大小
    C. 冠脉血流量　　　　　　　　　D. 心肌弥漫性清除率
    E. 患者的体重

18. 下列评价心肌活力的检查中，最为准确的是
    A. 灌注 + 代谢显像　　　　　　　B. ^{201}Tl 再注射法显像
    C. 门控心肌灌注显像　　　　　　D. 硝酸盐介入灌注显像
    E. 小剂量多巴酚丁胺介入灌注显像

19. 肺动脉栓塞的典型核医学影像表现是
    A. 肺灌注显像表现为多发肺段性放射性稀疏或缺损，而肺通气显像正常，两者呈不匹配性改变
    B. 肺灌注显像表现为正常，而肺通气显像表现为多发肺段性放射性减低或缺损
    C. 肺灌注显像及肺通气显像均表现为多发肺段性放射性减低或缺损
    D. 肺灌注显像表现为多发肺段性放射性减低或缺损，而肺通气显像表现为放射性增高
    E. 肺灌注显像异常部位及肺通气显像异常部位不匹配

20. 正常婴幼儿全身骨髓显像的特点是
    A. 中央骨髓显影　　　　　　　　B. 四肢骨髓显影
    C. 尺骨、桡骨、胫骨和腓骨部分骨髓显影　　D. 肱骨和股骨下段骨髓不显影
    E. A+B

21. 骨髓显像提示髓外造血的影像表现是
    A. 中央骨髓显影不良　　　　　　B. 外周骨髓局灶性分布增高
    C. 肝、脾局灶性分布增高　　　　D. 以上都是
    E. 以上都不是

22. 再生障碍性贫血患者的骨髓显像呈多样性改变，下列哪项**不是**其表现
    A. 全身骨髓不显影，仅见肝脾影像　　B. 全身骨髓活性低于正常
    C. 全身中央骨髓受抑制，外周骨髓扩张　D. 全身骨髓有散在的岛状增生灶
    E. 骨髓影像基本正常

23. 以下既可用于治疗也可用于诊断的核素是
    A. ^{131}I　　　　　　　B. ^{99m}Tc　　　　　　C. ^{32}P
    D. ^{211}At　　　　　　E. ^{90}Y

24. 能用于肾上腺素能肿瘤治疗的放射性药物是
    A. ^{153}Sm-EDTMP　　　B. ^{131}I-MIBG　　　C. ^{131}I-MIBI
    D. ^{99m}Tc-MIBG　　　E. ^{89}SrCl$_2$

25. 以下哪项**不是**行 ^{131}I-MIBG 治疗的适应证
    A. 恶性神经母细胞瘤   B. 不能手术切除的嗜铬细胞瘤
    C. 甲状腺髓样癌   D. 转移性嗜铬细胞瘤
    E. 甲状腺乳头状癌

【A2 型题】

26. 患者男性，14 岁，左股骨下端剧痛、肿大 2 个月，局部可见静脉怒张，X 线片见左股骨下端干骺端骨质呈虫蚀样破坏，密度增高，两侧可见日光放射状影，全身核素骨显像见左股骨下端呈不规则团块状放射性浓聚影。该患者的诊断可能是
    A. 骨髓炎   B. 骨软骨瘤   C. 骨肉瘤
    D. 骨巨细胞瘤   E. 尤文肉瘤

27. 患者女性，9 岁，突发高热，右侧腰痛，伴尿频，尿急。查体：T 38.5℃，右侧肾区叩痛、压痛明显。适合进行的核医学检查是
    A. 肾动态显像   B. 肾静态显像
    C. 肾图   D. 膀胱尿反流显像
    E. 利尿试验

【A3/A4 型题】

（28～30 题共用题干）

患者女性，11 岁，发现左颈部结节 1 周。查体：左叶甲状腺下极触及一约 2cm×2.5cm 结节，质地中等，活动，无压痛。血清甲状腺激素水平正常，^{99m}TcO$_4^-$ 甲状腺静态显像示左叶甲状腺下极一"凉结节"。

28. 为鉴别结节良恶性，可采用的核医学检查方法**不包括**
    A. ^{99m}Tc-ECD   B. ^{99m}Tc-MIBI
    C. ^{99m}Tc-（V）-DMSA   D. ^{201}Tl
    E. ^{18}F-FDG

29. ^{99m}Tc-MIBI 血流灌注显像示结节部位血流灌注较丰富，20 分钟早期相及 1 小时延迟相结节部位均有明显放射性滞留，上述征象提示最可能的诊断是
    A. 甲状腺囊肿   B. 甲状腺炎
    C. 甲状腺癌   D. 甲状腺出血
    E. 结节性甲状腺肿

30. 术后病理提示甲状腺乳头状癌，随后患者行 ^{131}I 治疗及 TSH 抑制治疗，随访过程中最适合应用 ^{18}F-FDG PET/CT 的情况为
    A. ^{131}I 全身显像阳性患者
    B. Tg 水平升高，^{131}I 全身显像阳性患者
    C. Tg 水平持续下降，^{131}I 全身显像阴性患者
    D. Tg 水平持续升高，刺激性 Tg>10μg/ml，^{131}I 全身显像阴性患者
    E. Tg 水平稍高，近一年随访无明显变化，^{131}I 全身显像阴性患者

（31～32 题共用题干）

患者男性，2 岁，反复咳嗽半年。半年前开始反复出现呛咳、发热，经抗感染治疗后好转。体检：双肺湿啰音。实验室检查血常规白细胞增高。胸片提示肺部感染。

31．为了进行病因诊断建议做哪项核医学检查

    A．超声　　　　　　　　　　　　　　B．胸部 CT

    C．胃食管反流显像　　　　　　　　　D．纤支镜

    E．胃镜

32．下列哪项是成人和婴幼儿检查方法的不同之处

    A．显像剂　　　　　　　　　　　　　B．婴幼儿不用加腹带和增加腹压

    C．采集图像方式不同　　　　　　　　D．采集时间不同

    E．给药方式不同

【B1 型题】

（33～36 题共用备选答案）

    A．^{131}I-MIBG　　　　　　B．^{99m}Tc-MIBI　　　　　　C．^{131}I-NaI

    D．^{99m}Tc-MDP　　　　　　E．^{131}I-OIH

33．可用于肿瘤非特异性显像

34．可用于神经母细胞瘤的诊断与治疗

35．可用于分化型甲状腺癌全身显像

36．可用于嗜铬细胞瘤的定位诊断

（37～41 题共用备选答案）

    A．^{131}I 全身显像　　　　　　　　　B．^{99m}TcO$_4^-$ 甲状腺显像

    C．^{99m}Tc- 奥曲肽显像　　　　　　　D．^{99m}Tc-MIBI 心肌灌注显像

    E．^{18}F-FDG PET 脑显像

37．用于寻找异位甲状腺

38．用于诊断神经内分泌肿瘤

39．用于新生儿缺血缺氧性脑病的诊断

40．用于检测川崎病患儿心肌缺血

41．用于甲状腺功能自主性腺瘤的诊断

五、简答题

1．简述放射性核素骨显像在儿科病中的主要临床应用。

2．简述肾上腺髓质显像在儿科疾病中的主要临床应用。

3．简述扩张性心肌病与肥厚性心肌病的心肌灌注显像表现。

4．简述再生障碍性贫血的骨髓显像表现。

5．简述 ^{131}I 治疗儿童 Graves 病的适应证和禁忌证。

6．简述 ^{131}I-MIBG 治疗神经母细胞瘤的适应证和禁忌证。

六、病例分析

1．患者男性，12 岁，近期有上呼吸道感染病史，否认外伤史，最近出现右大腿根部（股骨）疼痛，伴有发热，体温 38～39℃，右侧股骨 X 线检查未发现异常。

（1）该患者应首先考虑做哪项核素显像检查？

（2）如果上述检查发现右下肢动脉相血流灌注过多，软组织放射性清除较快，且右股骨上段放射性摄取逐渐增加，应首先考虑诊断为什么病？

（3）为了进一步明确诊断和鉴别诊断，还可以做哪些核素显像检查？

2. 患儿女，3 周，出生后 1 周开始出现黄疸，持续不退，并进行性加重。排灰白色便。体检：肝、脾大。实验室检查：血清结合胆红素及碱性磷酸酶持续增高。转氨酶轻度升高。尿胆红素阳性。

（1）该患儿最有可能的诊断为哪两种疾病？

（2）对上述诊断最有鉴别价值的检查项目是什么？

（3）如果检查中肠道内持续未见放射性，为了鉴别两者可采用什么方法？

3. 患儿男，1 周。有宫内窘迫史。出生后出现惊厥、意识减退。体检：前囟饱满、骨缝分离、头围增大，肌张力减弱，吸吮反射减弱。

（1）该患儿最可能的诊断是什么？为了帮助诊断行哪项核医学检查最有意义？

（2）本病在该显像中的主要表现为什么？

【参考答案】

一、名词解释

1. 三时相骨显像：是一种在一次静脉注射骨显像剂后，通过三个时相（即血流灌注相、血池相、延迟相）的影像分别显示局部骨骼的动脉血流、血池和代谢情况的显像方法。

2. 肝胆动态显像：静脉注射放射性肝胆显像剂后，迅速被肝细胞选择性摄取，继而分泌到毛细胆管，再经胆道系统排至肠道，利用核医学影像设备则可动态观察此过程，即肝胆系统显像。

3. 异位胃黏膜显像：异位胃黏膜与正常胃黏膜一样能分泌胃酸及胃蛋白酶，导致邻近黏膜溃疡和出血，也能从血液中摄取 $^{99m}TcO_4^-$ 而显影，称为异位胃黏膜显像。

4. 骨髓显像：放射性核素骨髓显像是利用骨髓的某一重要组成成分，通过其某项功能或某种物质使放射性药物在骨髓中沉积，直接或间接观察红骨髓的分布和功能状态，达到骨髓显影的目的。

5. 炎症显像：局部组织发生炎症时会出现明显的病理改变，包括组织细胞的变质、渗出和增生。针对炎症过程的不同环节，使用不同的显像剂可在体外以影像的方式来显示或监测体内发生炎症的组织，即炎症显像。

6. ^{18}F-FDG：^{18}F 标记的 2- 氟 -2- 脱氧 -D- 葡萄糖，与葡萄糖结构类似，可在细胞膜葡萄糖转运蛋白的作用下摄入细胞内，故葡萄糖代谢率高的组织细胞对于 FDG 呈高摄取。进入细胞内的 FDG 经磷酸化后不能继续进行类似葡萄糖的分解代谢过程而滞留在细胞内，故以 ^{18}F-FDG PET 可以对具有高葡萄糖代谢的病灶进行探测。

二、中英文互译

1. 放射性核素骨显像：radionuclides bone imaging

2. 骨肉瘤：osteosarcoma

3. 疲劳性骨折：fatigue fracture

4. 肾小球滤过率：glomerular filtration rate，GFR

5. 肝胆动态显像：hepatobiliary imaging

6. 胃食管反流显像：gastroesophageal reflex imaging

7. 甲状腺静态显像：thyroid static imaging

8. 脑血流灌注显像：cerebral blood flow perfusion imaging

9. 心肌灌注显像：myocardial perfusion imaging

10. 肺灌注显像：pulmonary perfusion imaging

11. bone dynamic imaging：骨动态显像

12. stress fracture：应力性骨折

13. Ewing sarcoma：尤文肉瘤

14. pulmonary thromboembolism：肺血栓栓塞症

15. neuroblastoma：神经母细胞瘤

16. pyelonephritis：肾母细胞瘤

三、填空题

1. 患儿与家属的密切配合　检查期间体位保持不动　检查镇静

2. 最小化剂量

3. 血流灌注增加　血容量丰富　放射性异常浓聚

4. 早期出现　位置和形态未见明显变化

四、选择题

【A1 型题】

1. E　　2. B　　3. D　　4. A　　5. D　　6. A　　7. B　　8. E　　9. D　　10. D

11. D　12. B　13. B　14. C　15. B　16. C　17. C　18. A　19. A　20. E

21. D　22. E　23. A　24. D　25. E

【A2 型题】

26. C　27. B

【A3/A4 型题】

28. A　29. C　30. D　31. C　32. B

【B1 型题】

33. B　34. A　35. C　36. A　37. A　38. C　39. E　40. D　41. B

五、简答题

1. 简述放射性核素骨显像在儿科疾病中的主要临床应用。

答：（1）良性骨病：急性骨髓炎；骨结核；儿童股骨头骨软骨病；骨折；腰椎峡部裂；骨移植的监测。

（2）原发性骨肿瘤：成骨肉瘤；尤文肉瘤。

（3）恶性肿瘤骨转移：神经母细胞瘤；横纹肌肉瘤；肾母细胞瘤。

2. 简述肾上腺髓质显像在儿科疾病中的主要临床应用。

答：神经母细胞瘤及转移灶的诊断；嗜铬细胞瘤的定位诊断；恶性嗜铬细胞瘤转移灶的诊断；甲状腺髓样癌、类癌、绒癌和胰岛细胞癌等辅助诊断。

3. 简述扩张性心肌病与肥厚性心肌病的心肌灌注显像表现。

答：扩张性心肌病心肌灌注显像表现为左室腔扩大、左室壁变薄，显像剂分布不均匀，呈弥漫显像剂分布稀疏或缺损。肥厚性心肌病表现为心肌呈不对称性增厚，以室间隔增厚明显，并伴有心腔缩小。

4. 简述再生障碍性贫血的骨髓显像表现。

答：再生障碍性贫血的骨髓显像表现为中央骨髓显像剂分布减少，严重病例全身骨髓显像剂分布减少，甚至可完全不显影。部分病例也可表现为中央骨髓活性降低伴外周骨髓扩张或灶状增生。

5. 简述 ^{131}I 治疗儿童 Graves 病的适应证和禁忌证。

答：（1）适应证：对 ATD 过敏，或 ATD 疗效差，或用抗 ATD 治疗后复发，或甲状腺肿大明显的儿童 Graves 病患儿；儿童 Graves 病伴白细胞或血小板减少者；儿童 Graves 病伴肝功能损害者。

（2）禁忌证：急性心肌梗死患儿；严重肝肾功能不全者。

6. 简述 ^{131}I-MIBG 治疗神经母细胞瘤的适应证和禁忌证。

答：（1）适应证：恶性神经母细胞瘤；不能手术切除的嗜铬细胞瘤；手术后残余肿瘤病灶及术后预防性治疗；转移性嗜铬细胞瘤；能摄取 ^{131}I-MIBG 的其他神经内分泌肿瘤。如甲状腺髓样癌、类癌、化学感受器等。

（2）禁忌证：白细胞低于 4.0×10^9/L，红细胞低于 3.5×10^{12}/L，血小板低于 90×10^9/L 者不宜使用 ^{131}I-MIBG 治疗。

六、病例分析

1. 答：（1）三时相骨显像。

（2）骨髓炎。

（3）^{111}In-WBC 显像和 ^{67}Ga 显像。

2. 答：（1）先天性胆道闭锁、新生儿肝炎综合征。

（2）肝胆动态显像。

（3）口服苯巴比妥，连续 7～10 天，然后再次行肝胆动态显像，如 24 小时后肠道内仍无放射性，则诊断为先天性胆道闭锁。一旦出现放射性分布则诊断为新生儿肝炎。

3. 答：（1）新生儿缺氧缺血性脑病；^{18}F-FDG PET 脑显像。

（2）显像表现为脑组织均呈现低代谢状况，而且病情越重低代谢越为明显，重度新生儿缺氧缺血性脑病患儿脑葡萄糖代谢较轻、中度 HIE 患儿显著降低。

（霍　力）

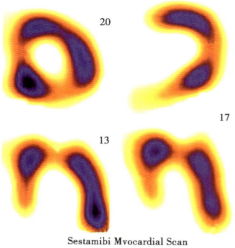

Sestamibi Myocardial Scan

图 10-2　核素心肌血流灌注显像图

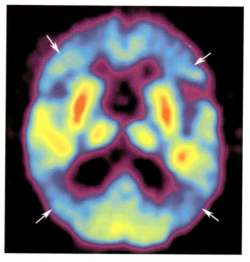

图 11-1　 ^{18}F-FDG PET 脑显像图

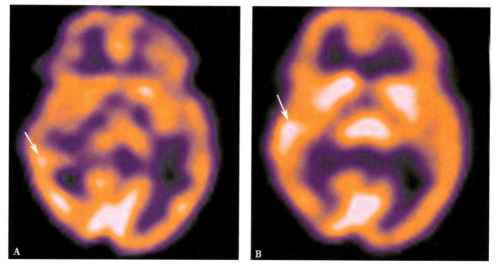

图 11-2　患者 ^{99m}Tc-ECD 脑血流灌注显像
A. 发作间期　B. 发作期

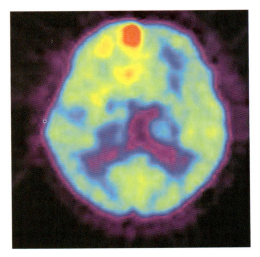

图 11-4　患者 ^{18}F-FDG PET 显像

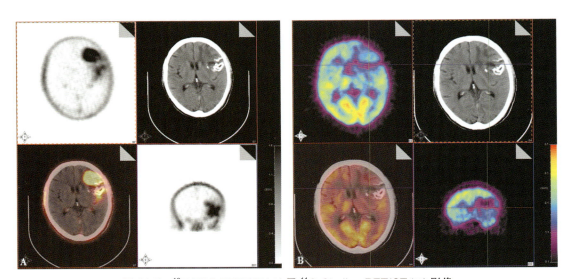

图 11-5　^{18}F-FDG PET/CT（A）及 ^{11}C-Choline PET/CT（B）影像

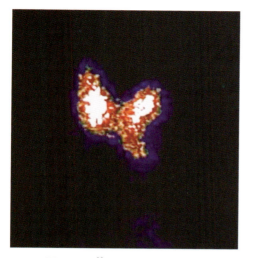

图 13-1　$^{99m}TcO_4^-$ 甲状腺显像

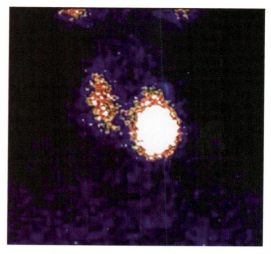

图 13-2　^{99m}Tc-MIBI 甲状腺显像

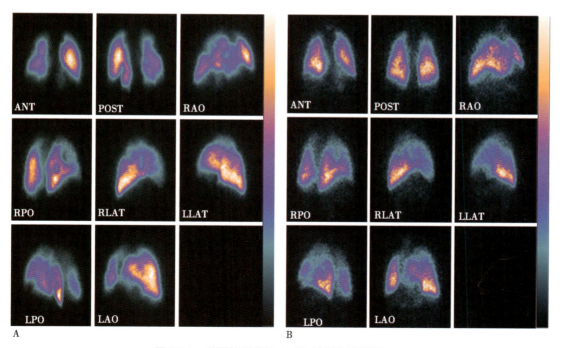

图 16-1　肺灌注显像图（A）和肺通气显像图（B）

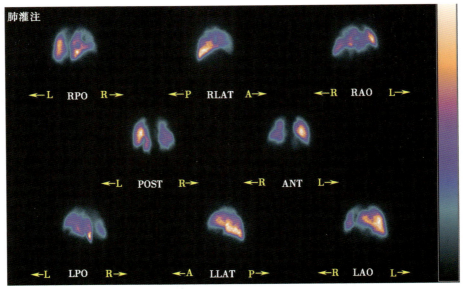

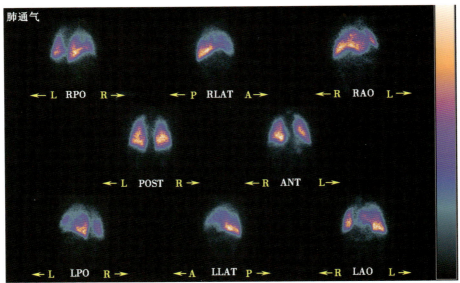

图 16-2 患者肺通气 / 灌注显像图